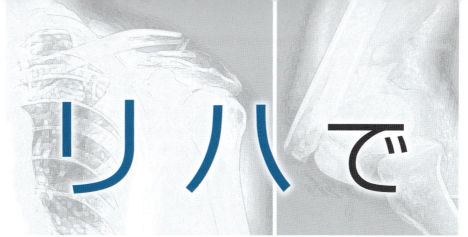

リハで読むべき運動器画像

監修
塩野寛大
医療法人社団 白金会
白金整形外科病院 脊椎外科 部長

著者
瀧田勇二
医療法人社団 白金会
白金整形外科病院
リハビリテーション科

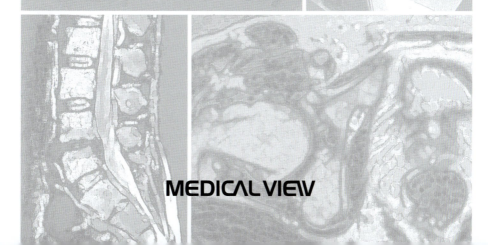

MEDICAL VIEW

Image Interpretation for Musculoskeletal Rehabilitation
(ISBN 978-4-7583-1920-1 C3047)

Chief Editor : Hiroo Shiono
Author : Yuji Takita

2017.12.30 1st ed.

©MEDICAL VIEW, 2017
Printed and Bound in Japan

Medical View Co., Ltd.
2-30 Ichigayahonmuracho, Shinjyukuku, Tokyo, 162-0845, Japan
E-mail   ed@medicalview.co.jp

監修の序

　医師からリハビリテーションの指示が出る．療法士は患者に触れながら，可動域，筋力，麻痺など，知ることができる．しかし，リハビリテーションの進め方を考える際に，同じ疾患でも，外傷の程度，変性の程度により，リハビリテーションのやり方は変わってくる．画像を読影することで得られる情報はたくさんある．療法士が，画像の読影が可能であれば，今まで以上に患者の病態を理解することができ，適切なリハビリテーションを行うことができる．

　療法士は患者と触れ合うことは得意であるが，画像の読影については，知識が少ないことが多い．本来であれば，医師から療法士に患者の詳しい状態について画像も含め説明するべきであるが，日常業務に追われ，療法士と詳細に打ち合わせをする機会は乏しくなっている．

　本書は，療法士が知りたい画像読影について，丁寧にわかりやすく説明されている．執筆された，瀧田氏は，日本各地をまわり講習会を行い，その結果できたものが本書である．
　本書は，最初から通読することもできるし，参考書のように必要な部分のみ，適宜読むこともでき，療法士の助けとなることは間違いないであろう．ぜひ，リハビリテーションに役立てていただければと思う．
　最後に，監修の役をいただき，ご助言をいただいた，白金会理事長　鈴木斌先生に感謝したいと思います．

2017年12月

白金整形外科病院
塩野寛大

序文

　整形外科疾患の特徴の1つに痛みがある。卒業とともに整形外科病院で働き始めた筆者は毎日のように痛みについての問診を繰り返し，運動療法では患者が痛がるたびに手を止めながら考えた。なぜ痛いのか，どうすれば痛みが和らぐのか。悩む頭の片隅で，整形外科疾患のリハビリテーションの要は痛みの緩和であると考えつくが，しかしその解決方法はいっこうにわからない。思いあたるのは怪我をしているから痛いという，言うまでもない事実だけであった。痛みを抱えた人が集まる整形外科の理学療法士がこれではまずい。そう考えてしばらくは痛みに関する勉強に明け暮れた。痛みの定義から認知行動療法まで，痛みに関連する多くの書物を読んだ。痛みは目には見えない。画像について学び始めたのはこのことに気がついてからである。それからは理学療法で患者の身体をどのくらいどうやって動かすべきか（動かすべきではないか）を判断するために，画像から病態を正しく把握することを心がけている。痛みは目に見えない。しかし，病巣を観察することはできるのである。

　本書は1～4章に分かれている。第1章では運動機能評価としての画像の読影と題して，診断ではなく，あくまでも運動機能評価として画像を読むことの意義について解説した。第2章では各種の医療画像撮影装置について述べた。なぜ療法士は画像の読影が苦手なのか。筆者はその理由の1つが医療画像撮影装置についての理解不足であると経験的に断言できる。多くの療法士が抱くMRI読影の苦手意識は撮像原理を理解していただければ払拭できる。第3章では断層解剖を提示した。療法士が画像の読影を苦手とするもう1つの理由が断層解剖の知識不足である。限られた画像ではあるが，体表解剖と対比しながら理解を深めていただきたい。第4章では運動機能障害を画像で読むと題して実際の読影について，運動機能評価の視点から解説した。リハビリテーションの実際については紙数の制約もあり割愛したが，関連する事項については check it out で取り上げた。

　本書の原稿を書き上げるころ，厚生労働省のホームページに理学療法士・作業療法士学校養成施設カリキュラム等改善検討会の資料が掲載された。そのなかでは理学療法評価学と作業療法評価学で「画像評価」を必修化する案が示されていた。医学は画像によって進歩した。より積極的に画像情報を活用することで，理学療法・作業療法がさらに大きく発展することを筆者は確信している。読者諸氏が本書を手に取ったことで，画像読影に興味をもっていただければ幸いである。

2017年12月

白金整形外科病院 リハビリテーション科
理学療法士 瀧田勇二

contents

I. はじめに 運動機能評価としての画像の読影

I.1	診断ではなく運動機能評価として読む	002
I.2	損傷ではなく運動機能の喪失と読む	004
I.3	画像を共有する意義　チーム医療における意思の統一	008
I.4	画像が苦手な理由①　各種の撮影装置についての理解不足	010
I.5	画像が苦手な理由②　断層解剖の知識不足	012
I.6	読影は患者に会う前？ 会った後？ 読影のタイミングと意義	015
I.7	読影の際の注意点	020

II. まずは各種の撮影装置を理解しよう

II.	まずは各種の画像に何が映っているのかを理解しよう	024
II.1.1	X線写真を理解しよう	027
II.1.2	X線写真の読影	033
II.2.1	CTを理解しよう	038
II.2.2	CTの読影	041
II.3.1	MRIを理解しよう	042
II.3.2	MRIの読影	047

III. つぎに正常画像を理解しよう

III.1	脊椎	052
III.2	肩関節	057
III.3	肘関節	061
III.4	手関節	064
III.5	股関節	067
III.6	膝関節	070
III.7	足関節	074

IV. 運動機能障害を画像で読む

IV.1 脊椎

1 環椎歯突起間距離から環軸関節の不安定性を読む ……………………………… 078
2 脊髄余裕空間から頚髄症発症のリスクを読む …………………………………… 082
3 有効脊柱管前後径から脊髄症発症のリスクを読む ……………………………… 084
4 脊柱管前後径から発育性脊柱管狭窄症の静的脊髄圧迫因子を読む …………… 087
5 C1/C7可動域から脊髄症発症の動的脊髄圧迫因子を読む ……………………… 090
6 body to lamina distanceから頚椎症性頚髄症の動的脊髄圧迫因子を読む …… 092
7 脊髄の前後径/横径の比率から頚椎症性頚髄症(手術例)の予後を読む ……… 095
8 C2/C7椎体角から頚部痛発症のリスクを読む …………………………………… 097
9 X線写真側面像から頚椎の矢状面アライメントを分類する …………………… 100
10 X線写真側面像から頚椎の矢状面アライメントを定量的に読む ……………… 103
11 鉤状突起の変形から神経根症状を読む …………………………………………… 105
12 椎体の偏位から頚椎の不安定性を読む …………………………………………… 109
13 X線写真側面像から頚椎の椎間可動域を測る …………………………………… 111
14 X線写真側面像から腰椎の椎間可動域を測る …………………………………… 114
15 脊柱管の形状から神経根の圧迫様式を読む ……………………………………… 116
16 腰椎椎間板ヘルニア自然退縮の期待度を読む …………………………………… 121
17 分離の程度と浮腫の有無から骨癒合の期待度を読む …………………………… 126
18 椎間関節の形態から腰椎変性すべり症発症のリスクを読む …………………… 130
19 第5腰椎横突起の大きさから腰椎分離症後のすべりが続発するリスクを読む …… 133
20 二次骨化核から腰椎分離症後のすべりが続発するリスクを読む ……………… 138
21 three column theoryから脊椎の不安定性を読む ……………………………… 140
22 three column theoryから椎体内偽関節のリスクを読む ……………………… 142
23 cleftから椎体内偽関節と腰背部痛の遷延を読む ……………………………… 144
24 椎体終板の変性から腰部の痛みを読む …………………………………………… 146

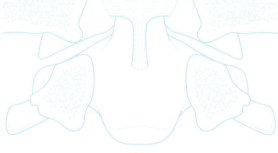

IV.2　肩関節

1. 肩峰骨頭間距離から腱板機能障害を読む ……………………………………………… 150
2. Goutallier分類から腱板修復術後再断裂のリスクを読む ……………………………… 152
3. 筋の厚さから棘上筋の萎縮を読む ………………………………………………………… 156
4. 筋の厚さから棘下筋の萎縮を読む ………………………………………………………… 158
5. 腱板断裂筋の筋腹から筋損傷（肉ばなれ）を読む ……………………………………… 161
6. 関節唇から肩関節不安定性を読む ………………………………………………………… 164
7. 肩峰の形態・骨棘から肩峰下インピンジメントを読む ………………………………… 169
8. 烏口上腕腔から烏口下インピンジメントを読む ………………………………………… 174
9. 棘上筋腱の石灰化から運動時痛を読む …………………………………………………… 177
10. 上腕二頭筋長頭腱から結節間溝の痛みを読む …………………………………………… 180
11. 上腕二頭筋長頭腱から肩関節の安定性を読む …………………………………………… 186
12. hidden lesionからbiceps pulleyの機能低下を読む ……………………………………… 188
13. 腱板疎部損傷から痛みと可動域制限を読む ……………………………………………… 193
14. 腋窩嚢拘縮から可動域制限を読む ………………………………………………………… 197

IV.3　肘関節

1. 尺骨鉤状突起骨折から肘関節不安定性を読む …………………………………………… 200
2. 橈骨頭骨折から肘関節不安定性を読む …………………………………………………… 203
3. 外側側副靭帯損傷から肘関節不安定性を読む …………………………………………… 207
4. fat pad signから肘関節不安定性を読む …………………………………………………… 210

IV.4　手関節

1. Terry-Thomas signから月状骨の不安定性を読む ……………………………………… 213
2. 橈骨月状骨角からDISI変形やSLAC wristのリスクを読む …………………………… 217
3. Gilula lineから手根骨のアライメントを読む …………………………………………… 220
4. 三角線維軟骨複合体から手関節尺側部痛を読む ………………………………………… 222
5. ulnar varianceから手関節尺側部痛を読む ……………………………………………… 226
6. 正中神経の信号強度と形から手根管症候群を読む ……………………………………… 229
7. 橈骨遠位関節面と骨折線の位置と距離から長母指伸筋腱断裂のリスクを読む ……… 233

IV.5　股関節

1. 関節唇から股関節症の進行を読む　　　236
2. cross over signから股関節前方インピンジメントを読む　　　241
3. coxa profundaから寛骨臼過剰被覆を読む　　　246
4. α角とpistol grip変形から股関節前方インピンジメントを読む　　　249
5. tear-drop distanceから滑液の貯留を読む　　　252
6. 関節裂隙から可動域と痛みを読む　　　254
7. center-edge angleから関節面応力を読む　　　257
8. 腸恥滑液包から鼠径部の痛みを読む　　　260
9. X線病期分類からリハ基本方針を選定する　　　262

IV.6　膝関節

1. 骨髄浮腫からACL損傷に合併する骨挫傷を読む　　　266
2. 膝蓋腱からjumper's kneeを読む　　　269
3. 腸脛靭帯からrunner's kneeを読む　　　271
4. 膝蓋上包から関節水腫を読む　　　273
5. 膝蓋骨高位から膝蓋骨脱臼再発を読む　　　275

IV.7　足関節

1. Kager's fat padから軟部組織の異常を読む　　　278
2. 足底腱膜から荷重時の踵部痛を読む　　　281
3. 脛腓間距離から遠位脛腓関節の不安定性を読む　　　284
4. 後脛骨筋腱からアーチの低下を読む　　　287
5. 底側踵舟靭帯からアーチの低下を読む　　　291
7. anterolateral gutterから前外側インピンジメントの痛みを読む　　　294

索引　　　297

本書に掲載した症例画像は，医療法人社団 白金会 白金整形外科病院のご提供によるものです。

KEYWORD

あ, い	アキレス腱炎	278
	圧排型	116
	インピンジメント症候群	169, 174
う	烏口下インピンジメント	174
	烏口下滑液包炎	174
	烏口上腕靭帯	188
	運動機能障害	2
	運動機能評価	2
え, お	腋窩嚢拘縮	197
	遠位脛腓靭帯損傷	284
	黄色靭帯	52
か	外傷性頚部症候群	78
	外傷性腱板断裂	161
	外側尺側側副靭帯損傷	207
	滑膜炎	252
	関節唇	57, 68
	関節唇下間隙	68
	関節唇損傷	164, 236, 241, 246, 249
	関節水腫	273
	関節包断裂	210
	関節リウマチ	78, 82
	関節裂隙	254
	環椎歯突起間距離	78
き, く	偽関節	126, 142, 144
	臼蓋形成不全	236, 257
	棘下筋萎縮	158
	棘上筋萎縮	156
	棘上筋脂肪浸潤	152
	筋・筋膜性コルセット	52
	屈筋支帯	65
け	頚椎アライメント分類	100
	頚椎症	97
	頚椎症性神経根症	105
	頚椎症性脊髄症	92, 95
	頚椎前弯角	103
	頚椎不安定症	109
	頚部脊柱管狭窄症	87
	頚部痛	97
	肩甲下筋舌部損傷	188
	腱板	57
	腱板修復後再断裂	152
	腱板疎部炎	193
	腱板疎部拘縮	193
	腱板断裂	150, 152, 156, 158
	肩峰下インピンジメント	169
	肩峰下骨棘形成	169
	肩峰骨頭間距離	150
こ	後外側回旋不安定症	200, 203, 207
	高吸収域	38
	後脛骨筋腱	75
	後脛骨筋腱断裂	287, 291
	後縦靭帯	52
	後縦靭帯骨化症	84, 90
	抗重力筋	68
	拘縮肩	193, 197
	鉤状突起	105
	絞扼型	116
	骨挫傷	71, 266
	骨髄浮腫	266
	骨粗鬆症性椎体骨折	142, 144
	骨頭すべり症	236
さ, し	撮影肢位	27
	三角線維軟骨複合体	65
	三角線維軟骨複合体損傷	222
	膝蓋腱炎	269
	膝蓋骨高位	275
	膝蓋上包	273, 275
	脂肪プロトン	42
	尺骨鉤状突起骨折	200
	尺骨突き上げ症候群	226
	ジャンパー膝	269
	十字靭帯	71
	舟状月状骨靭帯損傷	213, 217
	手関節尺側部痛	222
	手根管症候群	229
	手根間靭帯損傷	220
	手根不安定症	213, 217, 220
	受傷機転	33, 41
	上関節上腕靭帯	188
	上腕二頭筋長頭腱	57
	上腕二頭筋長頭腱脱臼	186
	上腕二頭筋長頭腱炎	180
す, せ, そ	すべり症	130
	正中環軸関節不安定性	78, 82
	正中神経	65
	正中神経障害	229
	正中神経低位麻痺	229
	脊髄余裕空間	82
	脊柱管前後径	87
	脊椎圧迫骨折	140
	石灰沈着性腱板炎	177
	前距腓靭帯	75
	前距腓靭帯損傷	294
	前十字靭帯損傷	266

	前外側インピンジメント	294
	足関節果部骨折	284
	足底腱膜	75
	足底腱膜炎	281
た, ち	第5腰椎横突起	133
	大腿骨寛骨臼インピンジメント	236, 241, 246, 249
	たわみ	61
	肘関節滑膜外脂肪叢	210
	肘関節内骨折	210
	肘関節不安定症	200, 203, 207
	腸脛靭帯炎	271
	腸脛靭帯症候群	271
	腸恥滑液包炎	260
	長母趾屈筋腱損傷	278
	長母指伸筋腱皮下断裂	233
	腸腰靭帯	133
つ, て	椎間関節裂隙	130
	椎間板	52
	椎間板性腰痛	146
	椎間板ヘルニア	116, 121
	椎体終板変性	146
	低吸収域	38
	底側踵舟靭帯	75
	底側踵舟靭帯損傷	291
と	橈骨遠位端骨折	213, 217, 220, 222, 233
	橈骨頚部骨折	203
	橈骨頭骨折	203
	疼痛肩	164, 177, 180
な, に	内側縦アーチの低下	287, 291
	内側側副靭帯	61
	肉ばなれ	161
	二次骨化核	138
は, ふ	半月板	71
	反復性膝蓋骨脱臼	275
	不安定肩	164
	浮腫	126
へ, ほ	変形性頚椎症	105, 111
	変形性股関節症	236, 241, 246, 249, 252, 254, 257, 262
	変形性膝関節症	273
	変形性腰椎症	114
	保存療法	233
み	水原子核	42
	水プロトン	42
ゆ, よ	有効脊柱管前後径	84
	癒着性肩関節包炎	197
	腰椎分離症	126, 138

	腰椎分離すべり症	133
り, る	臨床的イメージ	4
	涙痕骨頭間距離	252
a	ABCD'S	33, 41
	anterolateral gutter	294
	α角	249
b	biceps pulley	188
	Bigliani分類	169
	body to lamina distance	92
c	C1/C7可動域	90
	C2/C7頚椎角	97
	cam type	249
	CE角	257
	center-edge angle	257
	cleft	144
	Colles骨折	233
	column concept	140
	computed radiography	27
	coxa profunda	246
	cross over sign	241
d, f, h, j	DISI変形	217
	double crash syndrome	229
	fat pad sign	210
	hidden lesion	188
	jumper's knee	269
k, m	Kager's fat pad	278
	Kienböck病	226
	middle column	140, 142
	Modic change	146
p	Perthes病	252
	pincer type	246
	pistol grip変形	249
r, s	runner's knee	271
	SLAC wrist	217
t	T1強調画像	42
	T2強調画像	42, 47
	tear-drop distance	252
	terrible triad injury	200, 203, 207
	Terry-Thomas sign	213
	TFCC	65
	TFCC損傷	226
	three column concept	140, 142
u, x	ulnar variance	226
	X線病期分類	262

I
はじめに
運動機能評価としての画像の読影

I-1

診断ではなく運動機能評価として読む

KEYWORD 運動機能障害，運動機能評価

　医療機関における画像撮影の目的は，主に医師が診断を下すためのもの（または効果判定など）だといえます．では，なぜ診断を下す立場にない療法士（理学療法士，作業療法士）が画像を読む必要があるのでしょう．

　図1のX線写真をご覧ください．骨折していることは一目瞭然ですが，療法士であれば多くの方が「この関節，ちゃんと動くのかな…」と考えるのではないでしょうか．あるいは，そのように著しい運動機能障害が予想されるならば，歩行補助具が必要になりそうだな（主な交通手段は？），階段昇降の再獲得はしばらく先になりそうだな（家屋環境は？），手術をしても正座は難しいかもしれないぞ（生活習慣・職業は？），というように今後の動作や活動，復職などについても考えるかもしれません．

　いずれにせよ，このX線写真を読まずに理学・作業療法を開始するのと読んでから開始するのでは，心づもりや実際に評価する項目やリハビリテーションの対象となる範囲が大きく違ってくるはずです．だとするならばX線写真を読んだ意義は大いにあったといえるでしょう．療法士は診断を下す立場にありません．しかし，運動機能評価は行わなくてはなりません．つまり，療法士による画像の読影の意義は「**運動機能評価の一環である**」といえます．

　難しく考える必要はありません．簡単に言えば，この関節は動くのか動かないのか，動かないならば，なぜなのか，といったことを画像から探るということにすぎないのです．

図1 この膝関節は本当に動くのか？

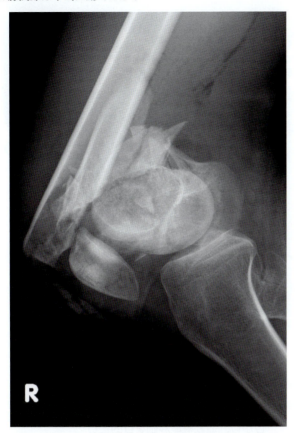

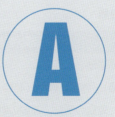

Q せっかくMRIがあるのに骨折ではX線写真（いわゆるレントゲン）を撮るのはなぜですか？

A まず，MRIとX線写真では映しているものがまったく異なります。確かにMRIのほうが新しく発明された装置ですが，実はMRIには骨の成分は映りにくいため，骨の評価には適さないのです。一方のX線写真は100年以上前に発明された装置ですが，MRIには映し出せない骨がX線写真では明瞭に映し出されます。どちらが高性能かではなく，評価したいものによって使い分けて撮影されます。そのような理由から骨折を疑った場合はX線写真の撮影が第1選択となります。詳細は第Ⅱ章で解説しました。

I-2 損傷ではなく運動機能の喪失と読む

KEYWORD 運動機能評価, 運動機能の喪失, 臨床的イメージ

　運動機能評価としての読影について, もう少し詳しく説明します。p.3図1のX線写真を見てみましょう。診断を目的とした医師による読影では, これを骨折と解釈して診断を下します。しかし, 運動機能評価を目的とした療法士による読影では, これを骨折ではなく**"骨の運動機能の喪失"**と解釈します。具体的には患肢による支持や関節運動ができなくなることを想定します。そのうえで理学療法や作業療法では何ができるのか, あるいは何をすべきか否かを考えながら, 画像から得られた運動機能評価の結果をリハビリテーションに活かすとよいでしょう。表1に主な運動器と各々のもつ運動機能を挙げました。

表1　主な運動器がもつ運動機能

運動器	運動機能
骨	支持, 関節運動
筋	収縮（誘導）, 弛緩, 伸張（制動, 制限）
腱	骨の誘導, 運動の制動, 運動の制限
靱帯	関節の安定, 骨の誘導, 運動の制動, 運動の制限
椎間板	緩衝, 支持, 圧迫

運動機能評価を目的とした療法士による読影では, 損傷ではなく「運動機能の喪失」と解釈します。

どこまで深読みできるか

　例えば，MRIにより，靭帯を示す信号に変化が見られたとします。そのときには「靭帯損傷がある」と考えるのと同時に**「関節の安定性が喪失している」**と考えるとよいでしょう。加えて，**「強引な可動域の拡大は関節の不安定性を残しかねないぞ」**とまで考えが及んだならば，それはもうMRIの読影を十分に臨床推論に活かしたといえるでしょう。

　もう一度，p.3図1のX線写真を見てみましょう。骨を見ただけでも円滑な関節運動が難しいことは想像できると思います。では，骨以外の組織はどうでしょう。骨がこれほどまでに激しく損傷しているにもかかわらず，筋は損傷していないのでしょうか，あるいは靭帯はまったく問題ないのでしょうか。画像を読んでいる段階では正解はありません。読影者であるあなた自身が何を想定して理学・作業療法に挑むかが重要なのです。「運動機能の喪失を想定していたけど，実際には問題はなかった」のならばいいですが，「想定していない運動機能の喪失があるまま理学・作業療法を実施してしまった」ということがないように，少し深読みしておくくらいでちょうどよいでしょう。運動機能評価としての読影では，診断名が下された組織だけでなく，画像には写っていない組織やその画像には納まっていない部位までも深読み（想像）できるとよいでしょう。筆者であれば，X線写真には映っていない股関節や足関節まで深読みして理学療法を開始すると思います。

　なぜ，私たち療法士は「骨折のリハビリテーション」といいながら，骨癒合が得られた後もリハビリテーションを継続しなければならないのでしょう。それは多くの場合，そこに骨折以外の問題も生じているからです（図1）。だとするならば，早期から情報を収集して骨折以外の問題を把握し，リハビリテーション実施の際には最大限配慮しなければなりません。診断名には挙げられない筋力低下を含む軟部組織の問題は，術後も引き続き私たち療法士の手に委ねられているのです。

図1 診断名が骨折の患者の問題は本当に骨折だけなのか？

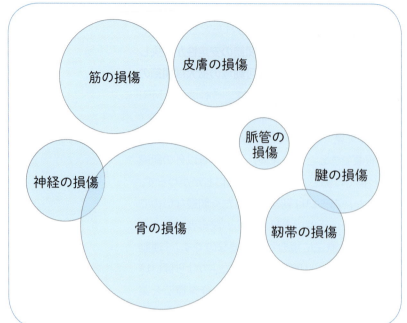

診断名以外にも，広範囲に異常を検索する必要があります。

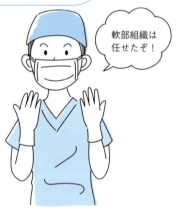

画像から臨床的イメージをリアルに

　たとえ診断名が〇〇骨折だとしても，運動機能評価の一環としての読影では，医師が診断名により示した外傷や変形だけに限らず，広範囲に異常を検索するように心がけましょう。

　外傷や変形を伴った患者の関節を動かす際には，健常であることを前提とした機能解剖学のイメージだけでは太刀打ちできません。リハビリテーションにおける関節の治療とは，**正常である機能解剖学的イメージと患者が見せる臨床的イメージの差異（ギャップ）を埋めていく**ことです。画像はその臨床的イメージをよりリアルなものにするために役立ちます。動かそうとしているその患者の身体内部をあらかじめ観察できるのですから，たとえ診断を下す立場になくても画像を活用しない手はありません。

各種の臨床的イメージついては実際の画像と併せてp.77**第Ⅳ章**で解説します。

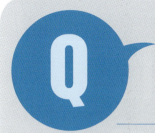**療法士には損傷した組織は修復できないと思いますが，なぜ軟部組織の損傷を把握する必要があるのですか？**

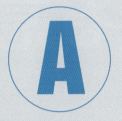損傷した組織を修復できるのは唯一，患者本人だけです（自然治癒力）。しかし，療法士には軟部組織の損傷を把握したうえで，それに配慮しながら運動療法を実施したり，活動性を上げていくことが求められています。情報収集やリスク管理に画像情報を積極的に活用しましょう。

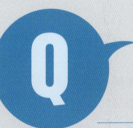**表1にある椎間板の運動機能のうち，圧迫とはどのような機能ですか？**

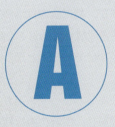椎間板は椎体から圧力を受けることで膨張し，前後を走行する前縦靱帯や後縦靱帯を圧迫し，靱帯の緊張を高めることを助けます。椎間板は椎体間のクッションの役割となる緩衝だけでなく，脊椎全体の安定性にも関与しているといえます。

I-3 画像を共有する意義
チーム医療における意思の統一

　チーム医療が基本とされている昨今，効果的なチームアプローチを展開するためにはカンファレンスの場において，医師をはじめとする他の職種との円滑なコミュニケーションが不可欠です。カンファレンスではさまざまな検査結果が報告されますが，特に画像は治療方針を決定する重要な情報となります。治療方針の共通理解や職種間での意思を統一するためには，医師以外のスタッフも画像についての知識と理解を深めなければなりません（図1）。

　医療の進歩は画像の進歩であるといっても過言ではありません。臨床の現場で画像を読んで正しく理解し，医師のみならず療法士や看護師が**各々の職域でその情報を活かす**ことができてこそ，画像の進歩が患者に還元されたといえるでしょう。

　特に，患者の身体に直接触れて動かすリハビリテーションスタッフ（療法士）は，介入方法の検討やリスクの把握など，画像からより多くの情報を収集しておきたいところです。

図1 情報（画像）の共有と意思の統一

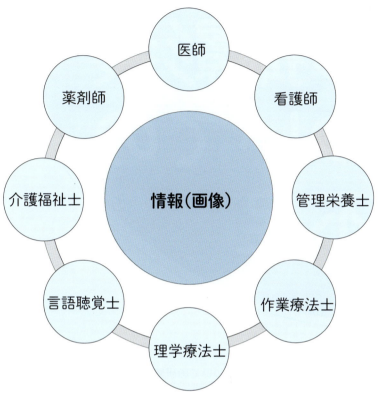

さまざまな検査結果があるなかで，カンファレンスでは画像の提示とともにチームとしての治療方針が検討されます。

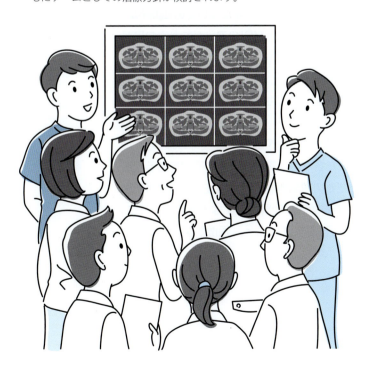

I-4 画像が苦手な理由①
各種の撮影装置についての理解不足

　筆者は全国各地（和歌山と滋賀を除く）で画像の読影についての研修会講師を務め，そこで多くの療法士から画像についての悩みと疑問を聞いてきました。その内容はさまざまでしたが，それらの悩みと疑問の根底には「**各種の画像撮影装置についての理解不足**」と「**断層解剖学についての知識不足**」があると感じています（図1）。なかでも「CTとMRIの違いがわからない」，「MRIのT1強調画像とT2強調画像の違いがわからない」という悩みが圧倒的に多かったような気がします。

　本書を手にした皆さんも，おそらくこのどちらか（または両方）を苦手にしているのではないでしょうか。

　「CTとMRIの違い」や，「MRIのT1強調画像とT2強調画像の違い」を理解するためには，X線写真も含めた各々の撮影装置の撮影原理をある程度理解しなければなりません。ただし，放射線物理学や磁性物理学などではなく，各々の撮影装置についての表面的な理解でまずは十分です。特に，MRIの撮像原理についてもう少し理解を進めると，画像がより身近なものになると思います。

各種の画像撮影装置についてはp.23**第Ⅱ章**で解説します。

図1 画像における療法士の2大理解不足

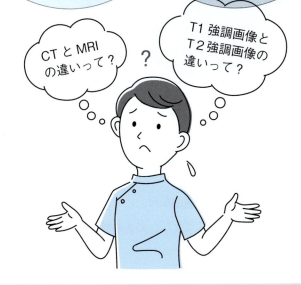

> **Q** 各種の画像撮影装置について，どのように学べばよいですか？

A 最も効率よく確実なのは，放射線科医か診療放射線技師を講師に招いて院内研修を行うことです．その際には本文中でも挙げたように，①CTとMRIの違い，②T1強調画像とT2強調画像の違い，について講義をお願いすると講師も話しやすく，多くの療法士が抱えている画像に対するモヤモヤが晴れると思います．

I -5 画像が苦手な理由②
断層解剖の知識不足

　画像（CT，MRI）から正しく情報を得るためには，いうまでもなくそこに何が映っているのかがわからなければ話になりません。

　療法士は養成過程において運動器の解剖の多くを体表解剖学として学ぶため，卒後に画像読影の重要性と必要性に気がついたときに，必ず断層解剖という壁にぶつかることになります。

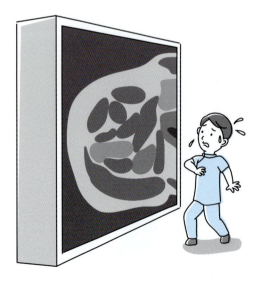

　頭の中では身体各部位の解剖をかなり詳細に覚えているつもりでも，それを断層にされると文字どおり表面的にしか理解できていなかったことに気づかされます。

いきなりですが，質問です

図1に身体のある部位の横断面を示しました．さて，これはどの部位でしょうか？　左右のどちらでしょう？

図1 断層解剖

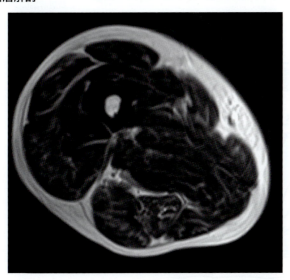

　信じたくないかもしれませんが，上肢と下肢の区別がつかず，それが右側か左側かですら迷ってしまうのが療法士の断層解剖の知識なのです．
　画像の読影では，矢状断，冠状断，横断を合わせると1つの関節だけでも100枚以上のスライスになることもありますが，そのすべての断層解剖を覚える必要はありません．断層解剖を効率よく学ぶために，まずは各

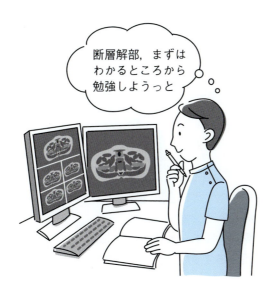

関節について，代表的な組織がわかりやすく描出されている断層面を中心に断層解剖を学ぶことをおすすめします。肩であれば**上腕二頭筋長頭腱**や**棘上筋腱**，膝であれば**前・後十字靱帯**などがよいでしょう。

　断層解剖学の知識は画像の読影だけでなく，運動や動作を立体的に理解することを助け，治療の理論や手技を習得するためにおおいに役立ちます。画像の読影に加えて，療法士としての総合的なスキルアップのためにも断層解剖学を積極的に学びましょう。触診や運動療法の最中に，自然と断層解剖が頭に浮かべばしめたものです。

断層解剖についてはp.51
第Ⅲ章で解説します。

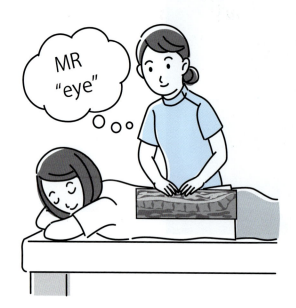

> **Q** 断層解剖はどのように勉強したらよいですか？

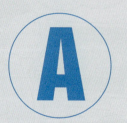

　身体のすべての断面を覚えようとしても無理があります。まずは各関節において，代表的な組織や部位を中心に断層解剖を学ぶとよいでしょう。特に診断名として用いられることの多い膝十字靱帯や半月板，棘上筋腱，上腕二頭筋腱，線維性三角軟骨複合体，正中神経（手根管），アキレス腱，脊椎では正中矢状面がおすすめです。

I-6 読影は患者に会う前？ 会った後？
読影のタイミングと意義

画像は患者に会う前に読むべきか，それとも会った後に読むべきか。多くの方が悩むところだと思います。筆者が講師を務めた過去の研修会でも，多くの方からこの質問をいただきました。

筆者はこの質問に対しては，「基本的には知りたいことを知りたいときに読めばよい」と前置きしたうえで，「患者に会う前には**"情報収集"**として読み，患者に会った後には**"仮説検証"**のために，つまり2度読むとよいでしょう」と答えるようにしています(図1)。

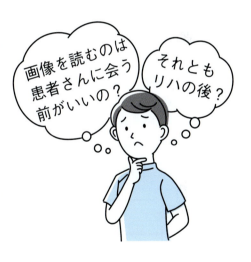

図1 画像読影のタイミング

患者に会う前	→	患者に会った後
情報収集として1度目の読影	患者に会って問診・各種検査を実施	仮説検証として2度目の読影

患者に会う前には「情報収集」として読み，会った後には「仮説検証」のために2度読むとよいでしょう。

つまり，同じ画像を2度読影するわけですが，情報収集としての画像の読影と仮説検証のための画像の読影では，その意義は大きく異なります。

ここでは，患者に会う"前"と"後"での読影の意義について，ボトムアップ評価とトップダウン評価を用いた2つの理学療法モデルを例に挙げて説明します。

患者に会う前に読む―情報収集としての画像の読影

●ボトムアップ評価における画像の読影

おそらく，多くの療法士が患者に会う前に読影を済ませておくことを心がけているでしょう。医師からのリハビリテーションのオーダーが届いたら，まずはカルテから患者情報をはじめとする諸々の情報を収集しますが，このときに医学的情報の1つである画像にもあらかじめ目を通しておかなければいけないことを臨床実習で学んだかと思います。これはボトムアップ評価（仮説探求型分析：図2）によって理学・作業療法を進める際の初期評価における「各情報収集」の一環といえます。

図2 一般的な理学療法の流れ（ボトムアップ過程）

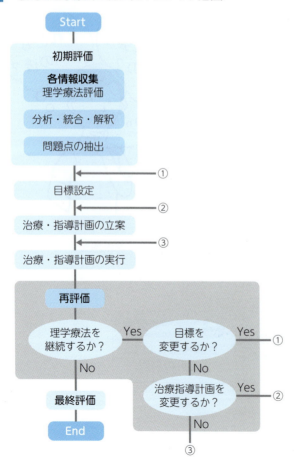

初期評価における各情報収集として画像を読み情報を得ます。
（文献1より引用）

● **画像で得られる5つの情報**

患者と会う前に情報収集として画像を読影する際には，重症度の判定や術式の確認，あるいはリスクの把握などを目的として読影するとよいでしょう（図3）。

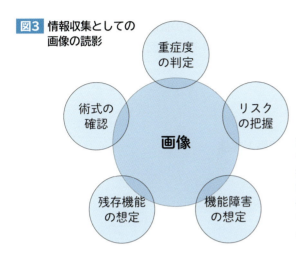

図3 情報収集としての画像の読影

画像からは重症度の判定や術式の確認，リスクの把握と併せて，運動機能評価の一環として機能障害や残存機能の想定などを情報として抽出するとよいでしょう。

また，画像から機能障害と残存機能を想定することで，要点を押さえながらその後の検査・評価を効率よく進めることも可能です[2]（図4，5）。

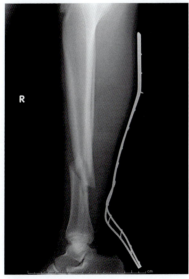

図4 脛骨骨幹部の螺旋骨折（10歳代，男性）

画像から想定できること
↓
骨折の形状が螺旋骨折であることから，受傷時には強い捻転力を受けたことが想像できます。骨が折れるほどの強い介達的な捻転力を受けたのならば，隣接関節にも損傷が及んでいる可能性があると想定しつつ検査に挑むべきです。

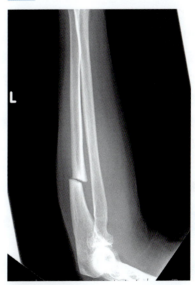

図5 尺骨骨幹部の横骨折（80歳代，女性）

画像から想定できること
↓
骨折の形状が横骨折であることから，受傷時には強い剪断力を受けたことが想像できます。骨が折れるほどの強い直達的な剪断力を骨とともに筋も受けているならば，筋力検査はあえて控えるという判断が必要な場合もあります。

患者に会った後に読む─仮説検証としての画像の読影

　例えば，医師は問診で「転んで手をついた」という患者の一言と，視診による手関節の変形や腫脹などから前腕遠位部の骨折という仮説を立てます。しかし，仮説のまま手術や固定することを決めてしまうわけにはいきません。多くの場合，医師はここでX線写真の撮影をオーダーして，その仮説を検証し，診断を確定させたのちに治療方針の選定・実施へと進みます（図6）。

図6 医師の診察の1例

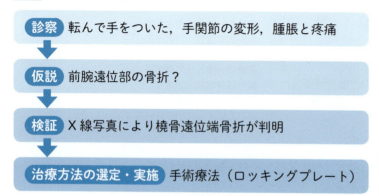

情報収集というよりは仮説の検証（診断の決め手）として画像を読みます。

● トップダウン評価における画像の読影

　理学・作業療法では，問診での痛みの訴えや初期評価での関節可動域障害や筋力低下に対し，考えられる原因をまずは仮説として挙げるかと思います。しかし，仮説のまま目標設定や予後予測，理学・作業療法の方針を決定してしまうわけにはいきません。医師が「橈骨遠位端骨折かな？」という仮説を検証するために画像検査をオーダーしたように，理学・作業療法士も仮説を検証するために必要な検査（例えば，画像の読影）を追加して，治療・指導計画の立案へと進みます（図7）。

図7 理学・作業療法の初期評価の1例

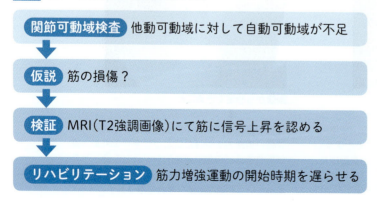

ここでの仮説の検証は，必ずしも画像の読影である必要はありませんが，理学検査と併せて積極的に画像を活用するとよいでしょう。

これは例えばトップダウン評価（仮説立証型分析）によって理学・作業療法を進める際の初期評価における「仮説の検証」のための読影といえます（図8）。

図8 トップダウン過程における理学療法の流れ―ひとつのモデル―

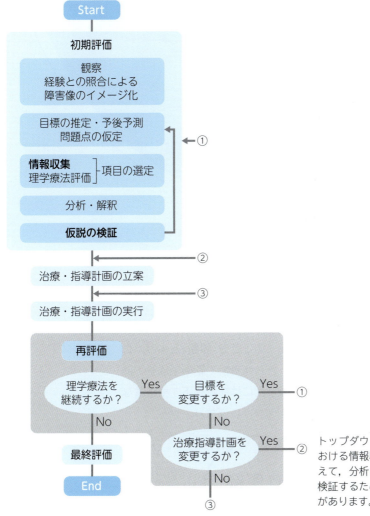

トップダウン過程では初期評価における情報収集としての読影に加えて，分析と解釈で立てた仮説を検証するために再度読影することがあります。（図は文献1より引用）

　ここでの仮説の検証は，感覚検査やバランス検査など，立てた仮説を正しく検証できる方法であれば必ずしも画像の読影である必要はありません。しかし，可動域制限や疼痛を訴えているその患者の身体内部を観察できるのですから，やはり画像を活用しない手はありません。あまり難しく考えずに，問診や各種検査結果の「答え合わせ」のつもりで読影することをおすすめします。

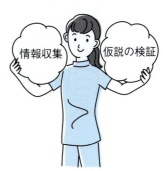

文献

1）帯刀隆之：臨床実習指導の進め方．臨床実習の手引き 第4版．日本理学療法士協会，p.16-17, 2001.
2）大村優慈：コツさえわかればあなたも読める リハに役立つ脳画像．メジカルビュー社，2016.

I-7

読影の際の注意点

器質的な異常の有無を患者に伝えない

　画像をはじめとする諸々の情報（検査結果）から骨折や損傷などの器質的（病理的・解剖的）な異常の有無について断定することを「**診断**」とよび，これを行うことが許されるのは医師のみです。たとえ骨折や靭帯損傷等の器質的異常が画像上明白であったとしても，療法士には診断を下す権限はないのですから，それを患者に伝えることは控えなければなりません。

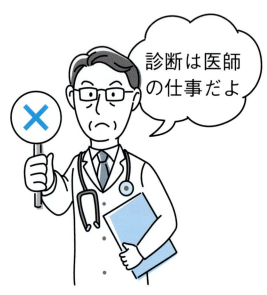

器質的な異常の有無をカルテに記載しない

また，同じ理由でカルテに器質的な異常の有無を記載することも控えるべきです。カルテへの記載は，「〇〇靭帯損傷あり」ではなく，例えば「〇〇靭帯にT2強調画像で部分的に高信号を認める」というように，**画像の見たままを記載**しましょう。

画像だけで判断しない

画像から得られる情報は豊富かつほぼ正確ではありますが，絶対ではありません。画像上に問題はなくても患者は痛みを訴えることもあれば，画像上に問題があっても痛みの訴えはないということも少なくありません。

画像だけで異常の有無を判断せず，問診での訴えや他の検査結果を統合して臨床推論を進めるように心掛けましょう。たとえ数億円する撮影装置では描出されていなくても，患者の何気ない一言がその運動機能障害の原因を端的に言い表していることもあるのです。

画像はすべてを教えてはくれない

画像は形や信号の変化により身体内部になんらかの異常があることを示唆してくれますが，その画像上の変化が具体的に何を意味するのかまでは教えてくれません。画像上の形や信号の変化を正しく解釈するためには，病態生理の知識と理解も求められます（図1）。

図1 前十字靭帯損傷（10歳代，女性。T1強調画像）

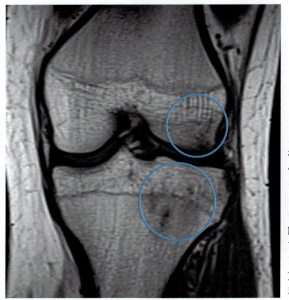

右の画像の診断名は前十字靭帯損傷ですが，大腿骨と脛骨の外側顆の低信号は何を意味しますか？

この例では，前十字靭帯損傷の受傷時に大腿骨と脛骨の外側顆が強く衝突したことにより，海綿骨に微小骨折（骨挫傷）が生じた，と解釈するのが一般的です。リハビリテーションでは荷重練習の進め方に注意が必要となります。

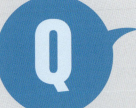

Q 画像が"ほぼ"正確ということは，間違っていることもあるのですか？

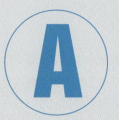

A 間違っていることもあります。例えばMRIでは，損傷していないのに靭帯や腱などのあまり水分を含まない線維束に信号の異常が認められることがあります。これはmagic angle effect（魔法角現象）とよばれる現象です。MRIだけでなくX線写真やCTも含め，さまざまな理由で正しく撮影されないことがあります。それらをまとめて「**アーチファクト（虚像）**」とよびます。例えば，呼吸や体動による画像のブレ（モーションアーチファクト），人工関節などのインプラント（メタルアーチファクト）（図2）などです。画像は絶対ではありません。

図2 CTにおけるメタルアーチファクト

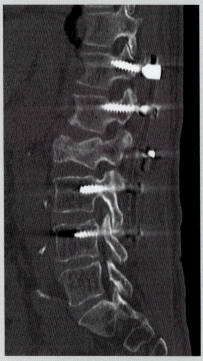

スクリューに沿って白い線状のメタルアーチファクトの影響を認めます。

II
まずは各種の
撮影装置
を理解しよう

II まずは各種の画像に何が映っているのかを理解しよう

　画像を読むときに，そこに何が映っていて，何が映っていないかがわからなければ，正しく読めないのは当然です。先に多くの療法士の悩みとして「CTとMRIの違いがわからない」，「MRIのT1強調画像とT2強調画像の違いがわからない」を挙げました。この2つの悩みは「それぞれに何が映っているのかがわからない」と言い替えることができるのです（図1）。

図1 「何が映っているのかがわからない」

- CTとMRIではそれぞれに何が映っているのかがわからない
- MRIのT1強調画像とT2強調画像ではそれぞれに何が映っているのかがわからない

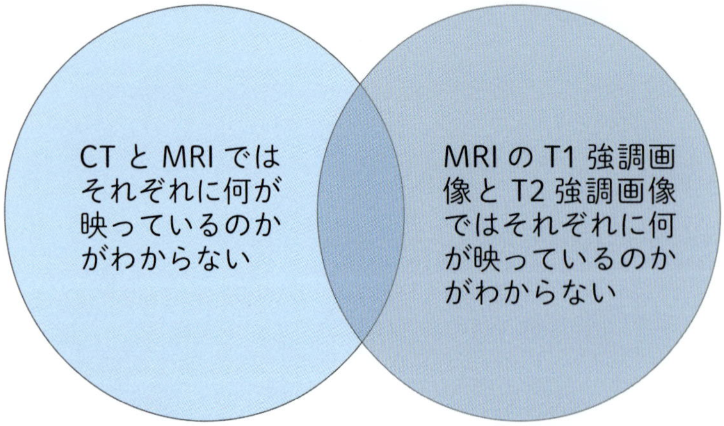

　画像を苦手とする療法士は，その画像に何が映っているのかがわかっていません。例えば，MRIには水と脂肪しか映っていない，という意味がわかりますか？

> 突然ですが，下の図2は，どちらがCTでどちらがMRIでしょうか？
> それぞれの特徴とともに答えてください。

図2 腰椎圧迫骨折のCTとMRI（70歳代，女性）

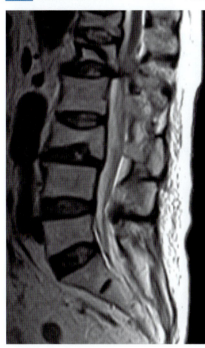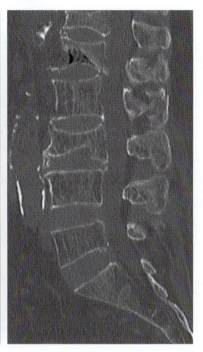

図2に同じ患者の同じ部位のCTとMRIを示しました。

さて，どちらがCTでどちらがMRIでしょう。2つの画像は同じ患者の同じ部位（腰椎）ですが，別のものを映しています（同じものを映しているのであれば，両方を撮影する必要はありません）。いうまでもなく，それぞれに何が映っていて何が映っていないのかがわからなければ，画像から正確に情報を抽出することはできません。正解は，左がMRIで，右がCTです。実はMRIは「水と脂肪」しか映すことができないのです。つまり左の画像（MRI）には「水と脂肪しか映っていない」ということになります。この，「水と脂肪しか映っていない」ということの意味がわからなければMRIは読めません。

次に，図2と同じMRIのT1強調画像とT2強調画像を図3に示しました。

> つづいて，もう1問。下の図3は，どちらがT1強調画像でどちらがT2強調画像でしょうか？
> それぞれの特徴とともに答えてください。

図3 腰椎圧迫骨折のMRI（70歳代，女性）

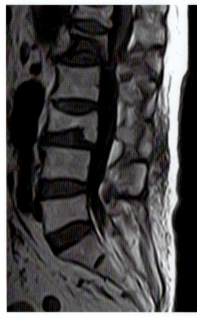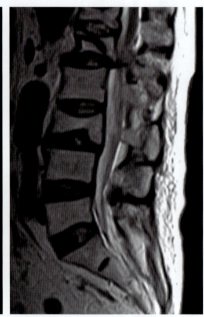

　どちらがT1強調画像でどちらがT2強調画像でしょう。これこそほとんど同じように見えますが，MRIでは必ずT1強調画像とT2強調画像の両方が撮像されますので，やはりそれぞれの画像に特徴があるということです。MRIですからどちらも「水と脂肪しか映っていない」のですが，それでもやはり同じ画像ではありません。どうでしょう，それぞれの特徴を挙げて説明することができるでしょうか（答えはp.46）。

　もしCTとMRIの違いがわかり，T1強調画像とT2強調画像の違いを明確に説明できるのであれば本項目は飛ばしてくださってもかまいません。しかし，もし疑問が残るようでしたら，以降の項目をお読みください。

　なぜ画像が読めないのでしょう。それは**各種の画像にそれぞれ何が映って，何が映らないのかがわからないから**です。

　本章では各種の画像撮影装置（X線写真，CT，MRI）の特長と読影方法について解説します。

II-1-1

X線写真
を理解しよう

KEYWORD レントゲン，影，computed radiography，撮影肢位

X線写真の基礎

　1895年に物理学者であるレントゲン（Wilhelm Conrad Röntgen）が物体を透過する未知の光線のようなものを発見しました．当時はその正体が不明であったため，とりあえずそれを"X線"と命名しました．レントゲンはX線発見の功績により1901年に第1回ノーベル物理学賞を受賞しています[1]．

　X線写真検査は，CTやMRIが大きく進歩した現在でも整形外科領域では画像診断の第1選択に挙げられます．特に，骨や関節などの形態異常（骨折，脱臼など）や質的異常（骨質）の評価に有用です．

　簡単に言えば，X線写真は「影」といってよいでしょう．イメージングプレートに向けてX線管球からX線を照射し，その間に介在する物体（身体）を「影」として身体内部を描出します．

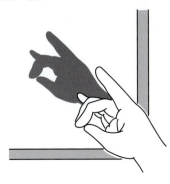

●X線の透過

　透過するX線の量は人体組織の密度や厚み，原子番号などに左右されます。X線が透過しにくい金属（インプラント）や骨は白い影として映り，透過しやすい空気は黒く映ります。意外だと思うかもしれませんが，X線写真の読影では骨だけでなく筋（水）や脂肪も重要です。筋（水）は白っぽい灰色として，脂肪は黒っぽい灰色として描出されることを覚えておきましょう。つまり骨軟部領域（インプラントを含む）のX線写真は空気が黒く描出され，脂肪 ⇒ 筋（水）⇒ 骨 ⇒ 金属 の順に白く描出されます（図1〜4）。

図1　体内物質のX線写真への映り方

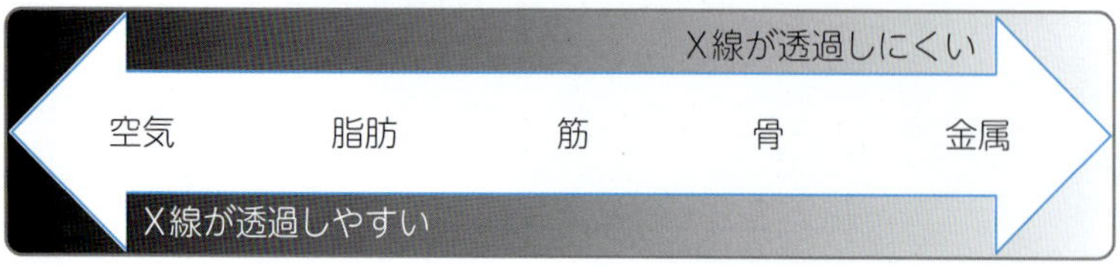

空気　脂肪　筋　骨　金属
X線が透過しにくい →
← X線が透過しやすい

X線写真ではX線が透過しにくい部分（例えば骨）が白く濃い影として映り，透過しやすい部分（例えば空気）は黒く映ります。

図2　人工膝関節単顆置換術

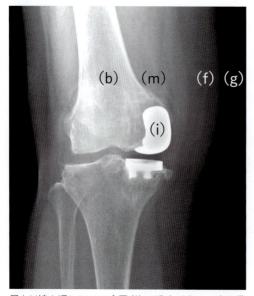

最もX線を通しにくい金属（i）は濃度が高く，次に骨（b），筋（m），脂肪（f），空気（g）の順に濃度が低く描出されます。腱や靱帯，神経，脈管は筋とほぼ同程度の濃度のため，X線写真上でこれらを識別するのは困難です

図3　石灰沈着性腱板炎（50歳代，女性）

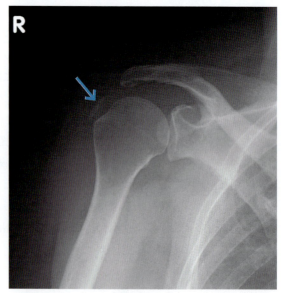

体内に存在する元素のなかで最も原子番号が高いのはカルシウム（20番）です。図では棘上筋腱の停止部に石灰（塩基性リン酸カルシウム）の沈着が白く描出（→）されています。

図4 胸部X線写真（80歳代，男性）	図5 便秘症（90歳代，男性）
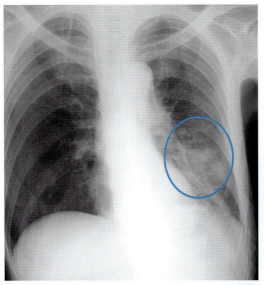	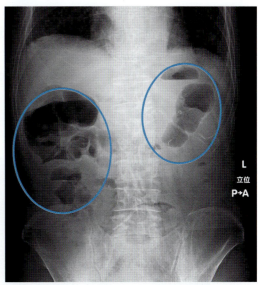
正常な肺は空気を含み黒く映りますが，肺炎により肺胞に水（滲出液）が溜まり白っぽい灰色で描出されています（○）。	腸管内に溜まった気体（ガス）が黒く描出されています（○）。

● 濃淡が変えられるようになった

かつてはフィルムを感光させる撮影方法が主流でしたが，現在ではフィルムの代わりにイメージングプレートを用い，これをスキャンしてコンピュータが感光度を処理する撮影方法（computed radiography：CR）が一般的です。

CRでは撮影後にモニター上での色の濃淡の変更や見たい部分だけを拡大するなど，従来のX線写真より詳細な評価が可能です（図6）。

図6 computed radiography

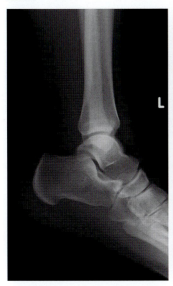 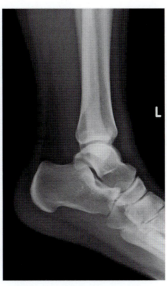

CRでは撮影後に色の濃淡が変更できます。左に比べ，右はコントラストを高くしたことでアキレス腱が明瞭に観察できます。

●撮影時の体位・肢位にも注意

　X線写真の撮影では，医師が評価したい部位や構造が正確に描出されるように診療放射線技師が患者の体位や肢位を設定します。そのため，撮影時の患者の肢位は必ずしも解剖学的基本肢位ではありません（図7）。X線写真を正しく読影するためには，撮影時の体位や肢位についてある程度知っておく必要があります。

図7　腰椎側面像（立位前屈位。80歳代，女性）

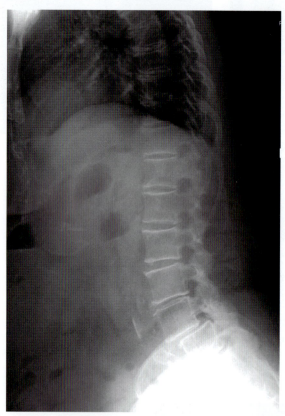

一見すると腰椎の前弯が減少していますが，前屈位での撮影であることに留意しなければなりません。

●奥行きがわかりにくい

　X線写真は「影」ですから，異常が画像上に描出されてもその異常が身体の前部にあるのか後部にあるのかはわかりません（図8）。

図8 肩関節脱臼（60歳代，男性）

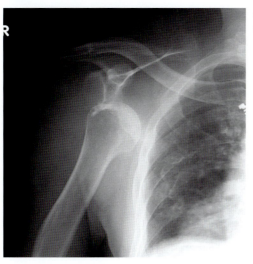

このX線写真だけでは前方脱臼か後方脱臼かはわかりません。

● 1方向ではわかりにくい

また，一方向からでは正常に見えても，他方向から読むことで異常が見つかることもあります（図9）。そのためX線写真は2方向以上からの撮影が基本とされています。

図9 橈骨遠位端骨折（50歳代，女性）

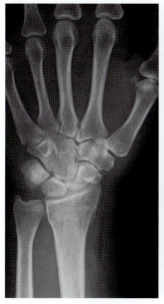 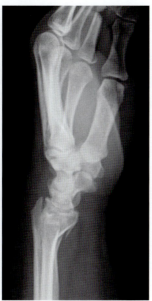

正面像（左）では骨折がわかりにくくても，側面像（右）では明らかです。

X線写真検査は予約が不要で検査時間も短く，病棟での撮影（ポータブル撮影）も可能です。また，検査料がCTやMRIに比べて安価であることも，患者にとっては大きなメリットといえます。

Q 肺炎の肺がX線写真で白く映るのはなぜですか？

白く映っているのは「水」です。 肺炎とは主に肺胞に炎症が生じている状態です。炎症が生じた血管壁は透過性が亢進して水が滲出します。これによりX線写真では黒く映っている肺が白く濁っているように映ります。

Q X線写真では神経はどのように映りますか？

神経はおおよそ筋と同じ程度の色で描出されます。 また，腱や靭帯，血管も同じです。つまり，X線写真ではこれらを画像上で識別することは困難です。

文献

1) 西尾成子：ノーベル賞受賞者たち (1) レントゲン．日本物理教育学会誌, 巻50, 第4, p. 253-258, 2002.

Ⅱ-1-2

X線写真の読影

KEYWORD ABCD'Sの手順, 外力, 受傷機転

読影の手順

担当を命じられた患者の画像をモニターに映し,「さてさて, 何かわかるかな」と漠然と読影に挑んでも, 残念ながら有益な情報は得られません。X線写真の読影には決められた方法はありませんが, 予想外の異常や複数の病変を見逃さないために「ABCD'S」(表1)という手順を覚えておくとよいでしょう。

表1 X線写真読影の手順「ABCD'S」

A	Alignment(配列)	脱臼による転位や隣接する骨の配列異常
B	Bone(骨)	骨折による輪郭の乱れや骨密度の異常な低下
C	Cartilage(関節軟骨)	関節軟骨や椎間板の希薄化
D	Distribution(病変の分布)	腫瘍の分布や腫張の程度
S	Soft tissue(軟部組織)	外傷による軟部組織の変化

軟部組織の損傷

特に,「S」(軟部組織)の問題は理学・作業療法での改善が期待されるところですから,特に重点的に読影したいポイントです。しかし,X線写真ではどの軟部組織(筋,腱,靭帯など)もほぼ同程度の色で描出されるため,画像上でそれらを識別して損傷の有無を評価することは困難です。そのため,筆者はX線写真から軟部組織の損傷を読むために,受傷機転を頭の中で再生しながらX線写真を読影するようにしています(表2)。

表2 受傷機転から運動機能障害を読む手順

❶ 受傷機転を聴取する
❷ 受傷機転と骨折線に矛盾がないかを照合する
❸ 受傷機転と骨折線から外力の強さと方向を読む
❹ 外力の強さと方向から軟部組織の損傷を読む
❺ 軟部組織の損傷による運動機能障害を読む

ここでは,その受傷機転を頭の中で再生しながらX線写真を読影する具体的な手順について解説します。

❶ 受傷機転を聴取する

まずはあらかじめ情報収集として,患者や家族からできるだけ詳しく受傷機転を聴取します。いつどこでなぜ受傷したのかはもちろん,転倒したときにどちら側へ身体のどの部位から倒れたのか,服装や履物,床面の素材に至るまで,まるで自分もそこにいたかのように具体的に受傷機転をイメージできるくらい詳細に聴取します。

❷ 受傷機転と骨折線に矛盾がないかを照合する

次に,聴取したその受傷機転を頭の中で再生しながらX線写真を読みます。骨折は単純な物理現象ですから,受傷機転はその骨折線を合理的に説明できるものでなくてはなりません。つまり,ここでは受傷機転と骨折線に矛盾がないかを照合します。もし受傷機転と骨折線に矛盾があった場合は受傷に至ったその他の要因(外力)を把握できていない可能性がありますので,受傷機転をより詳細に再聴取する必要があります。

まずはこの❶と❷を繰り返して,正確で詳細な受傷機転の把握に努めます。

❸ 受傷機転と骨折線から外力の強さと方向を読む

受傷機転からは外力の**「強さ」**を想定します。例えば,骨粗鬆症患者の転

倒であれば外力は軽微であった可能性がありますし，交通事故などの高エネルギー外傷であれば外力は相当なものになるはずです。

骨折線からは外力の作用した**「方向」**を読みます。このときには骨折における外力の作用方向による分類(表3)を参考にするとよいでしょう。

表3 外力の作用方向による分類

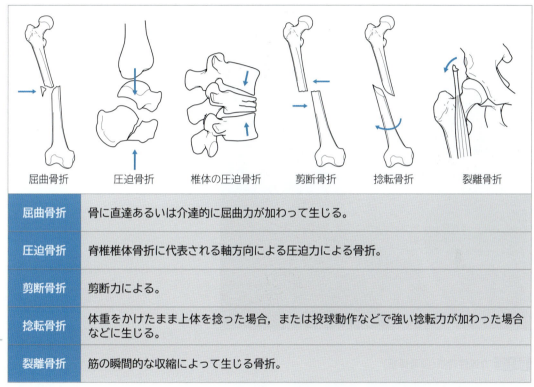

屈曲骨折	骨に直達あるいは介達的に屈曲力が加わって生じる。
圧迫骨折	脊椎椎体骨折に代表される軸方向による圧迫力による骨折。
剪断骨折	剪断力による。
捻転骨折	体重をかけたまま上体を捻った場合，または投球動作などで強い捻転力が加わった場合などに生じる。
裂離骨折	筋の瞬間的な収縮によって生じる骨折。

(文献1より引用)

❹ 外力の強さと方向から軟部組織の損傷を読む

p.18図4の脛骨骨幹部の螺旋骨折であれば，骨が捻れて折れるほどですから外力(捻転力)はある程度強力であったことが考えられます。またその強力な捻転力により膝関節や足関節周囲の軟部組織(靱帯や半月板など)も損傷しているかもしれません。p.18図5の尺骨骨幹部の横骨折であれば 前腕背側からの直達外力により骨折部の表層(背側)にある筋(手指・前腕伸筋群)の挫傷が考えられます。

また，外力が加わった部位で生じた骨折(直達性骨折，図10)の場合は直達外力により骨折部周囲の軟部組織が損傷しやすいのに対して，外力が加わった部位から離れた部位で生じた骨折(介達性骨折，図11)では骨折部周囲のみならず，外力が加わった部位の軟部組織にも損傷が生じている可能性があることも覚えておきましょう。

❺ 軟部組織の損傷による運動機能障害を読む

　そして最後に，その軟部組織が損傷したならばどこの関節にどのような運動機能障害が生じるのかを想定します。

図10　直達性骨折（膝蓋骨骨折）

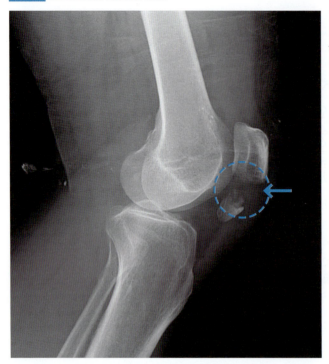

ランニング中につまずいて正面に倒れて地面（土）に膝を打ちつけた症例（60歳代，男性）。外力が加わった部位（→）で骨折（⚪︎）が生じています。

図11　介達性骨折（鎖骨骨折）

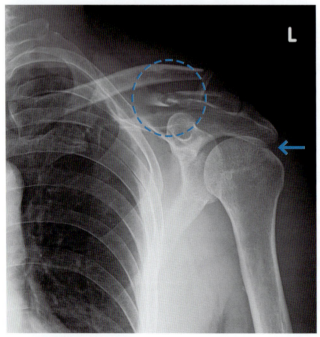

自転車レース中に左側に転倒して地面（アスファルト）に肩を強打した症例（50歳代，男性）。外力が加わった部位（→）と骨折が生じた部位（⚪︎）は異なっています。

「ABCD'S」による読影では，X線写真上を念入りに検索できるのに対して，受傷機転と外力を念頭に置きながらの読影では，X線写真の範囲外の部位にまで想像が及びます。想像することで運動機能障害（または残存機能）が想定でき，要点を押さえながら検査・評価を効率よく進めることが可能です。

> **Q 捻転骨折と螺旋骨折は同じ意味ですか？**
>
> **A** 異なります。捻転骨折とは「外力の作用方向による分類」（表3）での呼称です。一方の螺旋骨折とは「骨折線の走行による分類」で用いられる呼称です。つまり，捻転骨折といったときには「この骨折は外力が捻転方向に作用した骨折である」ということを意味し，螺旋骨折といったときには「この骨折の骨折線は螺旋状である」ということを意味します。混同しがちなので注意が必要です。

文献

1) 糸満盛憲：標準整形外科学 第8版. 医学書院, p.595, 2002.

Ⅱ-2-1

CT を理解しよう

KEYWORD 構造の重なり部分の観察，長軸方向の評価，高吸収域，低吸収域

CTの基本

　CT（computed tomography：コンピュータ断層撮影）は1972年にイギリスの電子技術者であるハンスフィールド（Godfrey Newbold Hounsfield）により発明されました。ハンスフィールドはこれにより1979年にノーベル生理学医学賞を受賞しています。
　CT装置は①ガントリー（X線管球，検出器），②クレードル（寝台），③コンソール（コンピューター）の3つで構成されています（図1）。

図1 CT装置

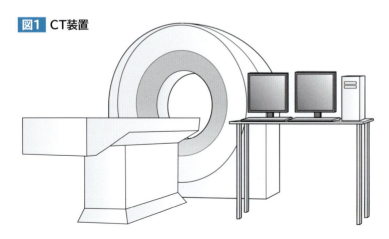

ガントリー（X線管球，検出器），クレードル（寝台），コンソール（コンピューター）の3つで構成されます。

ガントリー内部ではX線を照射するX線管球とそれを受ける検出器が向き合っています。X線管球がガントリー内部で患者の周りを回転しながらX線を照射し，対側の検出器へ透過したX線量をコンピュータで解析することにより身体内部を輪切りにした画像（断層画像）で観察することができます（図2）。

図2 ガントリー内部のX線管球と検出器

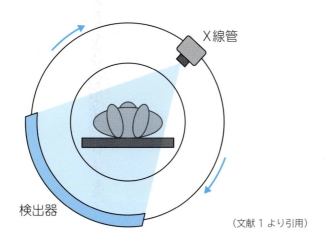

（文献1より引用）

● **X線写真では重なっていた部分が見える**

　断層画像が得られることにより，骨盤や脊椎など構造が複雑で，X線写真では構造が重なって観察が難しい部位の評価に有用です。また，X線写真の弱点であった長軸方向からの評価もより正確に可能となりました。ただし，X線写真と同様にX線が透過しやすく明瞭に描出されない（影が映し出されない）軟部組織の評価に課題を残します。

　tomographyとは「断層」撮影を意味します。CTの画像は断層であること，すなわち，厚みをもっており断面（切り口の表面）ではないことを覚えておきましょう（図3）。

図3 断層（左）と断面（右）

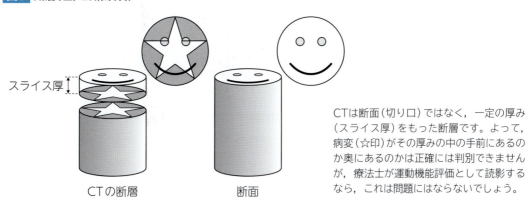

CTは断面（切り口）ではなく，一定の厚み（スライス厚）をもった断層です。よって，病変（☆印）がその厚みの中の手前にあるのか奥にあるのかは正確には判別できませんが，療法士が運動機能評価として読影するなら，これは問題にはならないでしょう。

● 横断像は足の方から見ていることになる

　横断像では患者を尾側から眺めることになります。すなわち，X線写真の正面像と同様に画像上の左側に被検者の右半身が描出されます（図4）。

図4 横断像の上下左右

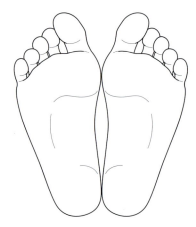

横断像では患者を尾側から眺めることになります。画像上の左側に被検者の右側が描出されます。

● CTもX線の透過

　CTもX線写真と同様にX線を用いて身体内部を影として描出するため，X線が透過しにくい部分を白く，透過しやすい部分を黒く写し，その濃淡で身体内部を描出します。CTでは白い部分を**高吸収域**，黒い部分を**低吸収域**とよびます。MRIと混同して高信号・低信号とよばないように注意しましょう。

　CTではX線が人体組織に吸収される程度を**CT値**とよばれる値で表現します。CT値の単位は開発者のハンスフィールドの名前を冠したHU（Hounsfield unit）です。CT値では水を0（ゼロ）HU，空気を－1,000HUと定めています（図5）。

図5 各人体組織とCT値

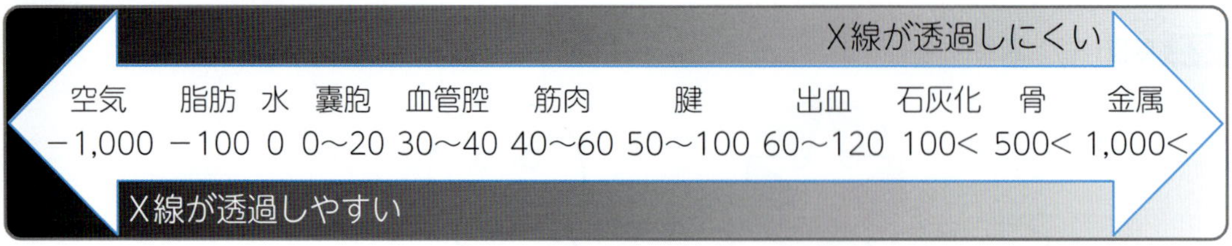

X線が透過しにくい →

空気	脂肪	水	嚢胞	血管腔	筋肉	腱	出血	石灰化	骨	金属
－1,000	－100	0	0～20	30～40	40～60	50～100	60～120	100＜	500＜	1,000＜

← X線が透過しやすい

単位：HU（Hounsfield unit）

CT値が低い物体は低吸収域として黒く描出され，CT値が高い部位は高い吸収域として白く描出されます。

（文献2より引用）

文献

1) 辻岡勝美：CT自由自在．メジカルビュー社，p.12．2001．
2) 杜若陽祐：単純X線，MRI，CT．関節外科，32(suppl-1)：6-10，2013．

Ⅱ-2-2

CTの読影

KEYWORD ABCD'S，受傷機転

　整形外科では，CTが撮影されるときにはすでにX線写真の撮影が済んでいて，X線写真に加えてさらに詳細な検索を必要とする場合に，追加で撮影されることが多いと思います（もちろん最初にCTを撮影する場合もあります）。CTを読む前に，すでに示されている他の画像情報を収集しておくことで，CTからも有益な情報が抽出できます。

　X線写真と同様に，決められた読影の手順はありませんが，p.33表1で紹介した「ABCD'S」やp.34表2の受傷機転をイメージしながら読むなど，読みやすい手順を決めておくとよいでしょう。

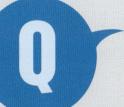
X線写真より詳細な評価ができるのならば，なぜ最初からCTを撮らないのですか？

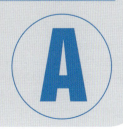
X線写真と比較してCTは放射線の被ばく量が多いからです。医師が画像検査を行うとき，CTとX線写真のどちらでもいい場合，放射線被ばくは最少に止められなければいけないという理由から，必ず被ばく量の少ないX線写真が選択されます。

MRIを理解しよう

Ⅱ-3-1

KEYWORD 水素原子核(プロトン),
T1強調画像,脂肪プロトン,
T2強調画像,
水プロトン,H_2O(水)

MRIの基礎

X線写真やCTではX線を照射して身体内部を影として撮影しますが,MRI(magnetic resonance imaging:磁気共鳴画像法)では磁気を用いて身体内部を撮像します。よってX線写真やCTとは異なり,患者が放射線を被ばくしないことがMRIの大きな長所です。X線写真・CTと比較した短所としては検査時間が長いことなどが挙げられます(表1)。

表1 MRIとCTの比較

MRI		CT
磁気を用いて水素原子を撮像	撮影原理	X線を用いて影を撮影
なし	放射線被ばく	あり
比較的長い(20〜40分程度)	撮影時間	比較的短い(数十秒〜15分程度)
放射線被ばくがない 病変の質的な評価が可能 造影剤なしで血管画像が得られる	長所	撮影時間が短い(救命救急に対応) 補聴器やペースメーカー等使用者も可能 騒音が少ない
撮影時間が長い 大きな騒音がする 補聴器やペースメーカー等使用者は不可 閉所恐怖症患者には不向き 乳幼児や認知症患者には不向き (安静が保持できない)	短所	放射線被ばくがある 血管や病変などの描出には造影剤が必要

撮影装置の外観が似ているのでよく比較されますが，そもそも別々の検査であるので長所や短所を比較することに臨床的にはあまり意味はありません。あくまでも各々の撮影装置の特徴として覚えておきましょう。

Q なぜMRIは撮像に時間がかかるのですか？

A MRI検査では，**撮像に重要な体内の水素原子核（プロトン）の向きを整えるのに時間がかかるからです**。検査部位にもよりますが，以前は1時間以上かかっていた検査が最新の装置では15〜30分程度で済むようになってきています。しかし，それでもやはりCTほどは早くありません。

Q 閉所恐怖症の患者さんはCTならば大丈夫なのですか？

A MRIのガントリーは長い（トンネル状）ので全身が覆われるために圧迫感が強くなりますが，対して**CTのガントリーは短い（ドーナツ型）ので圧迫感はそれほど感じません**。しかし，最近のMRIはガントリーを短くしたり，開口部（入口）や内部を広くするなどして圧迫感は改善されつつあります。

● MRIには「水」と「脂肪」が映る

　X線写真やCTが主に骨の評価に優れていたのに対して，MRIは筋や靭帯などの軟部組織の評価に優れています．そのため，骨折の患者の「**骨折以外（軟部組織）の問題点**」を把握するなど，運動機能評価のためには最も有用な情報といえるでしょう．

　X線を照射して撮影するX線写真やCTの撮影原理は直感的にもわかりやすいと思います．しかし，MRIはX線ではなく**磁気**を利用して撮像します．MRIの撮像原理を表面的にでも理解することでCTとMRIの違い，T1強調画像とT2強調画像の違いが理解でき，なんとなくもっていた画像読影への苦手意識も払拭できると思います．以下に図1と併せて簡略ですがMRIの撮像原理を説明します．

❶ 身体内には無数の水素原子核の陽子（H⁺）が不規則な向きで存在し，これをプロトンとよびます．
❷ 患者を強力な磁場が発生しているガントリー内に入れると，すべてのプロトンの向きが縦方向に揃います．
❸ プロトンが縦方向を向いた状態の患者に電波（ラジオ波）を照射すると，すべてのプロトンの向きが縦から横方向に変わります．この現象を「共鳴」とよびます．
❹ その後，ラジオ波を止めると，すべて横方向を向いていたプロトンは縦方向に向きを戻します．この現象を「緩和」とよびます．しかし，この緩和するときに，異なる種類のプロトンは緩和するタイミングがわずかにずれ，この「ずれ」（時間差）を画像化したものがMRIです．

図1 MRI検査時の水素原子核（プロトン）の共鳴と緩和

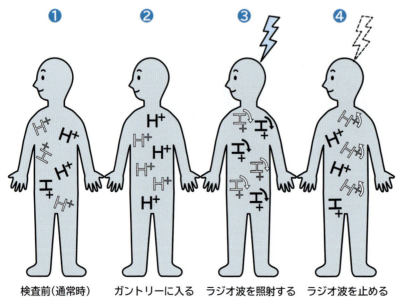

ガントリーに入るとプロトン（H⁺）は縦方向を向き（❷），ラジオ波を照射されると横方向を向き（❸共鳴），ラジオ波を止めると向きを縦方向に戻す（❹緩和）．MRIはこの緩和のときの時間差を画像化している．

つまり，MRIはX線写真やCTのように影を映しているのではなく，体内に無数に存在しているプロトンを映しているのです。
　そして，身体内のプロトンは，脂肪組織にある「脂肪プロトン」と，脂肪以外の組織にある「水プロトン」の2種類だけであり，MRIの**T1強調画像とは脂肪プロトンが強調**された画像であり，**T2強調画像とは水プロトンが強調**された画像なのです（図2）。

図2 T1強調画像とT2強調画像の特徴

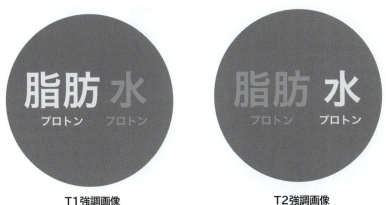

　基本的にはT1強調画像では脂肪プロトン（つまり脂肪）が，T2強調画像では水プロトン（つまり液体）がそれぞれ強調されますが，実際には脂肪プロトンはT2強調画像でもほぼ高信号で描出されます。
　混同しないように，T2強調画像ではH_2O（水）プロトンが強調される，と覚えておくとよいでしょう。

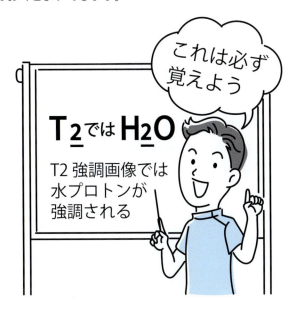

●T1強調とT2強調，脂肪はどちらでも高信号

 それと，水はT2強調画像で高信号，T1強調画像で低信号，というように濃度が反転しますが，ややこしいことに脂肪はT1強調画像で高信号ですが，T2強調画像では濃度が反転せずほぼ高信号に描出されます。つまり，T1強調画像とT2強調画像の決定的な違いは水を示す信号の濃度であることを必ず覚えておきましょう（図3）。

図3 T1強調画像（左）とT2強調画像（右）

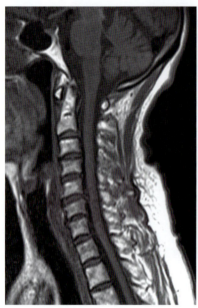 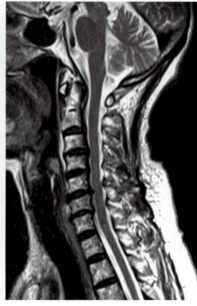

水（例えば脳脊髄液）はT2強調画像で高信号，T1強調画像で低信号というように濃度が反転しています。脂肪（例えば背部の体脂肪）はT1強調画像で高信号ですが，T2強調画像でもほぼ高信号に描出されています。

●MRIでは高信号・低信号

 白く映る部分を高信号，黒く写る部分を低信号とよびます。CTと混同して高吸収域・低吸収域とよばないように注意しましょう。

Q プロトンの向きが縦に揃う，とのことですが，縦とは天井の方向のことですか？

違います。ここでいう縦とは，一般的なMRI装置であれば患者さんの頭尾側方向を指します。

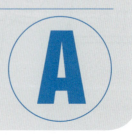

p.26 図3の答えは，左がT1強調画像，右がT2強調画像です。

MRIの読影

KEYWORD T2強調画像，H_2O（水）

T2強調画像で水を見る

身体内で自由水が増加すると，T1強調画像で低信号，T2強調画像では高信号として描出されます．例えば炎症性病変では自由水が増加しますので，炎症部分はT2強調画像で高信号を示します．MRIの読影では「水」の存在を強調するT2強調画像から本来あるべきではない高信号（水の存在）を探ることが重要なポイントです（図1）．

図1 腱板損傷のT2強調画像（70歳代，男性）

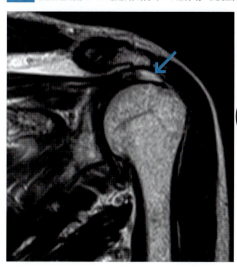

本来であれば低信号で描出される腱板に高信号を認めます（→）．

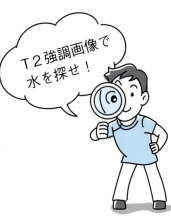

骨皮質，腱，靭帯は低信号

脂肪プロトンと水プロトンを画像化するMRIにとって，脂肪プロトンも水プロトンもほとんど含まない骨皮質や腱，靭帯などは存在しないも同然です。これらはT1強調画像でもT2強調画像でも低信号として描出されます（図2）。

図2 膝関節のT2強調画像（60歳代，男性）

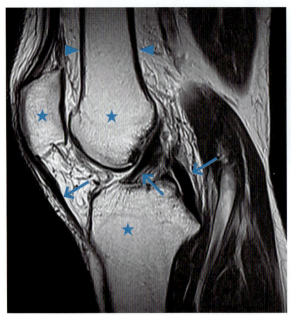

プロトンをほとんど含まない腱（膝蓋腱），靭帯（十字靭帯）（→）は低信号として描出されています。骨髄（★）はプロトンを豊富に含むため高信号で描出されますが，それを覆う骨皮質（▶）はプロトンをほとんど含まないため低信号で描出されています。

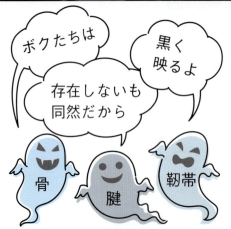

低信号の中に混じる高信号に注意

つまり，低信号で描出されている腱や靭帯に，T2強調画像で一部高信号が混じっていたら，それは損傷や変性を示唆するということです。あるいは，その低信号の連続性が断たれているときには，断裂しているということになります（図3）。

図3 膝蓋腱断裂のT2強調画像（30歳代，男性）

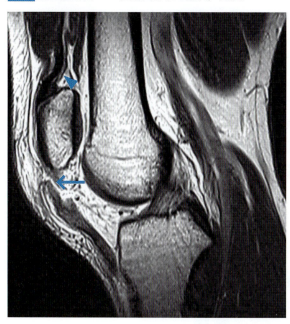

膝蓋腱（→）の信号が上昇しているのに加えて，膝蓋骨まで連続性が断たれています。また，膝蓋骨は上方に偏位して大腿四頭筋腱（▶）がたわんでいます。

各組織の信号

表1に身体内の各組織（物質）がT1強調画像とT2強調画像でそれぞれどのように描出されるのかをまとめました。病変を示す水はT2強調画像では高信号，T1強調画像では低信号で描出されます。脂肪はT1強調画像では高信号ですが，T2強調画像でもほぼ高信号に描出されます。運動機能評価で重要な腱，靭帯は低信号，筋はほぼ低信号であることは必ず覚えておきましょう。

表1 身体内の各組織（物質）の信号

T1強調画像		T2強調画像
低信号	水（滲出液，脳脊髄液など）	高信号
高信号	脂肪・骨髄（脂肪髄）	ほぼ高信号
低信号	硝子軟骨	高信号
低信号	骨皮質・石灰化	低信号
低信号	腱・靭帯	低信号
やや低信号	筋	ほぼ低信号
高信号	血腫・出血	（病期により変化）

水と脂肪の映り方は必ず理解しましょう。運動機能評価で重要な骨皮質・腱・靱帯は低信号で描出されることを覚えます。筋はT1強調画像では白っぽい灰色（やや低信号）で，T2強調画像では黒っぽい灰色（ほぼ低信号）で描出されるという違いはありますが，療法士が行う読影においてこの違いはあまり臨床的な意味をもたないと考えてよいでしょう。

Q：骨はT1強調画像とT2強調画像のどちらでも高信号で描出されているように見えるのですが……

A：白く骨のように見えているのは骨髄です。 本文中でも説明していますが，骨髄は脂肪プロトンを多く含むため，T1強調画像で高信号，T2強調画像でもほぼ高信号で描出されます。しかしその骨髄を覆っている骨皮質にはプロトンがほとんど存在しないため，T1強調画像とT2強調画像のどちらでも必ず低信号で描出されます。

Q：なぜMRIでは撮影ではなく「撮像」というのですか？

A： X線写真やCTが「影」を映しているのに対して，**MRIは影を映していないからだと思います。** しかし，読むときにはMRIもX線写真やCTと同じように「読影」といいますのでご注意を。

III
つぎに
正常画像
を理解しよう

Ⅲ-1

正常画像を理解しよう
脊椎

KEYWORD 椎間板，後縦靭帯，黄色靭帯，筋・筋膜性コルセット

概説　脊椎の画像の読影では運動機能評価とともにリスク管理の観点からも，特に脊髄と神経根の圧迫所見については注意深く観察する必要があります．具体的には椎間板や後縦靭帯，黄色靭帯などの膨隆や肥厚，脊柱管（クモ膜下腔）と椎間孔の狭小化，椎間不安定性については診断名にかかわらず読影すべき重要なポイントです（図1～8）．腰椎レベルでは筋を観察することも大切です．胸腰筋膜に包まれて腹筋群と連結することで筋・筋膜性コルセットを形成する多裂筋や最長筋，腸肋筋，腰方形筋，あるいは触診することができない大腰筋などについて，横断像で筋のボリュームを観察するとよいでしょう（図5～8）．また療法士としては脊柱アライメントが気になるところではありますが，CTとMRIでは臥位で撮影されていることを考慮する必要があります．

図1 矢状断像 正中レベル（T2強調画像）

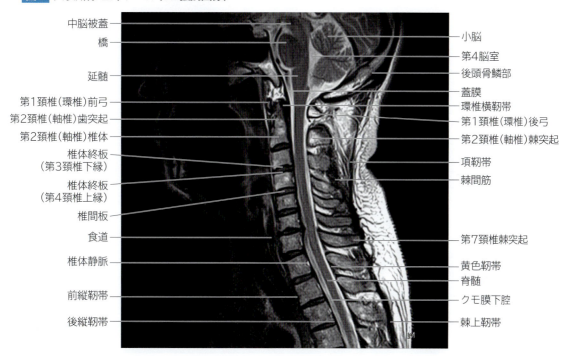

図2 矢状断像 傍正中レベル（T1強調画像）

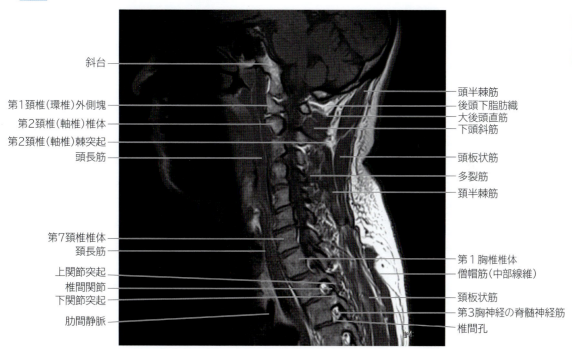

図3 横断像 第4頸椎レベル（T2強調画像）

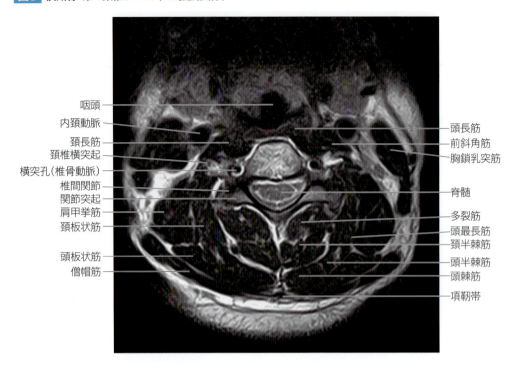

図4 横断像 第4/5頸椎椎間腔レベル（T2強調画像）

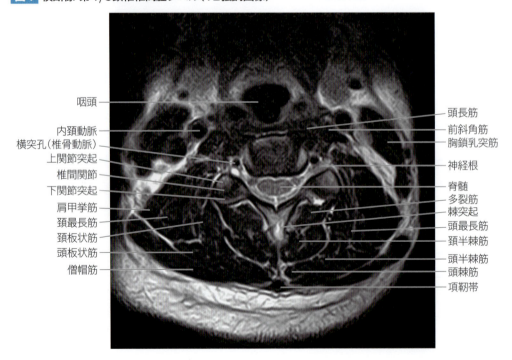

図5 矢状断像 腰椎傍正中レベル（T2強調画像）

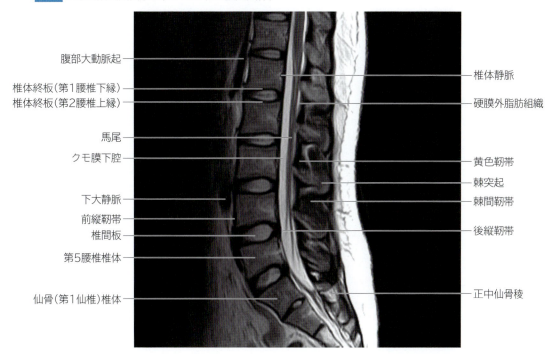

図6 矢状断像 腰椎椎間孔レベル（T2強調画像）

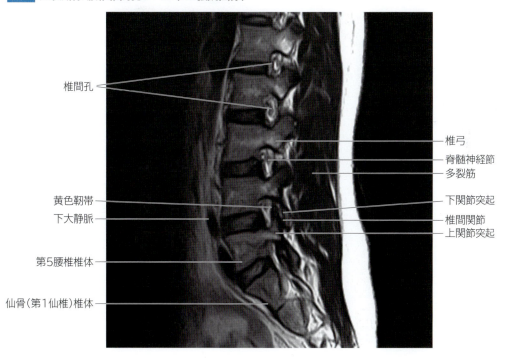

図7 横断像 第4腰椎レベル（T2強調画像）

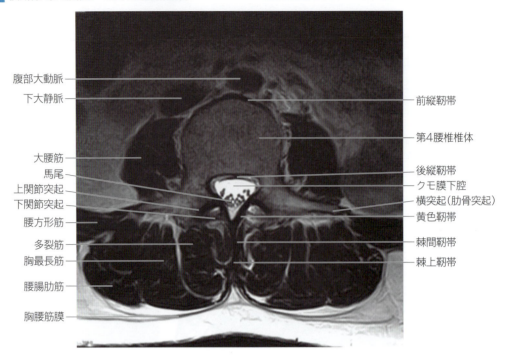

図8 横断像 第4/5腰椎レベル（T2強調画像）

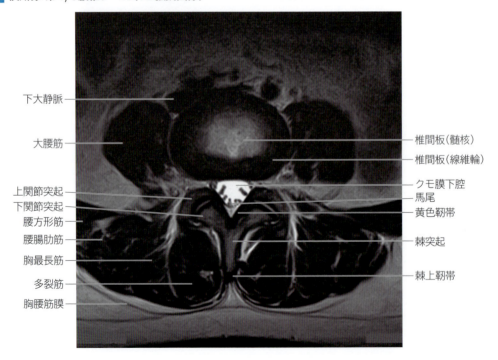

Ⅲ-2

正常画像を理解しよう
肩関節

KEYWORD 腱板，上腕二頭筋長頭腱，関節唇

読影のポイント

　肩関節の可動域制限とともに患者が疼痛を訴えているのならば，MRIには有用な情報が示されているはずです。疼痛を生じさせることの多い組織としては腱板や上腕二頭筋長頭腱，関節唇，あるいは腋窩神経などが挙げられます（図1～6）。腱板の観察は大結節までを完全に覆う低信号の連続性を観察します。損傷例では腱板の連続性が部分的に途絶し，損傷した部分に滑液が貯留してT2強調画像ではこれが高信号で示されます。外傷性腱板損傷例では筋損傷（肉ばなれ）を示唆する高信号が，T2強調画像で観察されることがあります。非外傷性腱板損傷例では肩峰下縁に骨棘が形成されていることがあり，損傷した腱板は高信号で示されますが，骨棘自体は低信号で描出されます。上腕二頭筋長頭腱は低信号で描出されますので，T2強調斜位冠状断像または横断像にて腫大や信号上昇の有無について観察します。関節唇は，正常であれば低信号の三角形で描出されますが（図4，5），損傷例では形の不整や高信号の亀裂が認められます。上方関節唇の観察では斜位冠状断像を，前・後方関節唇の観察では横断像が有用です。

図1 斜位冠状断（T1強調画像）

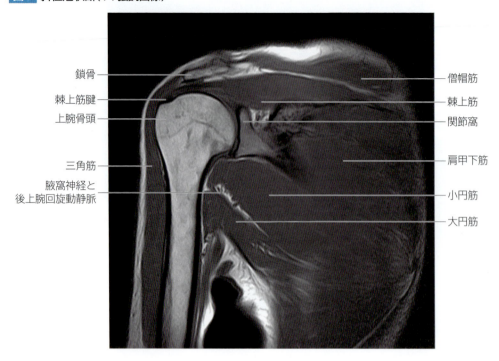

図2 斜位矢状断（T1強調画像）

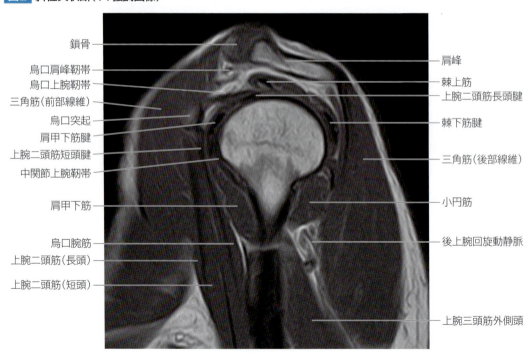

図3 斜位矢状断 腋窩レベル（T1強調画像）

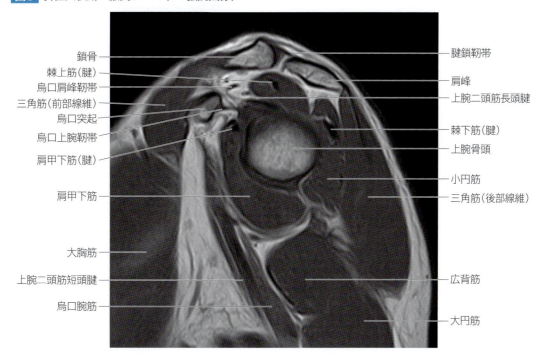

図4 横断像 烏口突起レベル（T1強調画像）

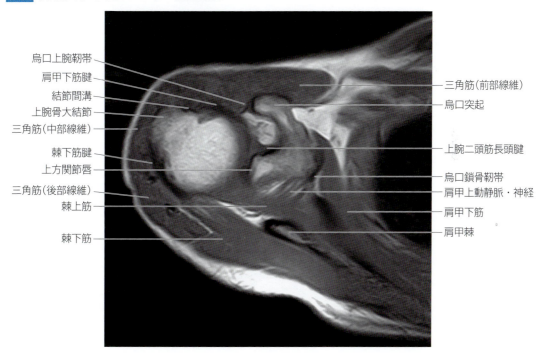

図5 横断像 上腕骨頭レベル（T1強調画像）

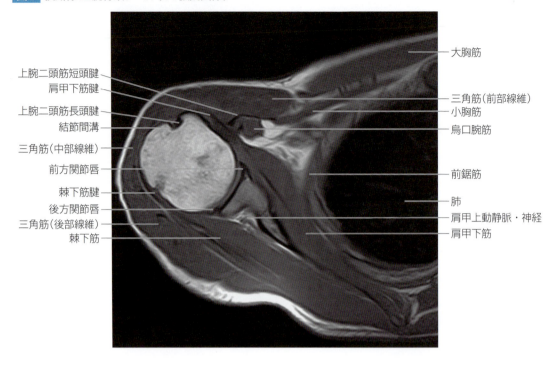

図6 横断像 腋窩レベル（T1強調画像）

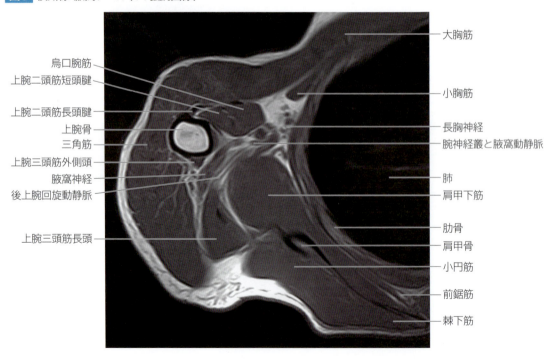

III-3

正常画像を理解しよう
肘関節

KEYWORD 内側側副靭帯，低信号の途絶，たわみ，信号上昇

読影のポイント

　X線写真を撮らずにMRI検査がオーダーされた場合，医師は骨症ではなく軟部組織の障害を疑っています。肘関節軟部組織の代表的な疾患としては内側側副靭帯損傷，内・外側上顆炎が挙げられます。特に内側側副靭帯損傷と内側上顆炎は内側側副靭帯と前腕屈筋共通腱の付着部が近いため，正確な読影が求められます。靭帯損傷を読影する際のポイントは，低信号の途絶，たわみ，信号上昇の3つです。転倒などの明確な受傷機転がある場合は内側側副靭帯損傷を，投球障害など慢性的ストレスによるものでは内側上顆炎をそれぞれ疑い，合併も想定して注意深く観察するとよいでしょう。肘関節の代表的な神経障害として肘部管症候群があります。これは横断像において，上腕骨内側上顆の背側にある尺骨神経溝を走行する尺骨神経の腫大や信号の上昇について観察します。いずれも肘関節内側の障害であるために鑑別を要しますが，診断は医師が下していますので，療法士は損傷の有無よりも重症度の把握に努め，その情報を運動療法やADL指導に活かしましょう。

　まずは，図1～4のMRI正常画像で画像解剖を理解しましょう。

図1 横断像（T1強調画像）

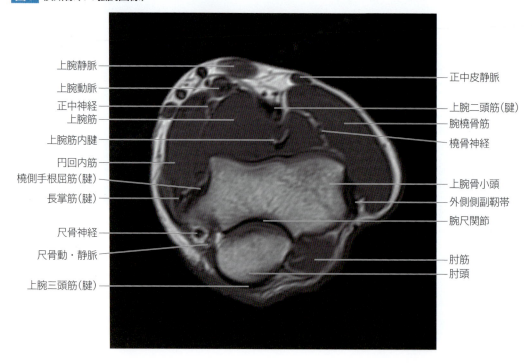

図2 冠状断像（T1強調画像）

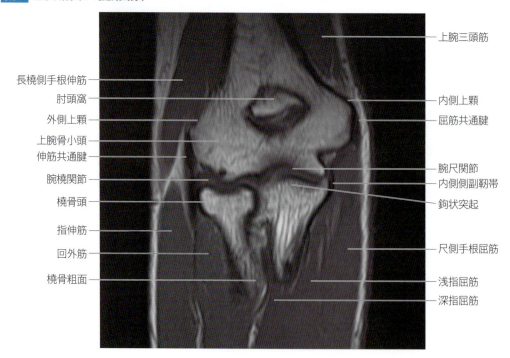

図3 冠状断像（T1強調画像）

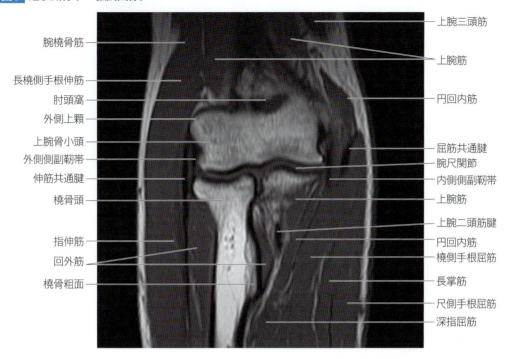

図4 矢状断像（T1強調画像）

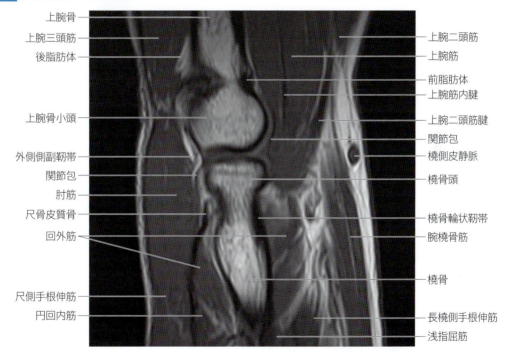

III-4

正常画像を理解しよう
手関節

KEYWORD ── 三角線維軟骨複合体（TFCC），正中神経，屈筋支帯

読影のポイント

　手関節のリハビリテーションといえば橈骨遠位端骨折ですが（図1に正常画像），MRIによって診断が下されることが比較的多いのは三角線維軟骨複合体（TFCC）損傷と手根管症候群ではないでしょうか。三角線維軟骨（TFC）は冠状断像で観察しやすく，T1強調画像とT2強調画像のいずれでも低信号で描出され，その形は三角形や蝶ネクタイのように映ります（図2）。TFCの不整や内部に高信号を認める場合は損傷が疑われます。手根管症候群は横断像で観察します。豆状骨レベルでは正中神経の腫大を，有鉤骨鉤レベルでは正中神経の扁平化と屈筋支帯の肥厚を観察するとよいでしょう。手根管内には9本の腱が走行します。最も橈側にあるのが長母指屈筋腱，深層に深指屈筋腱が4本並び，その表層に4本の浅指屈筋腱が重なります（図3，4）。正中神経はおおよそ長母指屈筋腱と浅指屈筋腱の間にあり，その大きさは正常であれば手根管内に見える屈筋腱と同等です。

図1 矢状断像 月状骨レベル（T1強調画像）

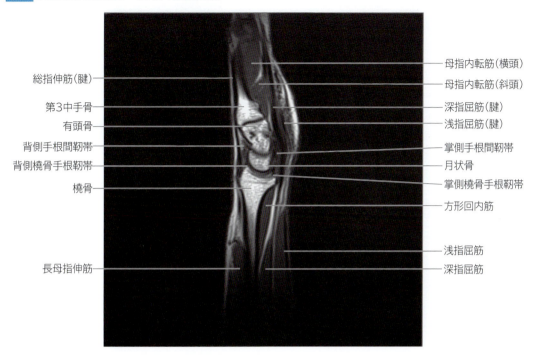

- 総指伸筋（腱）
- 第3中手骨
- 有頭骨
- 背側手根間靱帯
- 背側橈骨手根靱帯
- 橈骨
- 長母指伸筋
- 母指内転筋（横頭）
- 母指内転筋（斜頭）
- 深指屈筋（腱）
- 浅指屈筋（腱）
- 掌側手根間靱帯
- 月状骨
- 掌側橈骨手根靱帯
- 方形回内筋
- 浅指屈筋
- 深指屈筋

図2 冠状断像（T1強調画像）

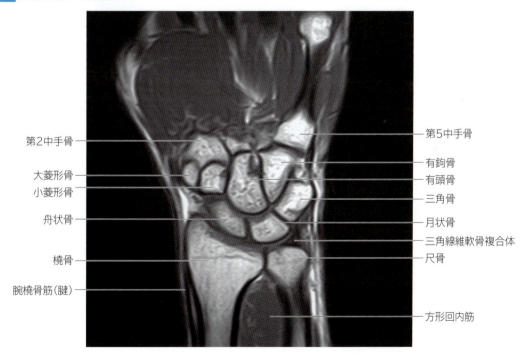

- 第2中手骨
- 大菱形骨
- 小菱形骨
- 舟状骨
- 橈骨
- 腕橈骨筋（腱）
- 第5中手骨
- 有鈎骨
- 有頭骨
- 三角骨
- 月状骨
- 三角線維軟骨複合体
- 尺骨
- 方形回内筋

図3 横断像 豆状骨レベル（T1強調画像）

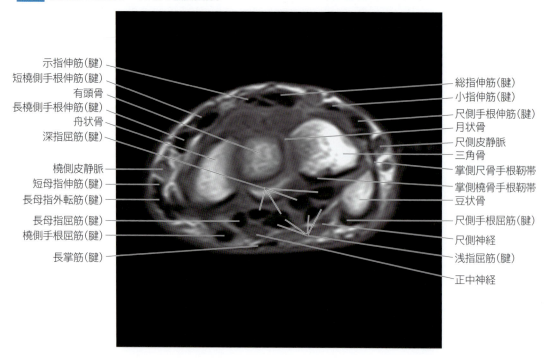

図4 横断像 有鉤骨鉤レベル（T1強調画像）

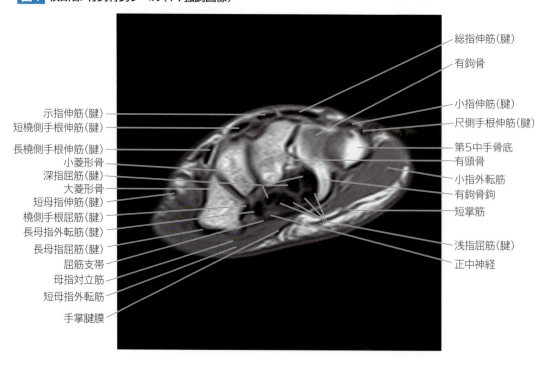

正常画像を理解しよう
股関節

KEYWORD ＿ 関節唇，関節唇下間隙，抗重力筋

読影のポイント

　股関節では最大屈曲時に生じる痛みや関節不安定性に関与する関節唇は必ず観察したいところです。関節唇は臼蓋の辺縁に存在します。冠状断像で上・下方関節唇を，横断像では前・後方関節唇を観察します（図1～3）。断裂の好発部位が前上方であることを覚えておきましょう。関節唇は線維軟骨なので正常であれば低信号の三角形で描出されます。損傷例では形の不整や高信号の亀裂が認められます。正常な関節唇でも関節唇下間隙が存在しますが，これを異常信号と誤らないように注意しましょう。関節唇下間隙は細く整った高信号で示されますが，損傷による亀裂は比較的太く不整な高信号として描出されます。両側の股関節を同時に観察できる冠状断像では筋の左右差を観察するとよいでしょう（図3）。抗重力筋（特に中殿筋などの外転筋群）のボリュームを比較することで，筋力と併せて普段の荷重量を推察することも可能です。

図1 横断像（T1強調画像）

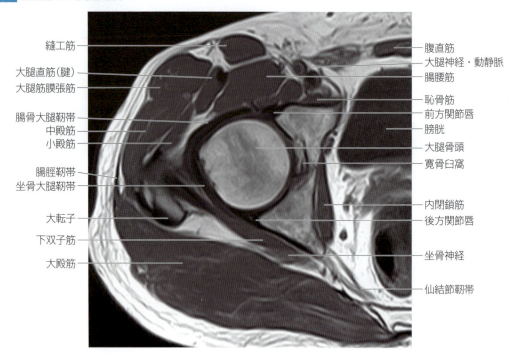

図2 横断像 大転子レベル（T1強調画像）

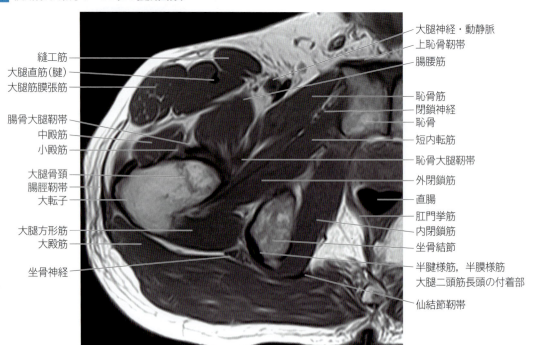

図3 冠状断像(T1強調画像)

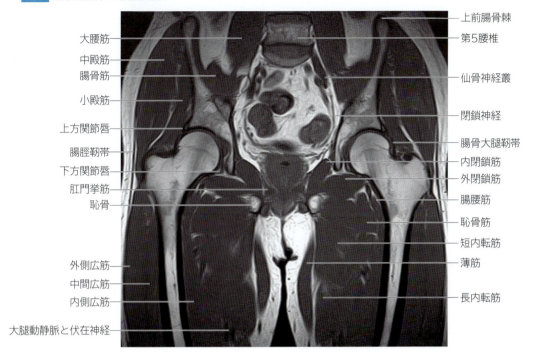

III-6

正常画像を理解しよう
膝関節

KEYWORD＿十字靭帯，骨挫傷，半月板

概説

　靭帯と半月板の観察は必須です．靭帯損傷を読影する際のポイントは，低信号の途絶，たわみ，信号上昇の3つです．十字靭帯は矢状断像にて比較的太い低信号として描出されます．冠状断像や横断像も併用して丁寧に観察しましょう（図1〜5）．前十字靭帯断裂（ACL）では断裂の多くが靭帯の中央付近で生じることを覚えておくとよいでしょう．断裂例ではACLの脛骨からの立ち上がりの角度が小さくなるのも特徴的です．ACLの断裂とともに，脛骨外側顆の後方および大腿骨外側顆での骨挫傷を合併することが少なくありません．骨挫傷はT1強調画像における骨髄内の低信号か，脂肪抑制画像における高信号で描出されます．側副靭帯の観察は冠状断像が適しています（図3，4）．低信号の途絶，たわみ，信号上昇の有無を観察しましょう．半月板は線維軟骨ですので正常であれば低信号で描出されます（図3，4，6）．高信号が関節面まで達しているものと，内部のみにとどまるものがあります．半月板は縦や横，水平，カーブ（バケツ柄）とさまざまな断裂形態があるため，必ず冠状断像と矢状断像を観察して断裂形態を三次元でイメージしましょう．

図1 横断像（T1強調画像）

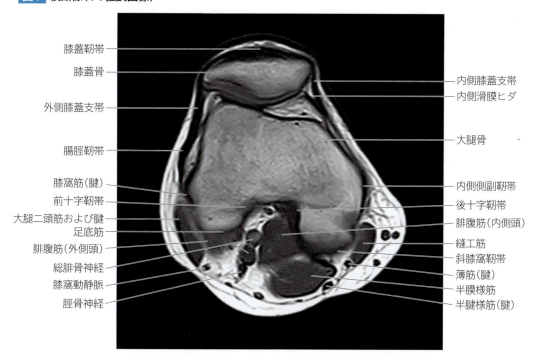

図2 横断像 膝蓋骨尖レベル（T1強調画像）

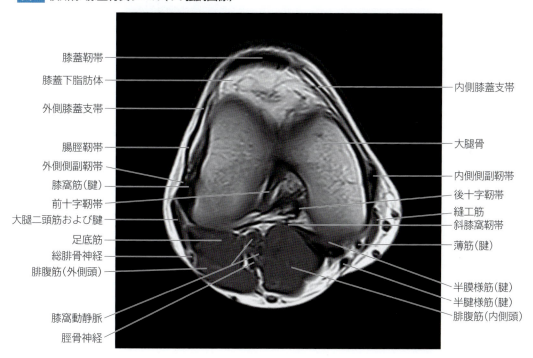

図3 冠状断像（T1強調画像）

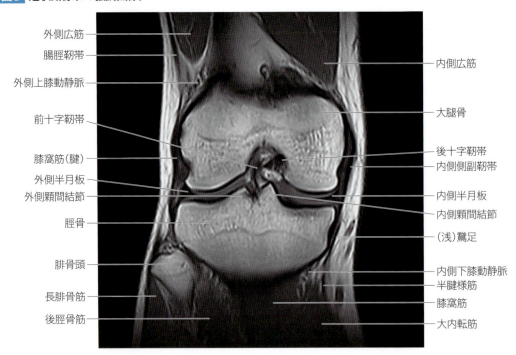

図4 冠状断像（T1強調画像）

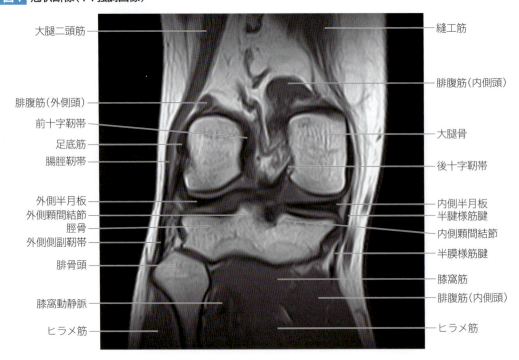

図5 矢状断像（T1強調画像）

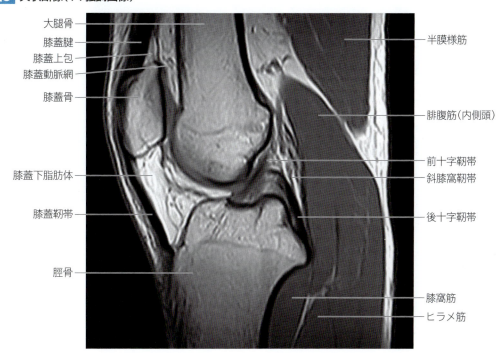

図6 矢状断像 内側顆レベル（T1強調画像）

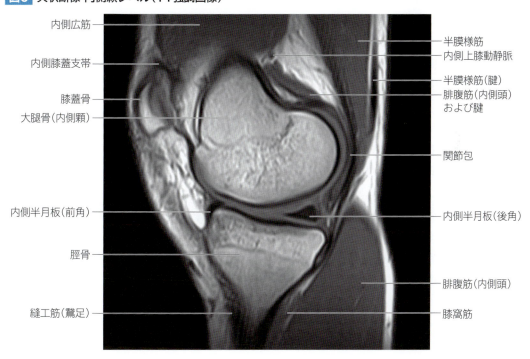

III-7

正常画像を理解しよう
足関節

KEYWORD ― 後脛骨筋腱，底側踵舟靭帯，前距腓靭帯，足底腱膜

概説

　足関節（足部）は構造が複雑であることから，MRIの読影には正確な解剖学的知識が必要です（図1～4）。内果骨折をはじめ，損傷が生じやすい足関節内側では内果の後方を腹側から後脛骨筋腱，長趾屈筋腱，長母趾屈筋腱が通過します。足関節内側縦アーチの保持に影響する後脛骨筋腱はまさにこの内果付近で変性をきたしやすいため，矢状断像（図2）で信号の変化を，横断像（図4）で腫大の有無を観察するとよいでしょう。内側縦アーチの低下に関しては，底側踵舟靭帯も併せて観察しておきたいポイントです。底側踵舟靭帯は載距突起が映る矢状断像で観察します。正確な走行を体表解剖で確認しておきましょう。足関節周囲の代表的な靭帯損傷である前距腓靭帯損傷は横断像で外果前方から距骨体部外側に向かう低信号の途絶，たわみ，信号上昇の有無を観察します。足底腱膜炎では矢状断像と冠状断像で，典型的とされる踵骨隆起周囲の高信号を観察します。アキレス腱炎は矢状断像での腱内の信号上昇と，横断像で腱の腫大を観察します。靭帯と腱はどんな種類の画像でも正常例では低信号で描出されることを覚えておきましょう。

図1 矢状断像(T1強調画像)

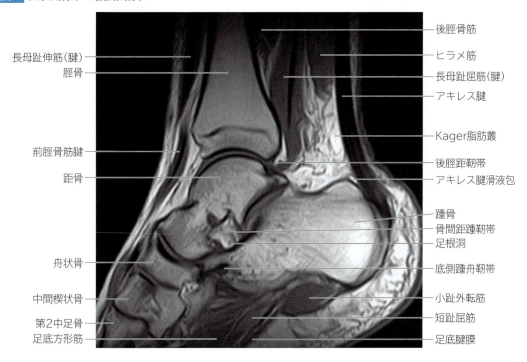

図2 矢状断像 内果レベル(T1強調画像)

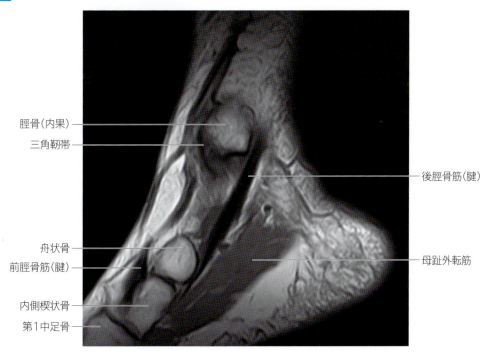

図3 冠状断像（T1強調画像）

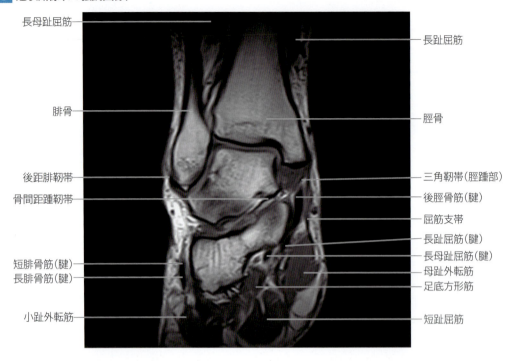

図4 横断像 距腿関節レベル（T1強調画像）

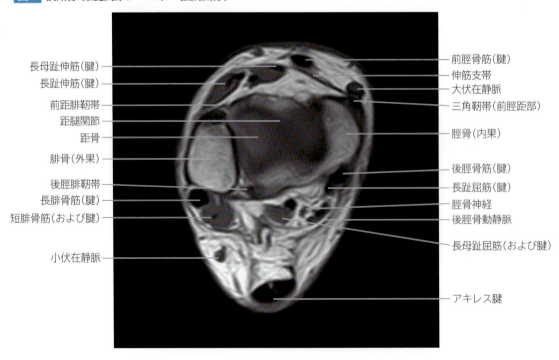

IV 運動機能障害を画像で読む

1. 脊椎
2. 肩関節
3. 肘関節
4. 手関節
5. 股関節
6. 膝関節
7. 足関節

Ⅳ-1 脊椎

環椎歯突起間距離から
環軸関節の不安定性
を読む

KEYWORD 環椎歯突起間距離，
外傷性頚部症候群，
関節リウマチ，
正中環軸関節不安定性

関連画像 X線写真

概説
　関節リウマチは非外傷性の環軸関節亜脱臼の代表的な疾患です。関節リウマチによる上位頚椎病変は環軸椎亜脱臼から発症し[1]，環椎が前方へ偏位して歯突起と環椎後弓で脊髄を圧迫されることで脊髄症が生じます（図1）。また300例に1例程度[2]とまれではありますが，外傷でも環軸関節亜脱臼が生じることがあります。
　画像ではC1-C2間の不安定性および環椎レベルでの脊髄症発症のリスクを把握することを目的に，X線画像・CTから環椎歯突起間距離を計測しましょう。

画像の種類
X線写真（頚椎側面像，中間位，前屈位，後屈位）

読影のポイント
・環椎前弓と歯突起の距離を計測します（図2）。
・成人の正常値は3 mm以下[3]
・環椎前弓と歯突起の間が5 mm以上であれば，歯突起周辺の靱帯が断裂していると疑ってよいでしょう。

図1 環椎レベルのCT横断像（正常）

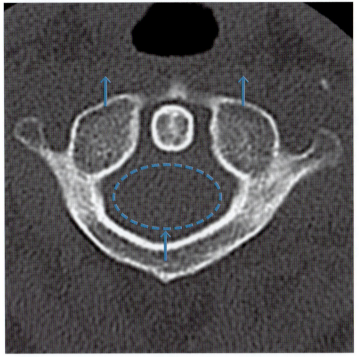

環椎が前方へ偏位すると（→），歯突起と環椎後弓で脊髄（⃝）を圧迫することになります。

図2 頚椎側面像（60歳代，女性）

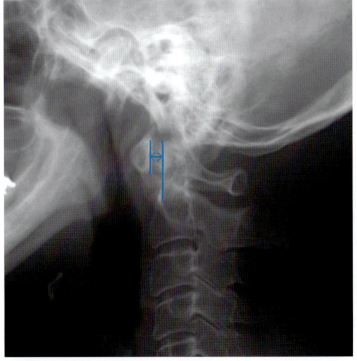

本症例の環椎歯突起間距離は4.5mmでした。

Check it out

- ☑ 不安定性が認められるならば，脊髄症のリスクを冒してまで環軸関節の可動域拡大を目指すべきではありません。

- ☑ ADL指導では頸部を回旋させたまま保持することなどに注意を促します（横にあるテレビを見続けるなど）。

- ☑ 枕の高さは環椎歯突起間距離に影響を与えないものの，関節リウマチ患者に対してSSS法（set-up for spinal sleep法）[▶14)]などにより調整された至適枕を使用することで，寝返り動作や症状の改善により熟睡感が得られます。

- ☑ 疼痛が持続すると頸椎椎間関節や頸椎前弯を支持している頸部深層屈筋群（頸長筋，頭長筋）は抑制され[5)]，表層筋（僧帽筋）においては筋血流量と持久力が低下します[6)]。

- ☑ 疼痛が持続すると末梢侵害受容器[7)]や侵害受容経路[8)]の感作により疼痛閾値が低下します。

▶1 SSS法（set-up for spinal sleep法）
睡眠姿勢を静的睡眠姿勢と動的睡眠姿勢の2つの観点で評価し，側臥位および仰臥位に適合する枕の調整方法。整形外科医である山田朱織氏により考案されました[4, 9, 10)]。

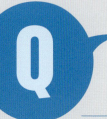

Q 正中環軸関節を安定させる靱帯にはどのようなものがありますか？

A

図3に正中環軸関節を安定させる靱帯を示します。

図3 正中環軸関節を安定させる靱帯群（後方から観察）

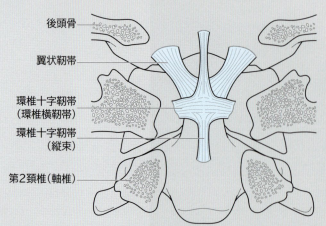

後頭骨
翼状靱帯
環椎十字靱帯（環椎横靱帯）
環椎十字靱帯（縦束）
第2頸椎（軸椎）

図に示す翼状靱帯，環椎十字靱帯（環椎横靱帯，縦束）に加え，後頭骨と歯突起先端をつなぐ歯尖靱帯（図では縦束に隠れる）も正中環軸関節を安定させます。またこれらの靱帯群を，後頭骨と第2～3頸椎椎体をつなぐ蓋膜が覆うことによりさらに強固に安定させます。蓋膜は後縦靱帯から続き幅広く硬い結合組織です。

文献

1) 藤原桂樹：自然経過からみた脊椎脊髄疾患の治療戦略 RA 頚椎病変の自然経過からみた治療戦略．脊椎脊髄ジャーナル，18(8)：859-864, 2005.
2) Bohlman HH: Acute fractures and dislocations of the cervical spine. An analysis of three hundred hospitalized patients and review of the literature. J Bone Joint Surg Am, 61(8)：1119-1142, 1979.
3) HINCK VC, et al: Measurement of the atlanto-dental interval in the adult. Am J Roentgenol Radium Ther Nucl Med, 84: 945-951, 1960.
4) 山田朱織："くび"の姿勢異常 頸の姿勢異常と枕．脊椎脊髄，21(12): 1233-1240, 2008.
5) Conley MS, et al: Noninvasive analysis of human neck muscle function. Spine (Phila Pa 1976), 20(13): 2505-2512, 1995.
6) Larsson SE, et al: Chronic pain after soft-tissue injury of the cervical spine: trapezius muscle blood flow and electromyography at static loads and fatigue. Pain, 57(2): 173-180, 1994.
7) Sterling M, et al: Sensory hypersensitivity occurs soon after whiplash injury and is associated with poor recovery. Pain, 104(3): 509-517, 2003.
8) Sheather-Reid RB, et al: Psychophysical evidence for a neuropathic component of chronic neck pain," Pain, 75(2-3): 341-347, 1998.
9) 山田 朱織，ほか：頚椎病変を有する関節リウマチに対する睡眠中の枕調節法．東日整災外会誌，18(4): 460-465, 2006.
10) 山田 朱織，ほか：円背者における枕の高さ調節による睡眠・頚椎症状改善の評価．東日整災外会誌，18(4): 466-471, 2006

IV-1 脊椎

脊髄余裕空間から頚髄症発症のリスクを読む

KEYWORD 脊髄余裕空間, 関節リウマチ, 正中環軸関節不安定性

関連画像 X線写真

概説
　リウマチなどによる環軸関節の不安定性により環椎が前方に偏位すると, 環椎歯突起間距離が広がるとともに歯突起と環椎後弓の距離 (脊髄余裕空間) が狭くなり, 脊髄症が発症します。
　画像ではC1-C2間の不安定性および環椎レベルでの脊髄症発症のリスクを把握することを目的に, X線写真から脊髄余裕空間を計測しましょう。

画像の種類
X線写真 (頚椎側面像, 中間位または前後屈位)

読影のポイント
・第2頚椎歯突起後縁と第1頚椎後弓前縁の間の距離 (脊髄余裕空間) を測ります (図1)。
・14 mm以下では脊髄症発症のリスクが高いです[1]。

図1 頚椎側面像（60歳代，女性）

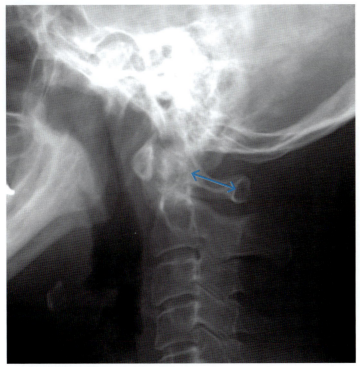

本症例の脊髄余裕空間は17.7 mmでした（正常）。

Check it out

- ☑ ハイリスク患者に対する可動域訓練についてはその方法や範囲を必ず医師と協議し，実施する際には極めて慎重に行います。

- ☑ リハビリテーション実施前には必ず環軸関節の不安定性を把握しておきます。

- ☑ 運動療法では，特に正中環軸関節の主な機能である回旋運動に関しては可動域訓練の実施そのものを慎重に判断しなければなりません。

- ☑ ADL指導では，環軸関節の主な機能である頚部の回旋を多用する活動や生活環境の評価と改善を実施します。

文献

1) Oda T, et al: Diagnostic validity of space available for the spinal cord at C1 level for cervical myelopathy in patients with rheumatoid arthritis. Spine (Phila Pa 1976), 34(13): 1395-1398, 2009.

IV-1 脊椎

有効脊柱管前後径から脊髄症発症のリスクを読む

KEYWORD 有効脊柱管前後径, 後縦靭帯骨化症

関連画像 X線写真

概説

後縦靭帯骨化症では後縦靭帯の骨化により脊髄が圧迫されて神経症状が生じます。脊髄症の発症・進行はADLの低下のみならず，QOLを著しく低下させることにもつながります。

画像では脊髄の圧迫による脊髄症発症のリスクを把握することを目的に，X線写真から有効脊柱管前後径を計測しましょう。

画像の種類

X線写真（頸椎側面像）

読影のポイント

・骨化した靭帯は高吸収域として描出されます（図2）。
・本来の脊柱管前後径から肥厚した靭帯の厚さを引いた値を有効脊柱管前後径として計測します（図1，2）。
・柳[1]は有効脊柱管前後径が平均8.2mmを，宮坂[2]は8mmをそれぞれ下回ると脊髄症が発症すると報告していますが，後縦靭帯骨化症診療ガイドライン（2011）[3]では撮像条件による誤差や動的因子の関与もあるために一律に8mm以下で発症するとはいえないとしています。ただし，6mm以下では全例に脊髄症が発症します[4]。

- 脊柱管前後径に対する後縦靱帯骨化の厚さの百分率を後縦靱帯骨化の占拠率(図1, 2)といいます。この占有率が50%を超えると脊髄症発症のリスクが高く[3]、60%を超える患者では全例に脊髄症が発症します[5]。
- 脊髄症が全例で発症する「**6mm**」と「**60%**」の値を必ず覚えておきましょう。
- 無症候の日本人(成人)の脊柱管前後径をp.88表1に示します。

図1 後縦靱帯骨化症のX線計測

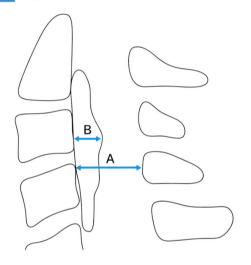

A：脊柱管前後径
B：骨化巣前後径
有効脊柱管前後径＝A－B
脊柱管狭窄率＝(B/A)×100(%)

図2 後縦靱帯骨化症(70歳代, 女性)

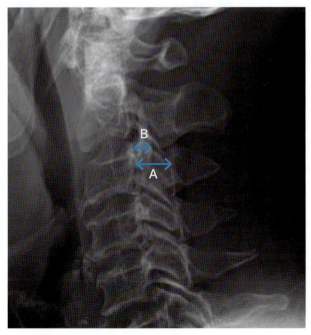

A：脊柱管前後径＝14.50 mm
B：骨化巣前後径＝6.77 mm
有効脊柱管前後径＝A－B＝7.73 mm
脊柱管狭窄率＝(B／A)×100(%)＝46.6%

Check it out

- ☑ 多くの場合，診断基準の臨床症状要件にも含まれる頚椎可動域制限が生じますが，靱帯への伸張刺激が骨化の誘因という報告[6]もあるため，可動域訓練は愛護的に実施します。

- ☑ 頚椎伸展運動では脊柱管前後径が狭くなる（動的圧迫）ため，頚椎可動域訓練は安易に実施せずに必ず医師の指示を仰ぎます。

- ☑ 後縦靱帯骨化症は全身の靱帯組織に影響を与えるため，四肢の可動域が減じることもあります。そのために頚部のみならず四肢の関節拘縮に伴う関節・筋肉痛やenthesis[▶1]による腱・靱帯の痛みも生じやすいです。

- ☑ 軽微な外傷（転倒）で麻痺の発生や憎悪をきたす[7]ことがあるため，転倒を予防するための運動療法や環境整備を実施します。

- ☑ 後縦靱帯骨化症の患者は全身が骨化傾向にある[6, 8]ともいわれていることから，運動療法では転倒に直結する下肢（特に足関節背屈）の可動域の維持・拡大に努める必要があります。

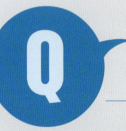

Q 脊柱管前後径とは具体的にどこからどこまでの距離を計測するのですか？

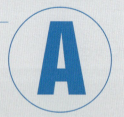

A 頚椎椎体後縁の中央部と，それと平行な棘突起基部の前縁を通る線の距離です。p.88の図1を参照のこと。

▶1 enthesis
エンテーシス。腱や靱帯の骨への付着部を指します[9]。同部での障害をenthesopathy（エンソパチー：腱・靱帯付着部症）とよび[10]，原因の多くはenthesisへの力学的ストレスとされています。

文献

1) 柳 務：頚椎後縦靱帯骨化の臨床とレ線所見に関する研究．脳と神経．22(8): 909-921, 1970.
2) 宮坂 斉：頚椎後縦靱帯骨化の病態に関する考察．臨整外，10(12): 1091-1096, 1975.
3) 日本整形外科学会，ほか監：頚椎後縦靱帯骨化症診療ガイドライン 2011, 南江堂, 2011.
4) Matsunaga S, et al: Pathogenesis of myelopathy in patients with ossification of the posterior longitudinal ligament. J Neurosurg, 96(2 Suppl): 168-172, 2002.
5) Matsunaga S, et al: Radiographic predictors for the development of myelopathy in patients with ossification of the posterior longitudinal ligament: a multicenter cohort study. Spine (Phila Pa 1976), 33(24): 2648-2650, 2008.
6) 丹野雅彦，ほか：骨形成（骨吸収）因子 後縦靱帯骨化症の骨化の発生・進展におけるメカニカルストレスの影響．厚生労働省特定疾患対策研究／脊柱靱帯骨化症に関する調査研究 平成12年度研究報告書, p. 64-68, 2001.
7) 河合伸也，ほか：後縦靱帯骨化症 臨床所見．骨・関節・靱帯，3(6): 567-572, 1990.
8) 和田光司，ほか：〔脊柱管内靱帯骨化の病態と治療〕頚椎後縦靱帯骨化症患者における全身靱帯骨化所見のX線学的検討．臨整外，23(4): 489-494, 1988.
9) 篠原靖司，ほか：Enthesis の組織構造と enthesis organ concept. 日整会誌，84(9): 553-561, 2010.
10) 熊井 司，ほか：現場での対応・診断基準 けん・靱帯付着部障害の病態と治療法の選択．整形・災害外科，48(5): 527-538, 2005.

IV-1 脊椎
脊柱管前後径から発育性脊柱管狭窄症の静的脊髄圧迫因子を読む

KEYWORD 脊柱管前後径，頚部脊柱管狭窄症

関連画像 X線写真

概説
頚部脊柱管狭窄症では，頚椎の不安定性や運動などの動的因子による脊髄圧迫に注意するとともに，静的因子である発育性脊柱管狭窄の有無を把握することも重要です。
画像では脊髄の圧迫による脊髄症発症のリスクを把握することを目的に，X線写真から静的脊髄圧迫因子である脊柱管前後径を計測しましょう。

画像の種類
X線写真（頚椎側面像，中間位）

読影のポイント
・頚椎椎体後縁の中央部と，それと平行な棘突起基部の前縁を通る線の距離を計測します[1]（図1）。
・13mm以上を正常値とし，12mm以下の場合に発育性脊柱管狭窄ありとします[1]。
・10～13mmでは脊髄症のリスクが高いです[2]。
・13mm以下では椎間板変性のリスクが高いです[3]。
・無症候の日本人（成人）の脊柱管前後径を（表1）[1]に示します。

図1 脊柱管前後径

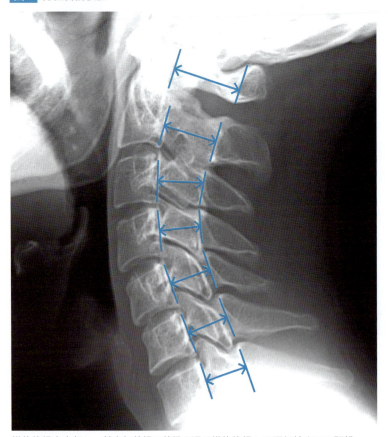

椎体後縁中央部と，棘突起前縁の前縁を通り椎体後縁との平行線までの距離。

表1 無症候の日本人成人の頚椎脊柱管前後径の平均値

	男性	女性
C1	22.7 ± 2.3	21.0 ± 2.2
C2	19.8 ± 1.8	18.1 ± 1.6
C3	17.5 ± 1.4	16.5 ± 1.5
C4	16.8 ± 1.5	15.9 ± 1.4
C5	16.8 ± 1.4	16.0 ± 1.4
C6	16.9 ± 1.4	16.1 ± 1.3
C7	17.0 ± 1.4	16.1 ± 1.2

平均＋標準偏差（mm）

正常値は13mm以上が正常で12 mm以下の場合に発育性脊柱管狭窄ありとされます。（文献1より引用）

Check it out

- ☑ 除圧術後の経過は，手術前の脊柱管が狭いほど経過が悪いです[4]。

- ☑ 頚椎の脊柱管前後径は屈伸中間位で最も広く，前屈または後屈では椎間板の膨隆と黄色靭帯のたわみにより狭くなります[5]。

- ☑ ADL指導では，高いところを見上げて（頚椎を伸展させて）行う作業について評価して，適切な指導・環境設定を実施します。

- ☑ 胸椎の後弯は頚椎の前弯を増強させやすいため，胸椎に対する治療を積極的に取り入れます。

文献

1) 肥後 勝：頚部脊柱管狭窄症の頚部脊柱管前後径に関するX線学的検討. 日整会誌, 61: 455-465, 1987.
2) Edwards WC, et al: The developmental segmental sagittal diameter of the cervical spinal canal in patients with cervical spondylosis. Spine (Phila Pa 1976), 8(1): 20-27, 1983.
3) Morishita Y, et al: The relationship between the cervical spinal canal diameter and the pathological changes in the cervical spine. Eur Spine J, 18(6): 877-883, 2009.
4) Okada Y, et al: Morphologic analysis of the cervical spinal cord, dural tube, and spinal canal by magnetic resonance imaging in normal adults and patients with cervical spondylotic myelopathy. Spine (Phila Pa 1976), 19(20): 2331-2335, 1994.
5) Zhang L, et al: Preoperative evaluation of the cervical spondylotic myelopathy with flexion-extension magnetic resonance imaging: about a prospective study of fifty patients. Spine (Phila Pa 1976), 36(17): 1134-1139, 2011.

Ⅳ-1 脊椎

C1/C7可動域から脊髄症発症の動的脊髄圧迫因子を読む

KEYWORD C1/C7可動域，後縦靱帯骨化症

関連画像 X線写真

概説

後縦靱帯骨化症の脊髄症発症には，骨化した靱帯による静的圧迫因子のみならず，頚椎前弯による動的圧迫因子も関与します。

画像では脊髄の圧迫による脊髄症発症のリスクを把握することを目的に，X線写真から動的脊髄圧迫因子であるC1/C7可動域を計測しましょう。

画像の種類

X線写真（頚椎側面像）

読影のポイント

・第1頚椎下縁と第7頚椎下縁のなす角度を計測します（図1）。
・Matsunagaら[1]の報告では，非脊髄症群のC1/C7可動域が36.5±15.9°であるのに対して脊髄症群は75.6±18.3°であり，脊髄症発症には動的圧迫因子が関与することを示しています。

図1 C1/C7可動域

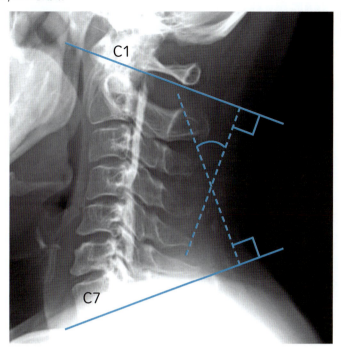

第1頚椎下縁と第7頚椎下縁のなす角度を計測します。

Check it out

- ☑ 脊髄症群は非脊髄症群と比べて頚椎の可動域が大きい[2]ため，頚椎の関節可動域運動の実施については慎重に判断する必要があります。

- ☑ 手術適応となるC1/C7可動域35°以上[3]の患者を重度と分類し，保存療法におけるリハビリテーションではきたるべき手術に備えて残存機能の維持・改善に努めます。

- ☑ C1/C7可動域が35°未満であれば軽度と分類し，諸々の機能の改善も試みつつ，悪化（症状増悪）の予防を機能，活動，環境などの幅広い視点から徹底します。

- ☑ ただし，実際の症状の度合いはC1/C7可動域だけでは重症度は決定できないため，有効脊柱管前後径や臨床症状なども含めて総合的に判断し，それぞれの重症度に合った適切なリハビリテーションが設定されるべきです。

文献

1) Matsunaga S, et al: Clinical course of patients with ossification of the posterior longitudinal ligament: a minimum 10-year cohort study. J Neurosurg, 100(3 Suppl Spine): 245-248, 2004.
2) Matsunaga S, et al: Radiographic predictors for the development of myelopathy in patients with ossification of the posterior longitudinal ligament: a multicenter cohort study. Spine (Phila Pa 1976), 33(24): 2648-2650, 2008.
3) Mochizuki M, et al: Cervical myelopathy in patients with ossification of the posterior longitudinal ligament. J Neurosurg Spine, 10(2): 122-128, 2009.

IV-1 脊椎

body to lamina distanceから頚椎症性頚髄症の動的脊髄圧迫因子を読む

KEYWORD body to lamina distance, 頚椎症性脊髄症

関連画像 X線写真

概説

頚椎症性脊髄症の発症には静的因子（頚椎の発育性脊柱管狭窄や骨棘形成，椎間板狭小と後方膨隆）と動的因子（頚椎の前後屈不安定性や軽微な外傷）が影響を及ぼします[1]。静的因子の存在に加え，動的因子である不安定性により頚椎後屈時に椎体が後方へすべり，黄色靭帯が弛緩して前方に膨隆することで脊髄が前後から圧迫されて脊髄症状が出現します (pincers mechanism▶1)[2]。

画像では椎間の不安定性を把握することを目的に，X線写真から動的脊髄圧迫因子であるbody to lamina distanceを計測しましょう。

▶1 pincers mechanism
頚椎後屈時に椎体下縁とその下の椎弓上縁の間で脊髄が動的に圧迫される現象です[2]。椎体間に不安定性があると生じやすくなります。

画像の種類

X線写真（頚椎側面像，後屈位）

読影のポイント

- **後屈位頚椎側面像**で，**上位椎体後下角と下位椎体椎弓先端**の距離を計測します（body to lamina distance）（図1）。
- 正常値は13mm以上で12mm以下の場合は脊髄圧迫の動的因子とされます[3]。

図1 body to lamina distance

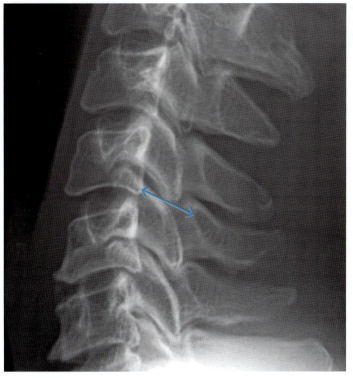

後屈位頚椎側面像で上位椎体後下角と下位椎体椎弓先端の距離を計測します。

Check it out

- ☑ 高齢者では障害高位がC3/4とC4/5の比較的高位での発症が多いです[1]。

- ☑ 中下位頚椎の可動性が骨棘形成などにより低下することに伴い，発症の多い上位頚椎には不安定性が生じることになります[4]。

- ☑ 保存療法の主眼は，頚椎による動的圧迫の排除です[5]。

- ☑ 運動療法では，特に頚椎の後屈運動には注意を促し，正しく行えるまでは理学療法士の監視下でのみ行ってもらいます。

- ☑ 胸腰椎の後弯は頚椎の前弯を誘発しやすいため，円背を伴う患者には杖などの補助具の使用を積極的に試みます。

- ☑ 睡眠時には寝返りにより不適切な肢位となる可能性があるため，睡眠時にカラーの装着を検討してもよいでしょう[6]。

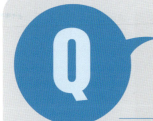 **なぜ「ひとつ下位」の椎弓なのですか？**

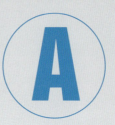 後屈位で最も椎体に近づき**脊柱管を狭める**のはひとつ下位の椎弓となるからです。言うまでもなく同じレベルの椎弓先端との距離は変わりません。

文献

1) 日本整形外科学会, ほか監：頚椎症性脊髄症診療ガイドライン 2015, 改定第 2 版, 南江堂, 2015.
2) Penning L: Some aspects of plain radiography of the cervical spine in chronic myelopathy. Neurology, 12(8): 513-519, 1962.
3) Shoda E, et al: Developmental and dynamic canal stenosis as radiologic factors affecting surgical results of anterior cervical fusion for myelopathy. Spine (Phila Pa 1976), 24(14): 1421-1424, 1999.
4) 大和田哲雄：高齢者の頚髄症 - その病態と手術成績. NEW MOOK 整形外科, 6：223-229, 1999.
5) 関 寛之, ほか：頚椎症の保存的治療. 整形外科 MOOK, 6: 169-179, 1979.
6) 福武敏夫：頚椎症に対する保存療法 特に夜間カラー療法について. 脊椎脊髄, 15(6): 543-546, 2002.

IV-1 脊椎

脊髄の前後径/横径の比率から頚椎症性頚髄症（手術例）の予後を読む

KEYWORD ＿ 頚椎症性脊髄症，術後

関連画像 ＿ MRI

概説

頚椎症は中高齢者に多くみられます。高齢者（65歳以上）ではC3/4，C4/5に好発します。高齢者は罹患期間が比較的長く，術前に重症例が多いことから手術成績も若年者より劣る傾向にあります。なかでも除圧術前の脊柱管の横断面積が狭いほど除圧術後の経過が悪い[1]とされています。

画像では頚椎症性脊髄症の術後の予後を予測することを目的に，MRIから脊髄の前後径/横径の比率を計測しましょう。

画像の種類

MRI（T1強調画像，頚椎横断像）

読影のポイント

・脊髄の前後径と横径を計測し，前後径/横径×100でその比率（％）を求めます（図1，2）。
・除圧術前のT1強調横断像で脊髄の前後径/横径の比率が40％以上であれば予後は良好ですが，10％以下だと術後の改善は得られにくくなります[2]。

図1 MRI（T1強調画像），頚椎横断像
（70歳代，男性）

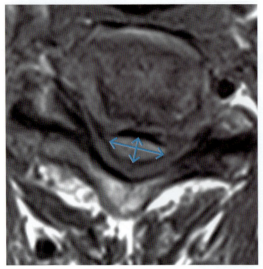

前後径（4.61mm）/横径（11.79mm），比率は39.1%

図2 MRI（T1強調画像），頚椎横断像
（60歳代，女性）

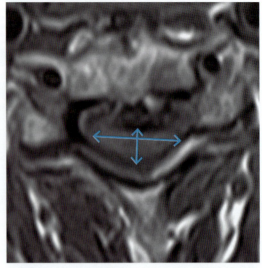

前後径（4.98mm）/横径（17.77mm），比率は28.0%

Check it out

- ☑ 除圧術前の脊髄の横断面積が狭く，特に圧迫部位においてT1強調画像で脊髄内に低信号を示す症例ほど，除圧術後の脊髄形態の復元が悪く経過が不良になります[3,4]。

- ☑ 除圧術により必ずしも神経症状が解消されるわけではありません。除圧することにより，今後の悪化を予防し経過を安定させることが手術の目的となることもあります。

- ☑ 罹患期間と重症度から術後の予後が予測できます。高齢者では術前のJOA scoreが8点前後[5]，罹患期間が18カ月以上[6]であるほど手術の効果は期待できないため，予後予測では画像と併せてJOA scoreと罹患期間も重要なポイントとなります。

JOA score：Japanese Orthopaedic Association score。日本整形外科学会腰痛疾患治療判定基準。

文献

1) Okada Y, et al: Morphologic analysis of the cervical spinal cord, dural tube, and spinal canal by magnetic resonance imaging in normal adults and patients with cervical spondylotic myelopathy. Spine (Phila Pa 1976), 19(20): 2331-2335, 1994.
2) Bucciero A, et al: Cord diameters and their significance in prognostication and decisions about management of cervical spondylotic myelopathy. J Neurosurg Sci, 37(4): 223-228, 1993.
3) Uchida K, et al: High-resolution magnetic resonance imaging and 18FDG-PET findings of the cervical spinal cord before and after decompressive surgery in patients with compressive myelopathy. Spine (Phila Pa 1976), 34(11): 1185-1191, 2009.
4) Uchida K, et al: Multivariate analysis of the neurological outcome of surgery for cervical compressive myelopathy. J Orthop Sci, 10(6): 564-573, 2005.
5) 田口敏彦，ほか：高齢者頚椎症性脊髄症の手術的治療―手術治療選択のタイミング．臨整外，37(4): 409-413, 2002.
6) Wang YL, et al: The prognosis of patients with cervical spondylotic myelopathy, Kaohsiung J Med Sci, 13(7): 425-431, 1997.

IV-1 脊椎
C2/C7椎体角から頚部痛発症のリスクを読む

KEYWORD 頚部痛, 頚椎症, C2/C7椎体角

関連画像 X線写真

概説

頚椎の生理的前弯は頭部を直接支持するための重要な機能といえます。X線写真で異常を示す患者が必ずしも症状を引き起こすというわけではありませんが[1]，頚椎前弯角が平均値より小さい群は頚部痛を有する傾向にあります[2]。

画像では頚部痛と関連する頚椎前弯の程度を定量的に把握することを目的に，X線写真からC2/C7椎体角を計測しましょう。

画像の種類

X線写真（頚椎側面像）

読影のポイント

・第2頚椎椎体後縁と第7頚椎椎体後縁のなす角度を計測します（図1）。
・C2/C7椎体角の正常値を表1に示します。

図1 C2/C7椎体角

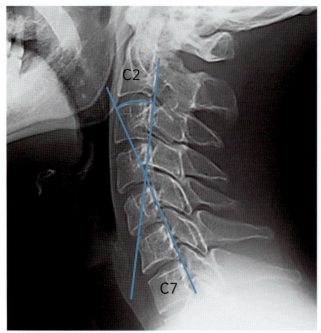

第2頸椎椎体後縁と第7頸椎椎体後縁のなす角度を計測します。

表1 C2/C7椎体角の正常値

年齢	正常値 男性	正常値 女性
20〜25歳	16±16	15±10
30〜35歳	21±14	16±16
40〜45歳	27±14	23±17
50〜55歳	22±15	25±11
60〜65歳	22±13	25±16

平均＋標準偏差(°)

Check it out

- ☑ 頸部痛の頻度は慢性疼痛の20.3％を占めますが[3]，8割近い患者が3カ月の保存療法で改善できます[4]。

- ☑ リハビリテーションでは徒手的アプローチ（関節モビライゼーションなど）より先に，頸部への負担を減弱させることを目的に，まずは職場やADL場面における適切な環境設定や負担の少ない作業・動作の指導を徹底します。

- ☑ 頸部痛を有するC2/C7椎体角が小さい症例では荷重部位の評価を優先的に進めます。特に患者が示す疼痛部位は重要な情報であり，筆者はその部位から疼痛の原因部位を3つに分けています（図2）。

図2 患者が示す疼痛部位と考えられる原因部位とその対応

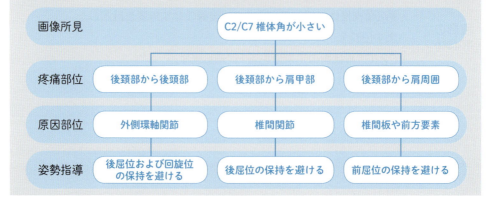

- ☑ 椎間板や前方要素が原因と思われる場合には持続的な前屈位を控えてもらいます。
- ☑ 外側環軸関節および椎間関節が原因と思われる場合には，荷重とともに仕事やADLでの持続的な後屈位を控える指導が必要となります。外側環軸関節の場合には長時間の回旋位保持も控えてもらいます。
- ☑ C2/C7椎体角が大きくなることで，脊柱管・椎間孔の狭小化による神経症状増悪のリスクが増幅するため，頚椎アライメントの是正については神経症状（脊髄症，神経根症）がみられない場合のみ検討します。

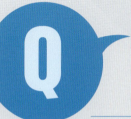

神経が分布しない椎間板がなぜ疼痛の原因となるのですか？

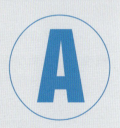

　正常な椎間板に神経は分布しませんが，外傷や加齢によって変性した椎間板には，線維輪に分布している神経が発芽して椎間板内部に疼痛の伝達を担う小径線維が進入している[5, 6]ことが明らかにされています。椎間板に分布する洞脊椎神経からの求心性インパルスが反射弓を介して肩甲帯部の筋スパズムを誘発し，これが局所の関連痛となります[7]。同様に腰椎でも椎間板の疼痛への関与を想定する必要があります（慢性椎間板性腰痛）[8, 9]。

文献

1) Gore DR, et al: Roentgenographic findings of the cervical spine in asymptomatic people. Spine (Phila Pa 1976), 11(6): 521-524, 1986.
2) Harrison DD, et al: Modeling of the sagittal cervical spine as a method to discriminate hypolordosis: results of elliptical and circular modeling in 72 asymptomatic subjects, 52 acute neck pain subjects, and 70 chronic neck pain subjects. Spine (Phila Pa 1976), 29(22): 2485-2492, 2004.
3) 服部政治，ほか：日本における慢性疼痛を保有する患者に関する大規模調査. ペインクリニック, 30: S3-14, 2009.
4) DePalma AF, et al: Study of the cervical syndrome. CLIN ORTHOP REL RES, 38: 135-142, 1965.
5) Ozawa T, et al, et al: The degenerated lumbar intervertebral disc is innervated primarily by peptide-containing sensory nerve fibers in humans. Spine (Phila Pa 1976), 31(21): 2418-2422, 2006.
6) Ozawa T, et al, et al: The dorsal portion of the lumbar intervertebral disc is innervated primarily by small peptide-containing dorsal root ganglion neurons in rats. Neurosci Lett, 344(1): 65-67, 2003.
7) Cloward RB, et al: Cervical diskography; technique, indications and use in diagnosis of ruptured cervical disks. Am J Roentgenol Radium Ther Nucl Med, 79(4): 563-574, 1958.
8) Shinohara H: Lumbar disc lesion, with special reference to the histological significance of nerve endings of the lumbar discs. Nihon Seikeigeka Gakkai Zasshi, 44(8): 553-570, 1970.
9) Burke JG, et al: Intervertebral discs which cause low back pain secrete high levels of proinflammatory mediators. J Bone Joint Surg Br, 84(2): 196-201, 2002.

Ⅳ-1 脊椎

X線写真側面像から頚椎の矢状面アライメントを分類する

KEYWORD 頚椎アライメント分類

関連画像 X線写真

概説　脊柱には4つの弯曲が存在し，これによってバネのように長軸方向の圧力への抵抗を増加させます．リハビリテーション分野でも取り上げられることの多い脊柱アライメントですが，その基準については統一されているとはいえません．
　画像から正確に頚椎の矢状面アライメントを分類することを目的に，X線写真から第2頚椎と第7頚椎を基準とする頚椎アライメントの分類について理解しておきましょう．

画像の種類　X線写真（頚椎側面像）

読影のポイント
・第3〜6頚椎の各椎体後縁と，第2頚椎と第7頚椎椎体後縁を結ぶ線との距離により分類[1]（図1）．

100

図1 頚椎のアライメントの分類

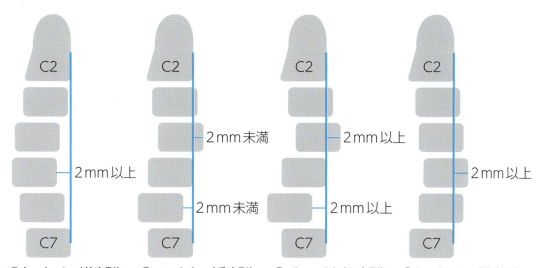

① lordosis（前弯型）　② straight（垂直型）　③ sigmoid（S字型）　④ kyphosis（後弯型）

①lordosis（前弯型）：第3～6頚椎椎体後縁が，第2頚椎と第7頚椎椎体後縁を結ぶ線よりも前方に位置して，かつそのうちの1つが2mm以上
②straight（垂直型）：第3～6頚椎すべての椎体後縁が，第2頚椎と第7頚椎椎体後縁を結ぶ線から2mm未満
③sigmoid（S字型）：第3～6頚椎椎体後縁が，第2頚椎と第7頚椎椎体後縁を結ぶ線よりも前方と後方に位置して，かつ前後方でそのうちの1つが2mm以上
④kyphosis（後弯型）：第3～6頚椎椎体後縁が，第2頚椎と第7頚椎椎体後縁を結ぶ線よりも後方に位置して，かつそのうちの1つが2mm以上

Check it out

- ☑ 頚部症状の原因が必ずしも頚椎の矢状面アライメントに起因するとは限りません[2]。

- ☑ 単純に正常アライメントを目指すのではなく，全脊柱はもちろん下肢も含めたその患者の全身アライメントを観察したうえで適切なアプローチを検討しましょう。

- ☑ X線写真の撮影では必ずしも屈伸中間位ではなく，意図的に頚部の屈曲位・伸展位で撮影することがあり，留意が必要です。

- ☑ CTやMRIでは寝台の上（臥位）でのアライメントであることも忘れてはなりません。

Q アライメントはCTやMRIでも評価できますか？

評価することは可能ですが，CTやMRIは臥位で撮影しますので，その患者の生理的なアライメントが反映されているとはいえません（図2）。局所の病変を検出するのには優れているCTやMRIですが，全体的なアライメントを評価するならば，座位や立位で撮影するX線写真での評価をおすすめします。ただし，X線写真であっても肢位は放射線技師によって細かく設定されますので，真の意味での「生理的なアライメント」とはいえません。

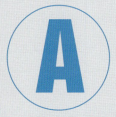

図2 CTとX線写真で同一患者でも頚椎アライメントが異なるケース（40歳代，男性）

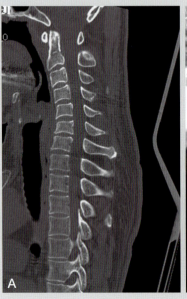
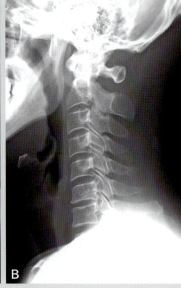

撮影時には体位や肢位が放射線技師によって細かく設定されます。できればそれがどのような体位や肢位であったのかを知ったうえで読影することが望ましいです。
A：背臥位で頭頚部を安定させるために枕（のようなもの）を使用して撮影されたCT（頚椎アライメントは後弯型）
B：下顎角と上位頚椎が重ならないように少し顎を上げ，背すじを伸ばした座位で撮影されたX線写真（頚椎アライメントは垂直型）

文献

1) Chiba K, et al: Long-term results of expansive open-door laminoplasty for cervical myelopathy--average 14-year follow-up study. Spine (Phila Pa 1976), 31(26): 2998-3005, 2006.
2) Kumagai G, et al: Association between roentgenographic findings of the cervical spine and neck symptoms in a Japanese community population. J Orthop Sci, 19(3): 390-397, 2014.

IV-1 脊椎

X線写真側面像から頚椎の矢状面アライメントを定量的に読む

KEYWORD 頚椎前弯角

関連画像 X線写真

概説

　脊椎のアライメントを分類することができたならば，加えてその程度を定量的に把握しておくことで，アライメントの変化を客観的に評価することが可能となります。
　画像では頚椎の前弯を定量的に把握することを目的に，X線写真から第2頚椎椎体下縁と第7頚椎椎体下縁のなす角度，または第2頚椎歯突起後縁と第7頚椎後縁を結ぶ線と，頚椎前弯の頂点までの距離を計測しましょう。

画像の種類　X線写真（頚椎側面像）

読影のポイント

①第2頚椎椎体下縁と第7頚椎椎体下縁のなす角度を計測します[1]（図1）。
②第2頚椎歯突起後縁と第7頚椎後縁を結ぶ線と，頚椎前弯の頂点までの距離を計測します[2]（図2）。

図1 頸椎前弯角

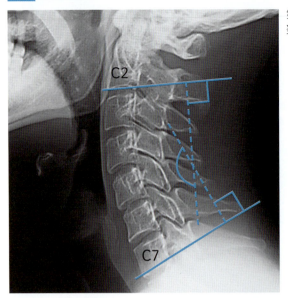

第2頸椎椎体下縁と第7頸椎椎体下縁のなす角度。

図2 頸椎前弯の程度

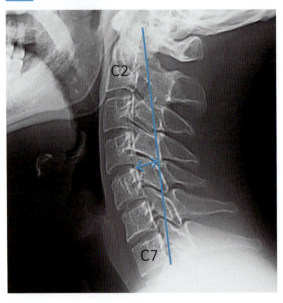

日本人の平均（50歳）は7.6mmとされています。

Check it out

☑ 下顎前突症と頸椎後弯，下顎後退位と頸椎前弯，下顎側方偏位と頸椎側弯というように，咬合と頸椎アライメントには特徴的な関連がみられます[3]。

文献

1) Cobb JR, et al: The detection of beta-radiation by photographic film. Rev Sci Instrum, 19(7): 441-447, 1948.
2) Borden AG, et al: The normal cervical lordosis. Radiology, 74: 806-809, 1960.
3) 鈴木謙介，ほか：正常咬合者と不正咬合者における頸椎の比較．全身咬合，4(1): 26-31, 1998.

IV-1 脊椎
鉤状突起の変形から神経根症状を読む

KEYWORD 変形性頚椎症，頚椎症性神経根症，鉤状突起

関連画像 X線写真，MRI

概説

第3〜7頚椎には椎体の両外側後方に突出する鉤状突起（図1AB）とその上位椎体により鉤椎関節（Luschka関節[*1]）[1)]（図1C）が形成されています。鉤椎関節は神経根が走行する椎間孔の前壁を形成（図1C）するため，退行性変性などにより骨の増殖がみられると椎間孔を通過する神経根や脈管が圧迫され，神経根症状が生じます。

画像では感覚障害や筋力低下の原因を推定することを目的に，X線写真から鉤状突起の変形・増殖を観察しましょう。

▶1 **Luschka関節**
ルシュカ関節。解剖学的な名称は鉤椎関節。最初に命名したドイツの解剖学者Hubert von Luschka（1820〜1875年）にちなみLuschka関節とよばれます。脊柱のなかでも頚椎のみに認められ，第3〜第7頚椎の鉤状突起とその上位椎体との間で関節様の構造を形成します。主な機能は椎体間に安定性を与えていると考えられています[2)]。

図1 鉤状突起と椎間孔（第4頚椎）

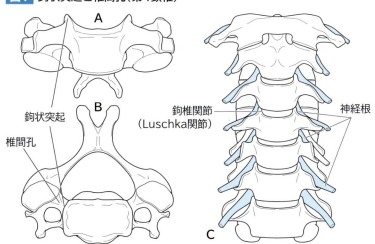

A（第4頚椎を腹側から観察）：椎体の両外側後方に突出する鉤状突起
B（第4頚椎を頭側から観察）：椎間孔の前壁を形成する鉤状突起
C（頚椎を腹側から観察）：鉤状突起と上位の椎体で形成される鉤椎関節（Luschka関節）

画像の種類　X線写真（頸椎斜位像，正面像），MRI（矢状断および横断像）

読影のポイント
- 神経根の絞扼が生じやすい椎間孔の評価はX線写真斜位像（図2）が一般的であり鉤状突起も観察できますが，鉤状突起の変形・増殖を読むのであれば正面像（図3）のほうがわかりやすいです。
- MRIでは矢状断像にて椎体後部に変形・増殖した鉤状突起が低信号で観察できます（図4a）。
- 横断像では椎間孔を狭小化させる構造物として低信号で観察できますが，椎間板との区別が難しいです（図4b）。

図2　頸椎斜位像

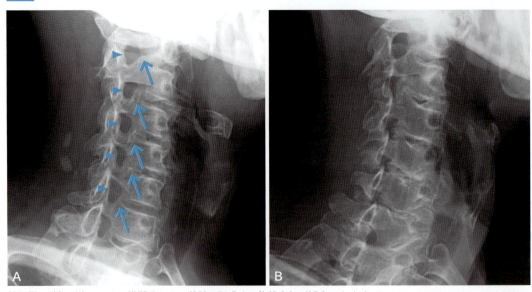

神経根の絞扼が生じやすい椎間孔とその前壁を形成する鉤状突起が観察できます。
A：60歳代，男性。椎間孔（▶）は広く，鉤状突起（→）の変形もみられません。
B：70歳代，男性。椎間孔は狭小化しており，鉤状突起の変形も認められます。

図3 頸椎正面像（図2と同じ2症例）

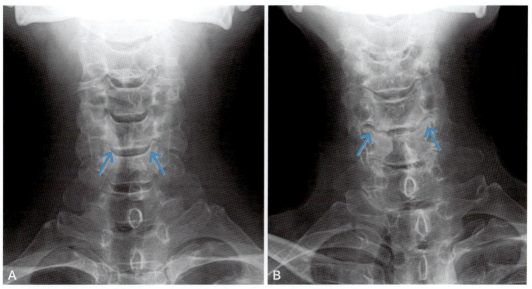

A（60歳代，男性）：椎間腔は広く，鉤状突起の著しい変形はみられません（→）。
B（70歳代，男性）：椎間腔は減少しており，鉤状突起の変形も認められます（→）。

図4 MRI T2強調画像（60歳代，男性）

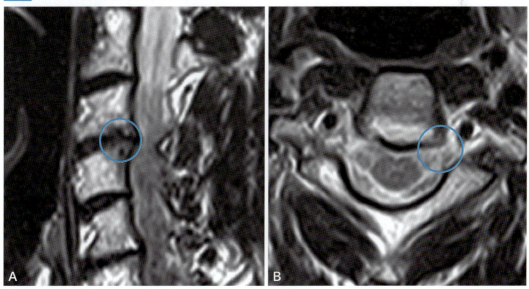

A：**矢状断像**。鉤椎関節の変形を認めます（○）。
B：**横断像**。左椎間孔の狭小化を認めます（○）。

Check it out

- ☑ 神経症状が出ている場合は，ADLなどにおいて症状誘発肢位を避けることを患者自身に徹底してもらいます。

- ☑ 頚椎神経根症状誘発テストであるJackson testおよびSpurling test（図5）からもわかるように，頚椎神経根症状は頚椎の後屈および神経症状が出ている上肢と同側への側屈で誘発されやすくなります。

- ☑ 頚椎症性神経根症では感覚障害がないか軽微であり，上肢の筋萎縮（髄節性）を主とする例（頚椎症性筋萎縮症）もあります。

図5 Jackson test（左）およびSpurling test（右）

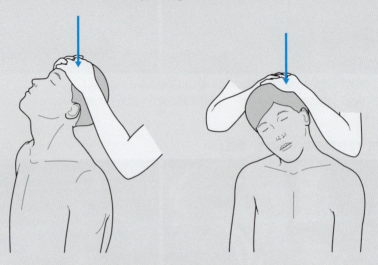

頚椎神経根症状は頚椎の後屈および側屈で誘発されやすいです。
疼痛や神経症状を誘発する整形外科テストは，症状増悪のリスクがあります。
療法士が実施の必要性を判断したり，テストを実施することがないように注意しましょう。

文献

1) Hayashi K, et al: Origin of the uncus and of Luschka's joint in the cervical spine. J Bone Joint Surg Am, 67(5): 788-791, 1985.
2) Goel VK, et al: Prediction of load sharing among spinal components of a C5-C6 motion segment using the finite element approach. Spine (Phila Pa 1976), 23(6): 684-691, 1998.

IV-1 脊椎
椎体の偏位から頚椎の不安定性を読む

KEYWORD 頚椎不安定性

関連画像 X線写真

概説

高齢者では中下位頚椎の骨棘形成などにより可動性が低下し，上位頚椎では下位頚椎の可動性の低下を代償することにより不安定性が生じやすくなります[1]。また，椎間不安定性は椎間孔の狭小や脊柱管の狭窄に影響するため，神経症状が発症・増悪するリスクも高くなります。

画像では椎体間の不安定性の有無を把握することを目的に，X線写真から当該椎体間の偏位を計測しましょう。

画像の種類

X線写真（頚椎側面像）

読影のポイント

・水平方向への不安定性は，水平移動している椎体後下縁とその下位椎体後上縁の距離を計測し，これが3.5mm以上の場合は不安定性があると読みます（正常値は2～3mm）[2]（図1）。

・回旋による不安定性は，各椎体下縁の延長線を引いてこれらのなす角度を計測し，これが隣接関節と比べ11°以上であれば不安定性があると読みます（正常値は11°以下）[2]（図1）。

図1 頚椎側面像による不安定性の評価

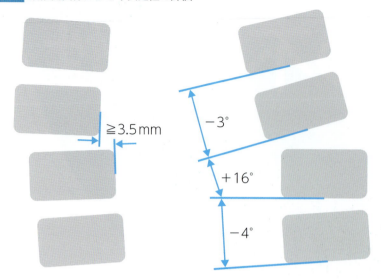

矢状面で3.5mm以上のすべり，隣接関節と比べ11°以上の回旋などがあれば不安定性があると推測します。

Check it out

- ☑ 今後も不安定性の改善が期待できないのであれば，不安定性の進行や神経症状・疼痛の発症・増悪を予防することを優先し，装具の利用も含めて患部の安定に努めます。

- ☑ 術後では下記の場合，椎間不安定性が生じやすいため，可動域の拡大よりも安定性獲得を目的としたリハビリテーションプログラムを立案・実施します。

  ①片側全椎間関節切除[3]
  ②椎弓切除＋50%以上の片側椎間関節切除[4]
  ③椎弓切除＋両側25%以上の椎間関節切除[5]
  ④50%以上の関節包切除[6]

文献

1) 大和田哲雄：高齢者の頚髄症-その病態と手術成績-. NEW MOOK 整形外科 No.6 頚椎症（越智隆弘，菊地臣一，編），p.223-229, 金原出版, 1999.
2) White AA, et al: Biomechanical analysis of clinical stability in the cervical spine. Clin Orthop Relat Res, (109): 85-96, 1975.
3) Cusick JF, et al: Biomechanics of cervical spine facetectomy and fixation techniques. Spine (Phila Pa 1976), 13(7): 808-812, 1988.
4) Zdeblick TA, et al: Cervical stability after foraminotomy. A biomechanical in vitro analysis. J Bone Joint Surg Am, 74(1): 22-27, 1992.
5) Nowinski GP, et al: A biomechanical comparison of cervical laminaplasty and cervical laminectomy with progressive facetectomy. Spine (Phila Pa 1976), 18(14): 1995-2004, 1993.
6) Zdeblick TA, et al: Cervical stability after sequential capsule resection. Spine (Phila Pa 1976), 18(14): 2005-2008, 1993.

IV-1 脊椎
X線写真側面像から頚椎の椎間可動域を測る

KEYWORD — 変形性頚椎症

関連画像 — X線写真

概説　頚部の可動域は各椎間関節の可動域の総和であるため，可動域を拡大させるためには制限要因となっている椎間関節を特定して，効果的に関節モビライゼーションなどを行う必要があります。
　画像では可動域を改善させるべき椎間関節を特定することを目的に，X線写真から各椎間可動域を計測しましょう。

画像の種類　X線写真（頚椎側面像，前屈位，中間位，後屈位）

読影のポイント
・前屈位，中間位，後屈位において，測定する椎間の上下の椎体後縁のなす角度を計測します[1]（図1）。

図1 頸椎椎間可動域

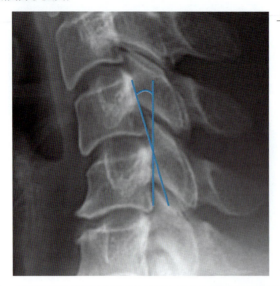

上下の椎体後縁のなす角度を計測します。

Check it out

- ☑ 病巣の位置によって各椎間関節が受ける影響は異なり，Kellglen分類による椎間の変性が1段階進行すると，当該の椎間可動域は1.2°減少しますが，その上位椎間の可動域は0.8°増加します[2]。

- ☑ 変性または固定術などにより可動域が減少した椎間関節の隣接関節は，可動域が代償的に増加することを想定し，可動域の拡大よりも安定を目指した運動療法を優先的に実施します。

- ☑ 可動域を隣接関節と比較する際には，各椎間関節で必ずしも正常可動域が同じではないことに留意しましょう。

- ☑ 頸椎椎間関節可動域の年代および男女別正常値を表1に示します。

表1 頸椎椎間関節可動域の正常値（平均）

		10歳代	20歳代	30歳代	40歳代	50歳代	60歳代
C2/3	男性	12.4	10.6	8.5	8.1	7.8	6.1
	女性	10.1	11.3	12.1	10.8	9.6	7.5
C3/4	男性	17.1	15.2	14.2	13.3	12.0	11.1
	女性	15.3	16.8	15.5	16.4	16.4	13.9
C4/5	男性	19.6	19.9	18.1	17.2	15.2	15.4
	女性	20.4	18.5	17.5	19.0	16.6	18.4
C5/6	男性	18.9	19.7	19.3	15.9	16.6	15.0
	女性	19.3	21.3	21.7	20.7	18.8	14.2
C6/7	男性	19.6	18.2	16.5	13.7	12.5	11.4
	女性	17.9	19.7	18.1	16.9	16.6	13.3

単位：°

年代では若年ほど，男女では女性のほうが，関節ではC4/5またはC5/6で可動域が大きい傾向にあります。（文献1を基に作成）

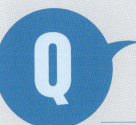

モニターに映るX線写真では角度を正確に測ることができません。何かよい方法はありますか？

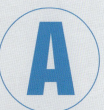

　X線写真がフィルムではなくモニターに映るのであれば、むしろ画面上で簡単に測ることができるはずです。詳細は各ソフトによって異なりますが、多くの場合『右クリック』から角度や距離の計測を選択することができます(図2)。

図2 富士フイルムメディカル株式会社のソフトSynapse®の右クリック時の画面

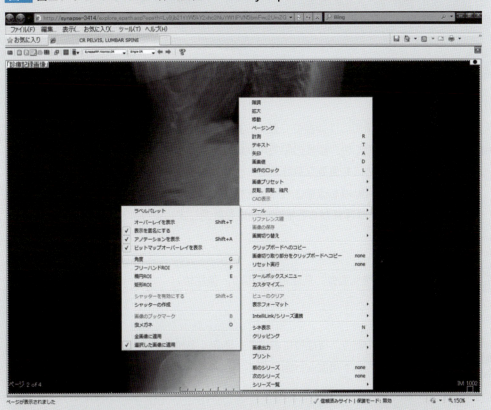

患者の氏名やIDをはじめとする諸々の画像情報を非表示にしたり、モニター上での角度や距離の計測など、さまざまな操作が右クリックから可能です。

文献

1) 石原　明：正常人の頸椎柱の矢状面運動に関するX線学的研究．日整会誌，42(11): 1045-1056, 1968.
2) Simpson AK, et al: Quantifying the effects of age, gender, degeneration, and adjacent level degeneration on cervical spine range of motion using multivariate analyses. Spine (Phila Pa 1976), 33(2): 183-186, 2008.

IV-1 脊椎

X線写真側面像から
腰椎の椎間可動域を測る

KEYWORD ＿ 変形性腰椎性

関連画像 ＿ X線写真

概説　腰椎椎間関節には伸展位で最大の負荷が加わる[1]とされています。そのため，腰椎の屈曲可動域は椎間関節の負荷を減弱させるためにも重要な意味をもちます。
　画像では可動域を改善させるべき椎間関節を特定することを目的に，X線写真から各椎間可動域を計測しましょう。

画像の種類　X線写真（腰椎側面像，前屈位，中間位，後屈位）

読影のポイント
・前屈位，中間位，後屈位において，測定する椎間の上下の椎体後縁のなす角度を計測します[2]（図1）。

図1 腰椎椎間可動域

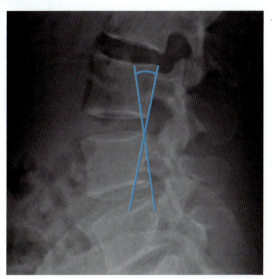

上下の椎体後縁のなす角度を計測します。

Check it out

- ☑ 直立位において腰椎椎間関節には垂直負荷の28%[3]がかかります。

- ☑ 「X線写真側面像から頚椎の椎間可動域を測る（変形性頚椎症）」(p.111)で述べたKellgren分類による変性と椎間可動域の関係が当てはまるのは，腰椎ではL5/S1関節のみです。

- ☑ L1/2，L2/3，L3/4，L4/5の可動域に関しては，BMI[▶1]と負の関係がある[4]ため，椎間可動域の拡大を目指すのならば関節可動域運動と併せて，必要に応じて食事療法を含む体重減量プログラムの実施についても検討してよいでしょう。

- ☑ 各椎間関節の正常値を表1に示します。

表1 腰椎椎間関節の正常値（平均）

	屈曲	伸展	回旋 右	回旋 左	側屈 右	側屈 左
L1/2	8	5	1	1	6	5
L2/3	10	3	1	1	6	5
L3/4	12	1	2	1	6	5
L4/5	13	2	2	1	5	3
L5/S1	9	5	0	1	2	0

単位：°

▶1 BMI (body mass index)
肥満度を表す体格指数。体重kg ÷（身長m×身長m）により算出されます。
18.5未満を低体重
18.5以上25.0未満を標準
25.0以上30.0未満を肥満(1度)
30.0以上35.0未満を肥満(2度)
35.0以上40.0未満を肥満(3度)
40.0以上を肥満(4度)
とされます。

文献

1) Dunlop RB, et al: Disc space narrowing and the lumbar facet joints. J Bone Joint Surg Br, 66(5): 706-710, 1984.
2) Dupuis PR, et al: Radiologic diagnosis of degenerative lumbar spinal instability. Spine (Phila Pa 1976), 10(3): 262-276, 1985.
3) Lorenz M, et al: Load-bearing characteristics of lumbar facets in normal and surgically altered spinal segments. Spine (Phila Pa 1976). 8(2): 122-130, 1983.
4) Bible JE, et al: Quantifying the effects of degeneration and other patient factors on lumbar segmental range of motion using multivariate analysis. Spine (Phila Pa 1976), 33(16): 1793-1799, 2008.
5) Pearcy M, et al: Three-dimensional x-ray analysis of normal movement in the lumbar spine. Spine (Phila Pa 1976), 9(3): 294-297, 1984.
6) Pearcy MJ, et al: Axial rotation and lateral bending in the normal lumbar spine measured by three-dimensional radiography. Spine (Phila Pa 1976), 9(6): 582-587, 1984.

IV-1 脊椎

脊柱管の形状から神経根の圧迫様式を読む

KEYWORD 椎間板ヘルニア，圧排型，絞扼型

関連画像 MRI

概説

腰椎椎間板ヘルニアは一般的に，神経根症状として下肢痛や下肢神経症状を呈します．神経根障害は画像や臨床所見から圧排型と絞扼型に分けることができ，保持すべき脊椎アライメントは圧排型と絞扼型でそれぞれ大きく異なります．

画像では運動療法やADLでの適切な肢位を選定することを目的に，MRI横断像から神経根の圧迫様式を圧排型と絞扼型に分類しましょう．

画像の種類

MRI（腰椎横断像）

読影のポイント

- 画像では椎間板の膨隆や突出だけでなく脊柱管の形状にも着目し，特に絞扼型の特徴であるもともとの脊柱管の狭窄や黄色靭帯の肥厚，椎間関節の変形がないかを注意深く観察します(図1)．
- 神経の圧迫が前方からの椎間板による圧迫のみであれば，「圧排型」(図2A)と読みます．
- 前方からの椎間板による圧迫に加えて，黄色靭帯の肥厚や椎間関節の変形により後方からも圧迫を受け，神経が前後から絞扼されていれば，「絞扼型」(図2B)と読みます．

図1 脊柱管形状の比較

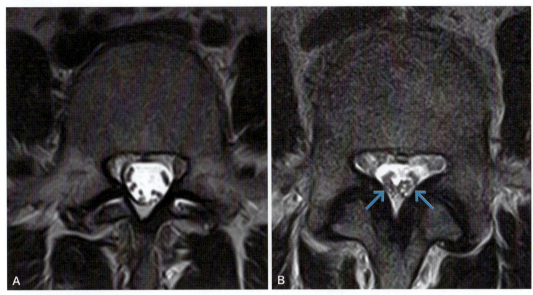

A：一般的な広さの脊柱管
B：黄色靱帯の肥厚（→）により脊柱管がtrefoil型（trefoil：三つ葉）となっています。

図2 椎間板ヘルニア（いずれもMRI T2強調画像）

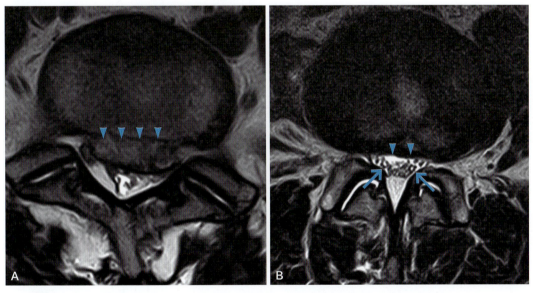

A：**圧排型**。脊柱管は比較的広いですが，前方からの椎間板による神経の圧迫（▶）を認めます。
B：**絞扼型**。脊柱管は比較的狭く，椎間板による前方からの圧迫（▶）と，後方からも上関節突起の変形と黄色靱帯の肥厚（→）により神経は絞扼されています。

Check it out

- ☑ 圧排型は脊柱管が比較的広い患者にみられ，前屈位や座位により下肢痛が生じ，Lasègue徴候（図3）がみられます．急性期・回復期以降とも腰椎は前弯を維持し，ADL指導では中腰や前屈を伴う作業，長時間の車の運転や座位保持は避けてもらいつつ，身体活動量を維持するよう促します（表1）．

- ☑ 絞扼型は脊柱管が比較的狭い患者によくみられ，圧排型の徴候に加えて後屈位でも下肢痛が生じ，Kemp徴候（図3）が認められるのが特徴です．急性期では腰椎は後弯を維持し，回復期以降では腰椎は中間位を維持してもらいます．ADL指導では後屈を伴う作業や長時間の立位・歩行は避けてもらいます（表1）．

- ☑ コルセットを使用する際には，ステー（支柱）を前弯・後弯・中間と，それぞれにあった適切な形状に成形して使用してもらいます．

- ☑ 神経症状が悪化しているならば，腰部に対する直接的な徒手的アプローチは控え，環境や参加で腰部の負担を軽減させるための適切な指導的介入を徹底し，まずは症状の鎮静化を目指します．

図3 Lasègue徴候（左）とKemp徴候（右）

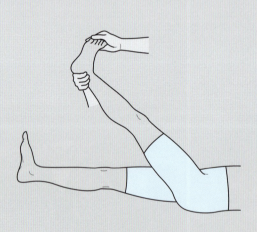
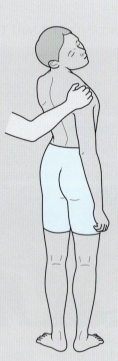

絞扼型では後屈を伴うKemp徴候を認めます．

表1 病期における適切な肢位

	急性期	回復期以降
神経根圧排型	前弯	前弯
神経根絞扼型	後弯	中間位

- ☑ 線維輪の断裂により脊椎の静的安定性が低下していることを理解しましょう（図4D）。運動療法では，静的に不安定なまま動的安定性の構築のみを急ぐことがないように注意しなければなりません。

- ☑ X線写真では椎間腔▶1の減少を観察できますが，ヘルニアの有無は断定できません。ただし，X線写真正面像にて側弯が観察できる場合，80%の患者で凸側が患側です[2]。

▶1 椎間腔
椎間板の厚みによってできる隙間です。

図4 椎間板の安定化機構としての機能

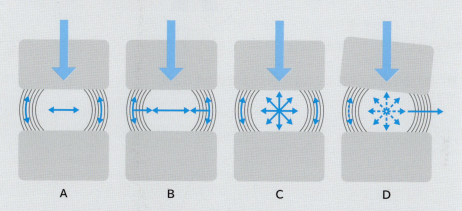

A　　　　B　　　　C　　　　D

椎間板は低圧状態において衝撃吸収装置として機能するだけでなく，高圧状態では安定装置として機能して脊椎を安定させます[1]（C）。つまり，線維輪が損傷して圧が高まらない状態（D）では安定装置としての機能は発揮されにくく，脊椎は不安定な状態であるといえます。

A：椎間板髄核にかかる圧力（体重や筋収縮力）が横方向へ逃げようとして椎間板線維輪を緊張させます。
B：緊張した椎間板線維輪の張力が髄核内に圧力を止めることにより，髄核内の圧力が上昇します。
C：髄核内の圧力が上昇することで線維輪を補強することとなり，安定的に荷重を支持することができます。
D：線維輪の断裂により髄核内の圧力は高まらず，安定装置としての機能を発揮することができません。

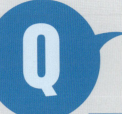 **なぜ絞扼型の急性期では中間位ではなく後弯を保持させるのですか？**

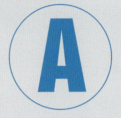

絞扼型の急性期では，前屈位で椎間板に圧をかけることによる前方からの圧迫よりも，後屈位による後方要素からの圧迫のほうが症状を生じさせやすいためです（図5）。急性期ではまずは症状を落ち着かせ，神経の疲弊を軽減させたいので腰椎は後弯を保持してもらいます。

図5 絞扼型の急性期では前屈よりも後屈のほうが症状を生じさせやすい

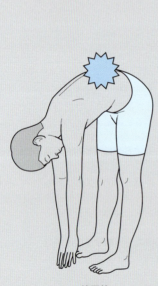
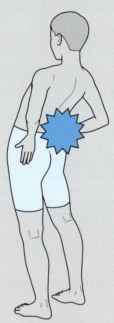

A 前屈位　　　　　B 後屈位

絞扼型の急性期では，前屈位（A）で椎間板に圧をかけることによる前方からの圧迫よりも，後屈位（B）による後方要素からの圧迫のほうが症状を生じさせやすいです。後屈を伴うKemp徴候で陽性となることと併せて覚えておきましょう。

文献

1) White AA 3rd, et al: The clinical biomechanics of scoliosis. Clin Orthop Relat Res, (118): 100-112, 1976.
2) Matsui H , et al: Significance of sciatic scoliotic list in operated patients with lumbar disc herniation. Spine (Phila Pa 1976), 23(3): 338-342, 1998.

IV-1 脊椎
腰椎椎間板ヘルニア自然退縮の期待度を読む

KEYWORD __ 椎間板ヘルニア

関連画像 __ MRI

概説

椎間板ヘルニアはその形態から膨隆，突出，脱出に分けることができ，形態によっては保存的治療のみで高確率で自然退縮が期待できるものもあります。

画像ではヘルニアの自然退縮の期待度を知ることを目的に，MRI横断像でヘルニアの形態を観察しましょう。

画像の種類

MRI（T2強調横断および矢状断像）

読影のポイント

・高確率に自然退縮する以下の項目[1-5]について観察します。

①後縦靱帯を超えている
②遊離脱出している
③脊柱管占拠率が50％を超える巨大ヘルニア（図1）
④T2強調画像で高信号（図2）
⑤MRIで辺縁がリング状に造影される
（ただし，いずれも自然退縮を断言することはできません）

図1 脊柱管占拠率が50％を超える巨大ヘルニア（40歳代，女性）

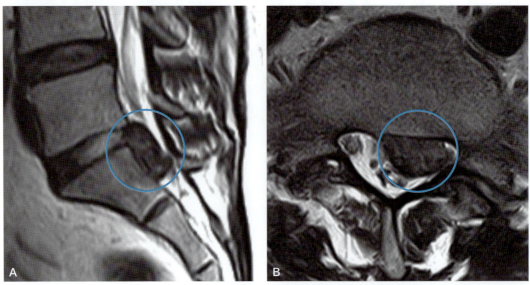

脊柱管占拠率が50％を超えているため（○），高確率で自然退縮が期待できます。
A：MRI腰椎矢状断像T2強調画像
B：MRI腰椎横断像T2強調画像

図2 MRI T2強調画像で高信号を示す腰椎椎間板ヘルニア（60歳代，女性）

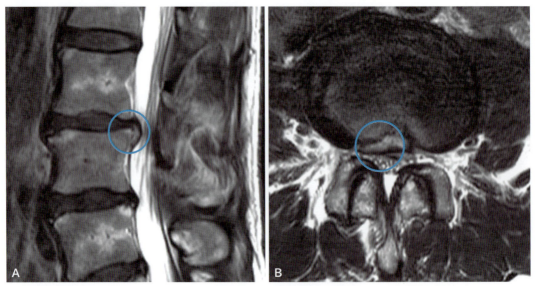

T2強調画像で高信号を示しているため（○），高確率で自然退縮が期待できます。
A：MRI腰椎矢状断像T2強調画像
B：MRI腰椎横断像T2強調画像

Check it out

- ☑ 画像所見からヘルニアの退縮が期待できる症例では椎間板へのストレス減弱を集中的に実施して可及的早期の自然退縮を期待します。

- ☑ 自然退縮が期待できない症例では長期間の症状残存を想定し，長期的なリハビリテーションプログラムを組んだうえで機能低下や廃用の予防，ADL指導を徹底します。

- ☑ 線維輪の後方部分は前方や側方部分よりも薄いです[6]。

- ☑ 腰痛や下肢痛がなくても60歳未満の20％，60歳以上の36％に画像上で椎間板ヘルニアは認められる[7]ため，必ずしも症状の原因が椎間板ヘルニアであるとは限りません。

- ☑ 腰椎椎間板ヘルニアに対する腰椎牽引療法の有効性は明らかではありません[8,9]。

- ☑ 腰椎椎間板ヘルニアの初回手術直後から必ずしも積極的なリハビリテーションプログラムを行う必要はありません[10-12]。

- ☑ その他，リハビリテーションに関してはp.116「脊柱管の形状から神経根の圧迫様式を読む」の項目も参照してください。

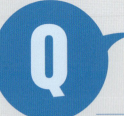

ヘルニアの突出と脱出の違いがよくわかりません。明確な基準はありますか？

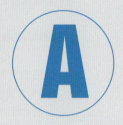

　MRI横断像では突出とは逸脱した部分の基部の径が最も長く，脱出とは基部の径よりも長い径がある場合を指すことが一般的です。つまり，「くびれ」があれば脱出となります。矢状断像では逸脱した部分の厚さが椎間板高より薄い場合を突出とし，厚い場合を脱出とします（図3，4）。

図3 ヘルニアの突出と脱出の区別（MRI）

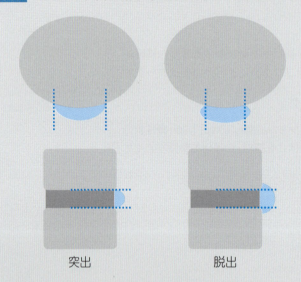

突出　　　　脱出

横断像（上）：逸脱した髄核に基部よりも長い径があれば（つまり「くびれ」があれば）脱出となります。
矢状断像（下）：逸脱した髄核の厚さが椎間板を超えていれば脱出となります。
脱出した髄核は後縦靱帯に押さえられるため，横断像では突出に見えても矢状断像では脱出が観察できることもあるので横断像と矢状断像の両方を見るとよいでしょう。

図4 腰椎椎間板ヘルニア：脱出（MRI腰椎矢状断T2強調画像）

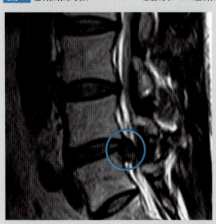

突出と脱出（○）の違いはヘルニアの大きさではなく，あくまでも「くびれ」の有無によります。

文献

1) Maigne JY, et al: Computed tomographic follow-up study of forty-eight cases of nonoperatively treated lumbar intervertebral disc herniation. Spine (Phila Pa 1976), 17(9): 1071-1074, 1992.
2) Cribb GL, et al: Observations on the natural history of massive lumbar disc herniation. J Bone Joint Surg Br, 89(6): 782-784, 2007.
3) Komori H, et al: The natural history of herniated nucleus pulposus with radiculopathy. Spine (Phila Pa 1976), 21(2): 225-229, 1996.
4) Komori H, et al: Contrast-enhanced magnetic resonance imaging in conservative management of lumbar disc herniation. Spine (Phila Pa 1976), 23(1): 67-73, 1998.
5) Autio RA, et al: Determinants of spontaneous resorption of intervertebral disc herniations. Spine (Phila Pa 1976), 31(11): 1247-1252, 2006.
6) Peacock A: Observations on the prenatal development of the intervertebral disc in man. J Anat, 85(3): 260-274, 1951.
7) Boden SD, et al: Abnormal magnetic-resonance scans of the lumbar spine in asymptomatic subjects. A prospective investigation. J Bone Joint Surg Am, 72(3): 403-408, 1990.
8) van der Heijden GJ, et al: The efficacy of traction for back and neck pain : A systematic, blinded review of randomized clinical trial methods. Phys Ther, 75(2): 93-104, 1995.
9) Rattanatham R, et al: Effectiveness of lumbar traction with routine conservative treatment in acute herniated disc syndrome. J Med Assoc Thai, 87(supple 2): p272-277, 2004.
10) Kitteringham C: The effect of straight leg raise exercises after lumbar decompression surgery : A pilot study. Physiotherapy, 82: 115-123, 1996.
11) Kjellby-Wendt G, et al: Early active training after lumbar discectomy. A prospective, randomized, and controlled study. Spine (Phila Pa 1976), 23(21): 2345-2351, 1998.
12) Kjellby-Wendt G, et al: Results of early active rehabilitation 5-7 years after surgical treatment for lumbar disc herniation. J Spinal Disord Tech, 15(5): 404-409, 2002.

IV-1 脊椎

分離の程度と浮腫の有無から骨癒合の期待度を読む

KEYWORD 腰椎分離症，浮腫，偽関節

関連画像 CT，MRI

概説

腰椎分離症は一般的には腰痛の原因とはなりにくい[1-4]とされていますが，発育期(特にスポーツ選手)では腰痛の主因となります[5,6]。腰椎分離症は，CTとMRIの所見から「初期」「進行期・椎弓根浮腫あり」「進行期・椎弓根浮腫なし」「終末期」の4つの病期に分けることができます。「初期」「進行期・椎弓根浮腫あり」では比較的高い確率で骨癒合が期待できるため，保存療法では骨癒合を目指します。「進行期・椎弓根浮腫なし」「終末期」では骨癒合の確率が低くなるため，保存療法では無痛性分離症を目指します。

画像では病期を的確に判断して医師の治療方針を理解することを目的に，CTおよびMRIにて分離部分の病態を観察しましょう。

画像の種類

MRI(T2強調横断像)，CT(腰椎横断像)

読影のポイント

- まずは，CTで骨折線が明瞭でなければ「**初期**」，明瞭な骨折線が全周性に及んでいれば「**進行期**」，偽関節が観察できれば「**終末期**」と，病期を3つに分けます（図1）。
- 進行期であった場合はMRI（T2強調画像か脂肪抑制画像が望ましい）で分離部分での浮腫の有無を観察し，分離部分に浮腫があれば「進行期・椎弓根浮腫あり」，浮腫がなければ「進行期・椎弓根浮腫なし」として，進行期をさらに2つに分けます。

図1 腰椎分離症：進行期のMRIと終末期のCT

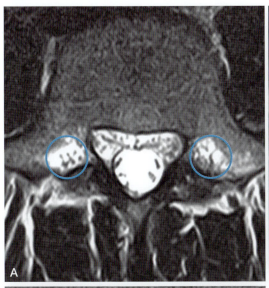

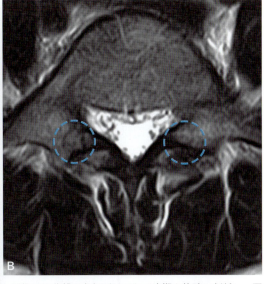

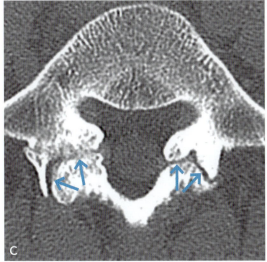

画像では分離の有無だけでなく病期を的確に判断し，医師の治療方針を理解します。

A：**進行期・椎弓根浮腫あり**。分離部の骨内に浮腫（〇）を認め，高い確率で骨癒合が期待できます（10歳代，男性，MRI T2強調画像）。
B：**進行期・椎弓根浮腫なし**。分離部に浮腫は認められず（⦙⦙），骨癒合の確率は比較的低いです（10歳代，女性，MRI T2強調画像）。
C：**終末期**。偽関節の形成を認め（→），骨癒合は期待できません（50歳代，男性，CT）。

Check it out

- ☑ 骨癒合を目指す保存療法では伸展と回旋運動により骨折部（椎間関節突起間部）には強い力がかかる[7]ため、動作・ADL指導により腰部の伸展と回旋を制限する必要があります。

- ☑ 無痛性分離症を目指す保存療法では伸展で疼痛を訴える場合が多いので、腰部の伸展を制限しつつ活動を向上させるとともに、フォームの指導を行いながらスポーツ復帰などを支援します。

- ☑ 発育期腰椎分離症の治療方針決定プロセスのフローチャートを図2に示します。

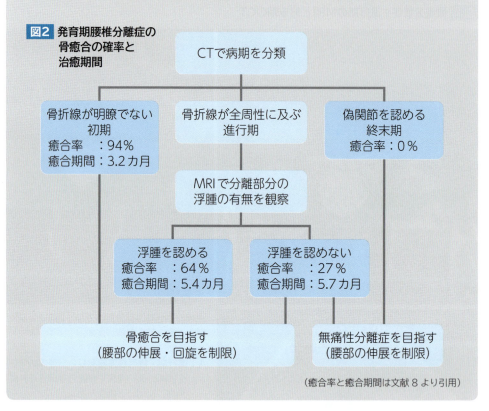

図2 発育期腰椎分離症の骨癒合の確率と治癒期間

（癒合率と癒合期間は文献8より引用）

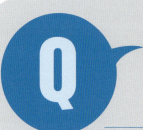 **進行期の分離（骨折）と終末期の偽関節を画像で見分けるポイントは？**

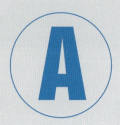

通常の分離部に対して、偽関節を形成すると分離部が丸みを帯びるように形成され、あたかも正常な関節であるかのようにみえます（図3B）。

図3 進行期の分離部（A）と終末期の偽関節（B）のCT

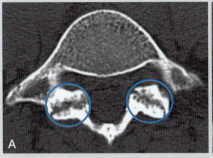
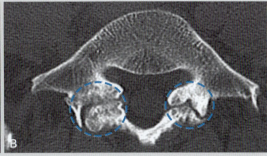

A：**進行期**。分離部は不整です（○）。
B：**終末期**。分離部は丸みを帯びています（⃝）。あたかも正常な関節であるかのように見えますが"偽"関節です。

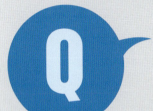

なぜ分離するのですか？

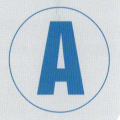

原因の多くは疲労骨折であると考えられています。12〜17歳が90％を占め，第5腰椎に好発します[9]。

文献

1) Beutler WJ, et al: The natural history of spondylolysis and spondylolisthesis: 45-year follow-up evaluation. Spine (Phila Pa 1976), 28(10): 1027-1035, 2003.
2) Fredrickson BE, et al: The natural history of spondylolysis and spondylolisthesis. J Bone Joint Surg Am, 66(5): 699-707, 1984.
3) Hefti F, et al: Natural course in spondylolysis and spondylolisthesis. Orthopade, 23(3): 220-227, 1994.
4) Kalichman L, et al: Spondylolysis and spondylolisthesis: prevalence and association with low back pain in the adult community-based population. Spine (Phila Pa 1976), 34(2): 199-205, 2009.
5) Iwamoto J, et al: Relationship between radiographic abnormalities of lumbar spine and incidence of low back pain in high school and college football players: a prospective study. Am J Sports Med, 32(3): 781-786, 2004.
6) Iwamoto J, et al: Relationship between radiographic abnormalities of lumbar spine and incidence of low back pain in high school rugby players: a prospective study. Scand J Med Sci Sports, 15(3): 163-168, 2005.
7) Sairyo K, et al: Spondylolysis fracture angle in children and adolescents on CT indicates the facture producing force vector: a biomechanical rationale. Internet J Spine Surg, 1,2: 2005.
8) 西良浩一，ほか：腰椎分離症における腰痛：なぜ痛いのか？．脊椎脊髄，25(4): 335-344, 2012.
9) 吉田 徹，ほか：成長期脊椎分離症．整・災外，43: 1249-1259, 2000.

Ⅳ-1 脊椎

椎間関節の形態から腰椎変性すべり症発症のリスクを読む

KEYWORD すべり症，椎間関節裂隙

関連画像 X線写真，CT

概説

腰椎変性すべり症の発生には椎間関節を含む後方要素が大きく影響します。正常な腰椎椎間関節は下位ほど矢状面に対して大きな角度をもち[1]，腰椎の前方偏位に抵抗できます。一方で椎間関節が矢状面と平行であると前方偏位に抵抗できず，すべり症の要因となりえます[2]。

画像ではすべり症発症のリスクを把握することを目的に，X線写真やCTで椎間関節の形態（向き）を観察しましょう。

画像の種類

X線写真（腰椎正面像），CT（腰椎横断像）

読影のポイント

- X線写真では腰椎正面像から椎間関節裂隙を観察します（図1）。
- 関節裂隙が観察できた場合は，椎間関節は上位腰椎の前方偏位に抵抗できません（図1B）。
- CTでは腰椎横断像で椎間関節の向きを観察します（図2）。
- 関節裂隙が矢状面に近い場合は前方偏位に抵抗できません（図2B）。

図1 X線写真腰椎正面像

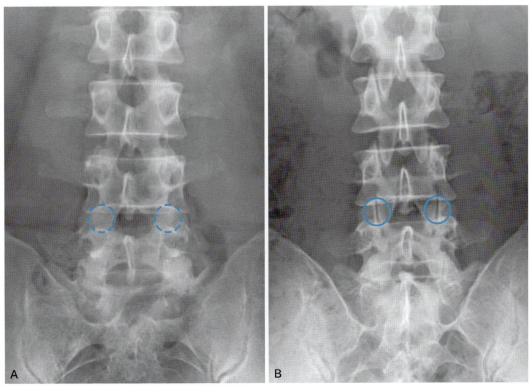

A：正面像で椎間関節裂隙は観察できないため，上位腰椎の前方偏位に抵抗しやすい関節であることがわかります。
B：正面像で椎間関節裂隙が観察できているため（○），上位腰椎の前方偏位には抵抗しにくい関節であることがわかります。すべり症発症のリスクが高いといえます。

図2 CT腰椎横断像

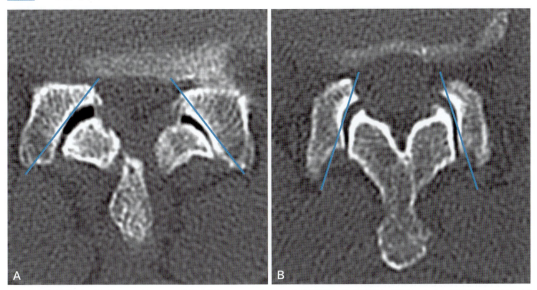

A：椎間関節裂隙が矢状面に対して45°程度開いているため，上位腰椎の前方偏位に抵抗しやすい関節であることがわかります。
B：椎間関節裂隙が矢状面に対して平行に近いため，上位腰椎の前方偏位に抵抗しにくい関節であることがわかります。すべり症発症のリスクが高いといえます。

Check it out

- ☑ 変性すべり症の自然経過は，34％（145例中49例）の症例で進行しましたが，椎間腔が減少する症例は進行を認めなかったと報告されています[3]。

- ☑ 腰椎の伸展を頻回に繰り返す職業やスポーツ選手に対しては動作やフォームを評価するとともに，相対的に腰椎伸展位をとらせてしまう仙骨・骨盤の前傾を評価して股関節の屈曲拘縮の改善に努めます。

- ☑ 椎間関節が前額面に近いほどすべりは発生しにくいですが，応力が関節突起部に集中して分離症となりやすい[4,5]ことにも留意します。

- ☑ 関節突起部の応力は腰椎伸展および回旋時に最大となります[6]。

- ☑ その他，リハビリテーションに関しては，p.133「第5腰椎横突起の大きさから腰椎分離症後にすべりが続発するリスクを読む」の項目も参照してください。

文献

1) Masharawi Y, et al: Facet orientation in the thoracolumbar spine: three-dimensional anatomic and biomechanical analysis. Spine (Phila Pa 1976), 29(16): 1755-1763, 2004.
2) 小田裕胤，ほか：腰椎変性こり症の発生機序について．臨整外, 25(4): 417-424, 1990.
3) Matsunaga S, et al: Nonsurgically managed patients with degenerative spondylolisthesis: a 10- to 18-year follow-up study. J Neurosurg, 93(2 Supple): 194-198, 2000.
4) Masharawi YM, et al: Lumbar facet orientation in spondylolysis: a skeletal study. Spine (Phila Pa 1976), 32(6): E176-180, 2007.
5) Vialle R, et al: Is there a sagittal imbalance of the spine in isthmic spondylolisthesis? A correlation study. Eur Spine J, 16(10): 1641-1649, 2007.
6) Sairyo K: Spondylolysis fracture angle in children and adolescents on CT indicates the facture producing force vector-A biomechanical rationale. Internet J Spine Surg, 1, 2: 2005.

IV-1 脊椎
第5腰椎横突起の大きさから腰椎分離症後のすべりが続発するリスクを読む

KEYWORD 腰椎分離すべり症，第5腰椎横突起，腸腰靭帯

関連画像 X線写真

概説

脊椎分離症の好発部位[1]である第5腰椎の分離後にすべりが続発・悪化する症例は横突起が小さい（薄い）傾向にあります[2]（表1，図1）。

画像では分離症後のすべり発生のリスクを把握することを目的に，X線写真で第5腰椎の横突起の大きさ（厚さ）を観察しましょう。

表1 第5腰椎横突起の相対的な厚みとすべり症発症（悪化）の関係

	症例数	相対的な厚み	
		右	左
変化なし	13	59.3 ± 8.1	61.2 ± 9.3
新たにすべり症発症	5	49.1 ± 7.6	49.2 ± 5.1
すべり症悪化	4	47.7 ± 7.6	51.2 ± 10.7

単位：%

すべりの変化がなかった群はすべりが発症または悪化した群と比較して第5腰椎横突起が厚いです。（文献2より引用）

図1 第5腰椎横突起と腸骨稜を結ぶ腸腰靭帯

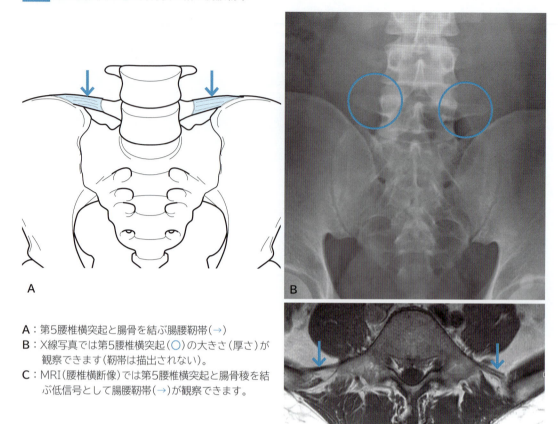

A：第5腰椎横突起と腸骨を結ぶ腸腰靭帯（→）
B：X線写真では第5腰椎横突起（○）の大きさ（厚さ）が観察できます（靭帯は描出されない）。
C：MRI（腰椎横断像）では第5腰椎横突起と腸骨稜を結ぶ低信号として腸腰靭帯（→）が観察できます。

画像の種類　X線写真（腰椎正面像）

読影のポイント
・腰椎横突起の大きさ（垂直方向への厚さ）を観察します。
・椎弓根間距離（左右の椎弓根の内側幅）に対する横突起の相対的な厚さ（％）を評価します（図2）。

図2 横突起の相対的な厚み

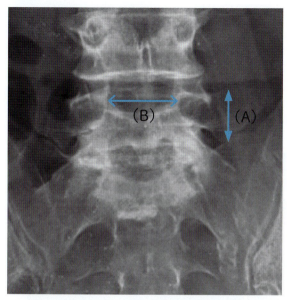

横突起の厚さ(A)÷椎弓根間距離(B)×100

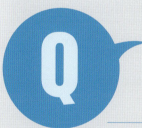 なぜ横突起の厚みを読むのですか？

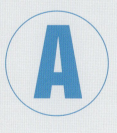

　第5腰椎横突起と腸骨の間には腸腰靱帯が走行し，これが第5腰椎を安定させています。第5腰椎横突起の大きさは，左右からの腸腰靱帯が第5腰椎を安定させている強さを示していますので，第5腰椎横突起の大きさ(厚さ)を観察します。

Check it out

- 第5腰椎は前傾している仙骨の上に乗るため，軸圧力の分力により前下方へ偏位しやすいです（図3）。

- 運動療法やADL指導では常に図3の力の関係をイメージし，いかにして**分力F_1**とそれにつながる**軸圧力F**を小さくするかを考えます。

図3 軸圧力と前下方への剪断力

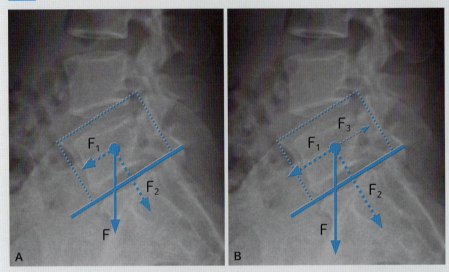

A：前傾している仙骨の上に乗る第5腰椎は，軸圧力Fの分力F_1により前下方へ変位しやすい状態にあります。
B：体重の増加や重量物の運搬などは軸圧力Fを増加させて分力F_1を大きくすることになります。このときに分力F_1に抵抗する腸腰靭帯の牽引力や第5腰椎と椎間板の間での摩擦力などの抗力F_3がF_1より小さいとすべりが生じてしまいます。

F ：軸圧力（体重，筋力など）
F_1：前下方への剪断力
F_2：仙骨への圧迫力
F_3：F_1に対する抗力（腸腰靭帯の牽引力など）

- ☑ 仙骨の過度な前傾も第5腰椎の前下方への分力F_1を増強させるため、仙骨（骨盤）の前傾を誘発する股関節の屈曲拘縮について評価し（図4）、必要に応じて股関節屈曲筋のストレッチングや股関節伸展可動域訓練を実施します。

- ☑ 体幹筋力トレーニング実施の際には立位や座位は避け、軸圧力の減少と仙骨（骨盤）の前傾を減少させながら行えるファーラー肢位（またはセミファーラー肢位）で実施します。

- ☑ 腰椎中間位において、椎体上面が水平近くなる腰椎を縦断する脊柱起立筋の力は腰椎椎体間に後方への剪断力として作用します[3]（図5）。

図4 トーマス テスト（Thomas test）

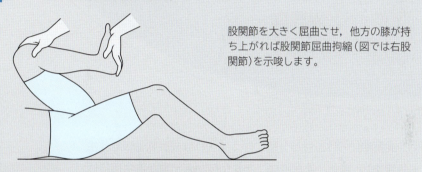

股関節を大きく屈曲させ、他方の膝が持ち上がれば股関節屈曲拘縮（図では右股関節）を示唆します。

図5 脊柱起立筋力F_mと後方への剪断力F_5

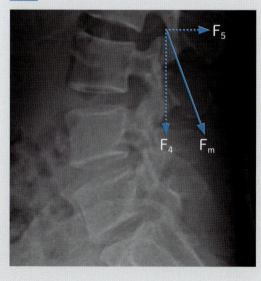

椎体上面が水平近くなる腰椎を縦断する脊柱起立筋の力は腰椎椎体間に後方への剪断力として作用します。このことは腰椎すべり症のリハビリテーションを行ううえで最も重要な知識です。

文献

1) Leone A, et al: Lumbar spondylolysis: a review. Skeletal Radiol, 40(6): 683-700, 2011.
2) Ohmori K, et al: Vertebral slip in lumbar spondylolysis and spondylolisthesis. Long-term follow-up of 22 adult patients. J Bone Joint Surg Br, 77(5): 771-773, 1995.
3) McGill SM, et al: Changes in lumbar lordosis modify the role of the extensor muscles. Clin Biomech, 15(10): 777-780, 2000.

Ⅳ-1 脊椎

二次骨化核から腰椎分離症後のすべりが続発するリスクを読む

KEYWORD 腰椎分離症，二次骨化核

関連画像 X線写真

概説

　発育期における腰椎分離に伴うすべりは成長軟骨板で発生します[1]。また，すべりは二次骨化核が未出現か癒合前には生じますが，癒合以降は進行しません。

　画像ではすべり発生のリスクを把握することを目的に，X線写真で二次骨化核▶1を観察しましょう。

▶1　二次骨化核

発育期の椎体終板には成長軟骨層が存在します（図1B）。椎体二次骨化核は小学校中・高学年から骨化が始まり，中・高校生になると骨化核は椎体と癒合して成長軟骨層が消失（図1C）し，骨が成熟します。

図1 二次骨化核の出現と癒合（矢状断面）

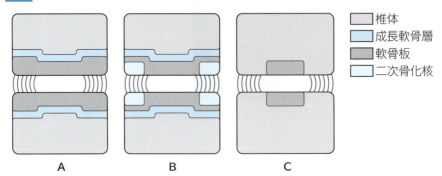

A：二次骨化核は未出現
B：隅角部に二次骨化核が出現
C：二次骨化核は癒合して成長軟骨層が消失

画像の種類: X線写真(腰椎側面像)

読影のポイント
・椎体隅角部の二次骨化核の出現または癒合を評価します（図2）。

図2 腰椎側面像(10歳代，男性)

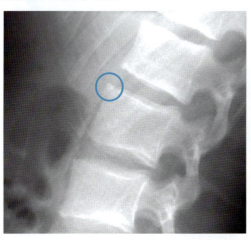

椎体隅角部の二次骨化核（ほぼ癒合しています）

Check it out

- ☑ 発育期の成長軟骨板は椎間板よりも脆弱[2]であり，ここにかかる負荷が成長軟骨障害を引き起こします[3,4]。

- ☑ 分離症後の腰椎の運動は正常とは異なるため[5]，二次骨化核が癒合していない症例に対しては，動作・作業時の姿勢や競技時のフォームを個別に指導する必要があります。

- ☑ その他，リハビリテーションに関しては，p.133「第5腰椎横突起の大きさから腰椎分離症後にすべりが続発するリスクを読む」の項目も参照してください。

文献

1) Ikata T, et al: Pathogenesis of sports-related spondylolisthesis in adolescents. Radiographic and magnetic resonance imaging study. Am J Sports Med, 24(1): 94-98, 1996.
2) Sairyo K, et al: The pathomechanism of isthmic lumbar spondylolisthesis. A biomechanical study in immature calf spines. Spine (Phila Pa 1976), 23(13): 1442-1446, 1998.
3) Sakamaki T, et al: The pathogenesis of slippage and deformity in the pediatric lumbar spine: a radiographic and histologic study using a new rat in vivo model. Spine (Phila Pa 1976), 28(7): 645-650, 2003.
4) Higashino K, et al: Vertebral rounding deformity in pediatric spondylolisthesis occurs due to deficient of endochondral ossification of the growth plate: radiological, histological and immunohistochemical analysis of a rat spondylolisthesis model. Spine (Phila Pa 1976), 32(25): 2839-2845, 2007.
5) Sakamaki T, et al: Normal and spondylolytic pediatric spine movements with reference to instantaneous axis of rotation. Spine (Phila Pa 1976), 27(2): 141-145, 2002.

IV-1 脊椎

three column theoryから脊椎の不安定性を読む

KEYWORD column concept, three column theory, middle column, 脊椎圧迫骨折

関連画像 X線写真

概説

骨の変形や神経症状を進行させる要因に脊椎の不安定性が挙げられます。脊椎の安定には骨のみならず，靱帯，椎間関節，椎間板などとそれらの機能が保たれている必要があります。

画像では脊椎の不安定性を把握することを目的に，column concept[▶1]におけるthree column theoryに基づいてmiddle columnの損傷の有無を観察しましょう。

画像の種類

X線写真（脊椎側面像）

読影のポイント

・脊椎を前方・中央・後方の3つの柱に分け，**中央の柱（middle column）** に損傷があれば不安定性があると読みます（Denisのthree column theory[1]）（図1））
・その他，脊椎の不安定性を示す画像所見を以下に示します[2]）。
　①いずれかの方向で椎体の偏位が2mm以上
　②椎弓間または棘突起間間隙の開大
　③椎間関節裂隙の開大
　④椎弓根間隙の開大
　⑤椎体後方線の破綻
　⑥罹患椎体上方の椎間腔の開大

▶1 column concept
胸腰椎骨折後の脊椎の安定性の評価に有用。Holdsworthは，脊椎を後縦靱帯を境に前後の2つの柱に分け，後縦靱帯を含む後方の柱に損傷があれば不安定性があると提唱しました（Holdsworthのtwo column theory[3]）。その後，Denisは不安定性が生じるためには後縦靱帯に加えて線維輪の損傷が必要であると証明し，脊椎を3つに分けて評価する必要性を提唱しました（Denisのthree column theory[1]）。three column theoryでは中央の柱（middle column）が安定性に大きく関与すると考え，中央の柱を含む2つ以上の柱の破綻を不安定型損傷とします[1]）。

図1 Denisのthree column theory

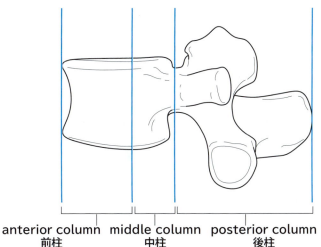

anterior column　middle column　posterior column
前柱　　　　　　中柱　　　　　　後柱

脊椎を前方・中央・後方の3つの柱に分け，特に中央の柱（middle column）が安定性に大きく関与するとされています。

Check it out

- ☑ リハビリテーションでは，最終的には動的な安定性を求めますが，動的に安定するためにはその前提として静的に安定している必要があります。

- ☑ 診断名を問わず，まずは静的な安定性に大きく関わる靭帯，椎間関節，関節包，椎間板など（図2）の損傷の有無について把握し，静的な安定性が得られていないまま動的な安定性の構築を急がないように注意しましょう。

図2 静的な安定性に大きく関わる靭帯，椎間関節，関節包，椎間板

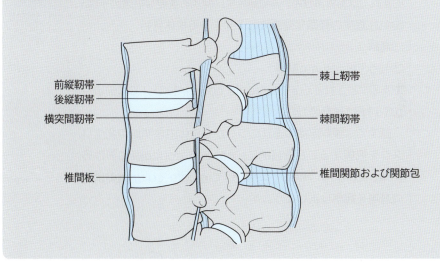

前縦靭帯
後縦靭帯
横突間靭帯
椎間板
棘上靭帯
棘間靭帯
椎間関節および関節包

文献

1) Denis F: The three column spine and its significance in the classification of acute thoracolumbar spinal injuries. Spine (Phila Pa 1976), 8(8): 817-831, 1983.
2) Daffner RH, et al: The radiologic assessment of post-traumatic vertebral stability. Skeletal Radiol. 19(2): 103-108, 1990.
3) Holdsworth F: Fractures, dislocations, and fracture-dislocations of the spine. J Bone Joint Surg Am, 52(8): 1534-1551, 1970.

Ⅳ-1 脊椎

three column theoryから椎体内偽関節のリスクを読む

KEYWORD ─ three column theory, middle column, 骨粗鬆症性椎体骨折, 偽関節

関連画像 ─ X線写真，MRI

骨粗鬆症性骨折のなかでも椎体骨折は最も頻度が高く，**胸腰椎移行部**に好発します。骨粗鬆症性椎体骨折の保存療法では13.9%[1])が椎体偽関節を形成し，腰背部痛が遷延することもまれではありません。偽関節発生に関する重要な危険因子は，
①ADL程度の軽微な受傷機転で発生する椎体骨折
②高齢
③middle column損傷
である[2])とされています（middle columnについては前項目p.141図1を参照）。

画像では腰背部痛の遷延につながる椎体内偽関節の発生リスクを把握することを目的に，column conceptにおけるthree column theoryに基づいてmiddle columnの損傷の有無を観察しましょう。

画像の種類　X線写真（腰椎側面像），MRI（T2強調矢状断像）

・偽関節発生の危険因子である，Denisのthree column theory[3)]（前項の図1）における**middle column損傷の有無**を読みます（図1）。

142

図1 第1腰椎椎体圧迫骨折（60歳代，女性）

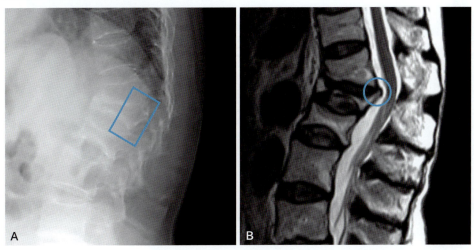

A：X線写真　腰椎側面像。anterior columnとともに明らかなmiddle column（□）の損傷を認めます。
B：MRI T2強調矢状断像。椎体後縁が背側へ膨隆（○）していることも観察できます。

Check it out

- ☑ 一般的に脊髄の末端は第1腰椎と第2腰椎の間に位置するとされていますが，高齢者では椎間板高の狭小化により円錐部が脊柱に対して尾側へ移動しているため，椎体高位と髄節に定まった位置関係が存在しません[4]。

- ☑ 胸腰椎移行部は脊髄（円錐上部，円錐部）と馬尾の移行部でもあり，1つの脊椎高位に複数の髄節が存在するため，胸腰椎移行部で生じる神経症状は複雑なものになります。

- ☑ 脊椎の不安定性により神経症状が生じるリスクが高いことを念頭に置き，患部に対して安易に直接的なアプローチを行わないように注意しましょう。

- ☑ 円錐上部症候群では下垂足が特徴であり，Babinski徴候を示します。

- ☑ 円錐症候群では運動麻痺はなく深部腱反射も保たれますが，肛門周囲のサドル型知覚障害と重度の排尿障害が生じます。

- ☑ 馬尾症候群では間欠性跛行が特徴的であり，加えて肛門括約筋不全，肛門周囲の知覚障害，膀胱直腸障害の3徴候がみられます。円錐上部症候群と同様に下垂足が生じますが，馬尾であるためBabinski徴候は示さないことを覚えておきましょう。

文献

1) 種市 洋，ほか：骨粗鬆症性椎体圧潰（偽関節）発生のリスクファクター解析．臨整外，37(4)：437-442，2002．
2) 種市 洋：骨粗鬆症性椎体骨折の予後と椎体圧潰・偽関節発生のリスクファクター．関節外科，29(5)：537-542，2010．
3) Denis F: The three column spine and its significance in the classification of acute thoracolumbar spinal injuries. Spine (Phila Pa 1976), 8(8): 817-831, 1983.
4) Toribatake Y, et al: The epiconus syndrome presenting with radicular-type neurological features. Spinal Cord, 35(3): 163-170, 1997.

IV-1 脊椎

cleftから椎体内偽関節と腰背部痛の遷延を読む

KEYWORD 骨粗鬆症性椎体骨折，cleft，偽関節

関連画像 X線写真，CT

概説

骨粗鬆症性椎体骨折は偽関節を形成し，異常可動性（不安定性）が生じて腰背部痛が遷延することも少なくありません。
画像では異常可動性による腰背部痛の遷延を予防することを目的に，X線写真，CTから椎体内偽関節を示唆するcleftの有無を観察しましょう。

画像の種類

X線写真，CT（矢状断および冠状断像）

読影のポイント

・X線写真やCTでは楔状変形した椎体内にcleft▶1（ガス亀裂）を明瞭な骨透亮像として観察できます[1]（図1）。
・偽関節が形成されると，仰臥位で撮影された画像において，椎体内の異常可動性によりcleftの前部が開大するため観察しやすくなります。

▶1 cleft (intravertebral vacuum cleft)
クレフト。椎体骨折後の偽関節部に形成される椎体内ガス亀裂。偽関節の異常可動性により仰臥位になるとcleftの前部が大きく開大するため，仰臥位で撮影されるX線写真やCTでは空気と同様に明瞭な骨透亮像として映ります[1]。また，仰臥位になるとガスが液体に置換されるため[5]，MRIのT2強調画像では高信号として観察できます。

図1 椎体圧迫骨折後の偽関節（70歳代，女性）

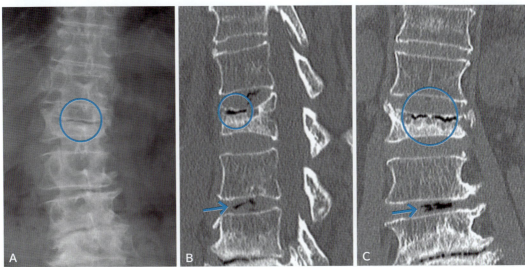

A：**X線写真 正面像**。椎体内に骨透亮像としてcleftを観察できます（○）。
B：**CT矢状断像**。椎体内に明瞭な骨透亮像としてcleftを観察できます（○）。
C：**CT冠状断像**。椎間骨軟骨症によると思われる椎間板内のガスも認めます（→）。

Check it out

- ☑ 3％と少ないですが，遅発性神経麻痺の発生も報告[2]されているため，保存療法例では異常可動性（不安定性）を助長しかねない過度な脊椎の運動や重量物の運搬は控えてもらいます。

- ☑ 閉経後女性の骨粗鬆症に対しては，有酸素運動やウォーキング[3]，筋力訓練や荷重と筋力訓練の複合運動[4]が骨密度維持・増加に有用です。

- ☑ 高齢者に対しては骨密度維持・増加よりも，転倒予防を目的とした運動療法を実施することが望ましいです。

文献

1) 武政龍一，ほか：骨粗鬆症性椎体骨折癒合不全の簡易な画像診断法—仰臥位側面像撮影の有用性—. 中部整災誌，49(4): 705-706, 2006.
2) 種市 洋，ほか：骨粗鬆症性椎体圧潰（偽関節）発生のリスクファクター解析. 臨整外, 37(4): 437-442, 2002.
3) Bonaiuti D, et al: Exercise for preventing and treating osteoporosis in postmenopausal women. Cochrane Database Syst Rev, (3): CD000333, 2002.
4) Howe TE, et al: Exercise for preventing and treating osteoporosis in postmenopausal women. Cochrane Database Syst Rev, 6(7): CD000333, 2011.
5) Malghem J, et al: Intravertebral vacuum cleft: changes in conte after supine positioning. Radiology, 187(2): 483-487, 1993.

IV-1 脊椎
椎体終板の変性から腰部の痛みを読む

KEYWORD 椎体終板変性, Modic change, 椎間板性腰痛

関連画像 MRI

概説

　正常な椎間板はその周囲にしか感覚神経は存在しません。しかし，変性した椎間板には自由神経終末が内層にまで侵入し，これが椎間板性腰痛の原因となります[1,2]。また，椎間板の変性に伴って椎体終板にも変性性変化が生じます（椎体終板変性Modic change）[3]。椎体終板の変性は進行度合いからType1～Type3に分けることができ，特にType 1は腰痛と不安定性を生じやすいとされています[4]。

　画像では特に**痛みと不安定性を発生・残存させやすい椎体終板変性のType 1を特定する**ことを目的に，MRIから椎体終板の信号変化を観察して椎体終板変性を分類しましょう。

画像の種類

MRI（T1およびT2強調矢状断像）

読影のポイント

・MRIで椎体終板を観察し，T1強調画像，T2強調画像でそれぞれの信号から 表1 のようにType 1～3（図1～3）に分類します。

表1 椎間板変性による椎体終板の変化（Modic分類）

	T1 強調画像	T2 強調画像
Type 1	低信号	高信号
Type 2	高信号	高信号
Type 3	低信号	低信号

（文献5より引用）

図1 Modic change Type 1（40歳代，男性）

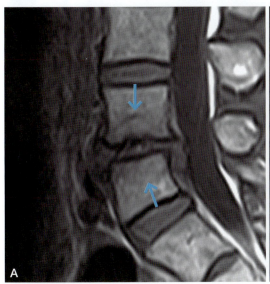
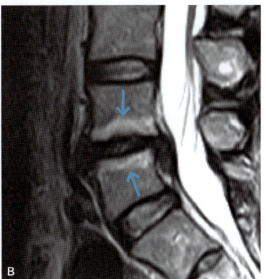

A：T1強調画像。椎体終板は低信号を示します（→）。
B：T2強調画像。椎体終板は高信号を示します（→）。

図2 Modic change Type 2（40歳代，女性）

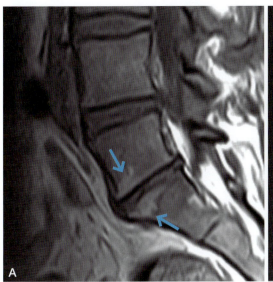
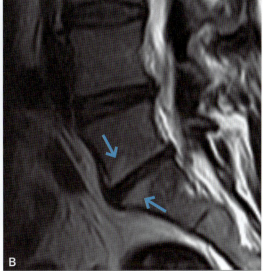

A：T1強調画像。椎体終板は高信号を示します（→）。
B：T2強調画像。椎体終板は高信号を示します（→）。

図3 Modic change Type 3（70歳代，女性）

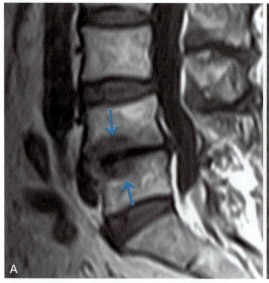
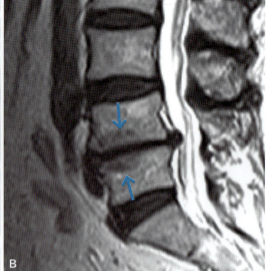

A：T1強調画像。椎体終板は低信号を示します（→）。
B：T2強調画像。椎体終板は低信号を示します（→）。

Check it out

- ☑ Type 1およびType 2は炎症性サイトカインが発現し，自由神経終末が増生しやすくなります[6]。

- ☑ Type 1は腰痛だけでなく，不安定性をも生じやすいですが，14〜36カ月でType 2に移行して安定します[4]。

- ☑ 椎間板性腰痛に対する手術療法では固定術で一定の効果が認められている[7]ため，保存療法では可動性よりも安定性向上を目的とした運動療法を実施しましょう。

- ☑ ADL指導では，特にType 1の患者に対しては椎体終板や椎間板に負荷のかかる前屈運動・動作を控えてもらいます。

- ☑ 腰椎椎間板はL2後根神経節の支配を受けるため，関連痛が鼠径部に出現しやすくなります[8]。

文献

1) Shinohara H: Lumbar disc lesion, with special reference to the histological significance of nerve endings of the lumbar discs. Nihon Seikeigeka Gakkai Zasshi, 44(8): 553-570, 1970.
2) Burke JG, et al: Intervertebral discs which cause low back pain secrete high levels of proinflammatory mediators. J Bone Joint Surg Br, 84(2): 196-201, 2002.
3) Modic MT, et al: Degenerative disk disease: assessment of changes in vertebral body marrow with MR imaging. Radiology, 166(1 Pt 1): 193-199, 1988.
4) Toyone T, et al: Vertebral bone-marrow changes in degenerative lumbar disc disease. An MRI study of 74 patients with low back pain. J Bone Joint Surg Br, 76(5): 757-764, 1994.
5) Jensen TS, et al: Vertebral endplate signal changes (Modic change): a systematic literature review of prevalence and association with non-specific low back pain. Eur Spine J, 17(11): 1407-1422, 2008.
6) Ohtori S, et al: Tumor necrosis factor-immunoreactive cells and PGP 9.5-immunoreactive nerve fibers in vertebral endplates of patients with discogenic low back Pain and Modic Type 1 or Type 2 changes on MRI. Spine (Phila Pa 1976), 31(9): 1026-1031, 2006.
7) Fritzell P, et al: Chronic low back pain and fusion: a comparison of three surgical techniques: a prospective multicenter randomized study from the Swedish lumbar spine study group. Spine (Phila Pa 1976), 27(11): 1131-1141, 2002.
8) Oikawa Y, et al: Lumbar disc degeneration induces persistent groin pain. Spine (Phila Pa 1976), 37(2): 114-118, 2012.

IV-2 肩関節

肩峰骨頭間距離から
腱板機能障害
を読む

KEYWORD __ 肩峰骨頭間距離，腱板断裂

関連画像 __ X線写真

概説

　腱板断裂症例のX線写真では上腕骨頭の上方偏位が生じます。断裂した腱板が直接描出されるわけではないため断裂を断定することはできませんが，少なくとも腱板機能の著しい低下があることは想定して，リハビリテーションを実施しなければなりません。

　画像では腱板機能の評価を目的に，X線写真で肩峰骨頭距離を計測しましょう。

画像の種類

X線写真（肩関節正面像）

読影のポイント

- 肩峰と骨頭の距離を計測します（図1）。
- 正常値は9〜10mm（男性6.6〜13.8mm，女性7.1〜11.9mm）[1]。ただし，値については多くの報告があり，Golding[2]は7mm以下，Cotton[3]や宮沢[4]は6mm以下，Weiner[5]は5mm以下を異常と報告している。

図1 X線写真肩関節正面像（90歳代，女性）

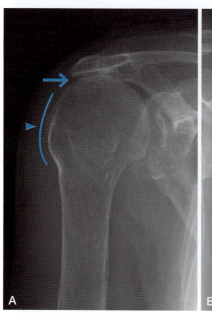
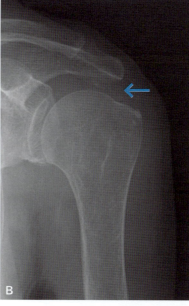

肩峰骨頭間距離の狭小化，上腕骨の上方転位，大結節の縮小，上腕骨頭の球形化を認めます。いずれも腱板断裂の慢性期の所見です。

A：右肩関節。肩峰骨頭間距離（→）は2.4mm。大結節の鈍化（▶）も慢性的な腱板断裂の所見とされています。

B：左肩関節。肩峰骨頭間距離（→）は10.0mm。

Check it out

- ☑ 上腕二頭筋を収縮させることで上腕骨頭の上方偏位を抑えることが可能です[6]。

- ☑ 腱板断裂症例の45％に上腕二頭筋長頭腱の不安定性が認められ，腱板断裂範囲が広いほど上腕二頭筋長頭腱の不安定性も大きくなります[7]。

- ☑ 夜間痛を有する腱板断裂患者は前上腕回旋動脈の血流速が上昇し，血管抵抗値は低下しています[8]。

- ☑ 超音波ドプラ像はアンカーの影響を受けずに評価できるため，術後の血流動態，炎症部位の局在を評価するのに有用です[9]。

文献

1) Petersson CJ, et al: The subacromial space in normal shoulder radiographs. Acta Orthop Scand, 55(1): 57-58, 1984.
2) GOLDING FC: The shoulder--the forgotten joint. Br J Radiol, 35: 149-158, 1962.
3) Cotton RE, et al: Tears of the humeral rotator cuff; a radiological and pathological necropsy survey. J Bone Joint Surg Br, 46: 314-328, 1964.
4) 宮沢知修, ほか：肩峰骨頭間距離の臨床的意義. 肩関節, 13(2): 247-251, 1989.
5) Weiner DS, et al: Superior migration of the humeral head. A radiological aid in the diagnosis of tears of the rotator cuff. J Bone Joint Surg Br, 52(3): 524-527, 1970.
6) Kido T, et al: The depressor function of biceps on the head of the humerus in shoulders with tears of the rotator cuff. J Bone Joint Surg Br, 82(3): 416-419, 2000.
7) Lafosse L, et al: Anterior and posterior instability of the long head of the biceps tendon in rotator cuff tears: a new classification based on arthroscopic observations. Arthroscopy, 23(1): 73-80, 2007.
8) 寺林伸夫, ほか：肩関節周囲血流と臨床症状との関連－超音波ドプラ法を用いた夜間痛のある腱板断裂の血流評価－. 関節外科, 31(7): 734-740, 2012.
9) 杉本勝正, ほか：パワードップラー法による肩関節の観察. 肩関節, 25(3): 467-469, 2001.

Ⅳ-2 肩関節

Goutallier分類から腱板修復術後再断裂のリスクを読む

KEYWORD 腱板断裂，棘上筋脂肪浸潤，腱板修復術後再断裂

関連画像 MRI

概説

　肩腱板断裂の手術では一次修復が第1選択とされつつも，大断裂や広範囲断裂症例では術後再断裂の可能性が高い[1]とされています。特に，陳旧性腱板断裂は一次修復不能なほどに筋萎縮や脂肪浸潤が著しい[2]ために，一次修復の実施そのものが難しい場合も少なくありません[3]。また，再断裂は術後成績を左右する[4]ため，修復術後のリハビリテーションでは再断裂のリスクについて十分に情報を収集して安全に運動療法を実施しなければなりません。
　画像では修復術後の再断裂のリスクを把握することを目的に，MRIでGoutallier分類[5]に基づいて筋萎縮と脂肪浸潤を観察しましょう。

画像の種類

MRI（T1強調斜位矢状断像）

読影の
ポイント

- 棘上窩にある棘上筋をY viewが描出される断面で観察します。
- 棘上筋の筋萎縮と脂肪浸潤の程度により，Goutallier分類に基づいて5つのstageに分類します（図1）。
- GoutallierはCTでの評価を提唱しましたが，後にFuchsら[6]によりMRIでの評価でも再現性が保たれることが立証され，現在ではMRIでの評価が一般的です。

図1 棘上筋の筋萎縮（⋯）と脂肪浸潤（○）の評価（MRI T1強調斜位矢状断像）

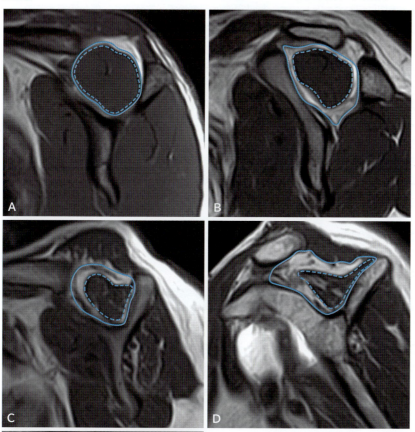

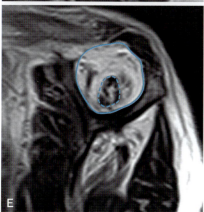

Goutallier分類で0〜4の5つのstageで分類されます。
A stage 0：脂肪浸潤なし
B stage 1：軽度の脂肪浸潤と筋萎縮
C stage 2：筋よりも脂肪浸潤の範囲が狭い
D stage 3：筋と脂肪浸潤の範囲が同等
E stage 4：筋よりも脂肪浸潤の範囲が広い

Check it out

- ☑ 経過が長く，患者が高齢であるほど脂肪浸潤は高度となります[7,8]。

- ☑ Goutallier分類でstage 3または4では，修復術での十分な修復は難しく[9]，三幡ら[3]はstage 2では再断裂を認めなかったのに対して，stage 3では14%（7肩中1肩），stage 4では50%（2肩中1肩）に術後再断裂が認められたことを報告しています。

- ☑ 引込み（retraction）が大きいほど，Goutallier分類のstageが高いです[9]。

- ☑ 修復術が適切に行われたとしても，脂肪浸潤は回復せず，筋萎縮も一部が回復するのみであり，筋の脂肪浸潤と萎縮は不可逆的変化です[10]。

- ☑ 修復術後に17%（113例中19例）が平均19.2週で再断裂に至りました[15]。

- ☑ 腱板修復術後のリハビリテーションでは，損傷の程度や術式などによりリハビリテーションプロトコルが調整される必要があります[16]。

- ☑ 大泉ら[17]は術後リハビリテーションとして安全かつ効果的な「stepped rehabilitation」▶1を提唱しており，臨床成績が良好であったことに加え，再断裂が3.4〜13.8%と比較的少なかったことを報告しています。

- ☑ 術後の再断裂発生頻度を表1に示します。

表1 術後再断裂の発生頻度

再断裂発生頻度	評価方法	報告者
90%	関節造影	Calvert PT ら[11]
20%	超音波	Harryman DT 2nd ら[1]
24%	超音波	Gazielly DF ら[12]
32%	MRI	Knudsen HB ら[13]
21.7%	MRI	菅谷ら[14]

▶1 **stepped rehabilitation**
大泉（整形外科医）らが提唱し，腱板断裂の程度や術式，術中の腱および骨の質に応じて3グループ（表2）に分け，それぞれで術後外固定期間や後療法の開始時期を変えるリハビリテーション。stepped rehabilitationでは，①リハビリテーション中の疼痛による筋スパズムを抑制，②拘縮が生じる前に骨頭の烏口肩峰アーチへの取り込み獲得，③装具固定中の修復筋以外の筋力低下予防，を主な目的として滑車運動や療法士による他動運動は一切行いません。

表2 stepped rehabilitationにおける分類

	腱板縫合	腱板・骨の質
Group 1	なし or 側側縫合	
Group 2	骨への一次修復可能	良好
Group 3	骨への一次修復可能 or 一次修復不能（筋腱移行術）	不良

（文献17より引用）

文献

1) Harryman DT 2nd, et al: Repairs of the rotator cuff. Correlation of functional results with integrity of the cuff. J Bone Joint Surg Am, 73(7): 982-989, 1991.
2) Goutallier D, et al: Fatty infiltration of disrupted rotator cuff muscles. Rev Rhum Engl Ed, 62(6): 415-422, 1995.
3) 三幡輝久, ほか：腱板広範囲断裂における脂肪浸潤：修復可否判定に役立つか. 肩関節, 36(1): 180-274, 2011.
4) Goutallier D, et al: Influence of cuff muscle fatty degeneration on anatomic and functional outcomes after simple suture of full-thickness tears. J Shoulder Elbow Surg, 12(6): 550-554, 2003.
5) Goutallier D, et al: Fatty muscle degeneration in cuff ruptures. Pre- and postoperative evaluation by CT scan. Clin Orthop Relat Res, (304): 78-83, 1994.
6) Fuchs B, et al: Fatty degeneration of the muscles of the rotator cuff: assessment by computed tomography versus magnetic resonance imaging. J Shoulder Elbow Surg, 8(6): 599-605, 1999.
7) Melis B, et al: Muscle fatty infiltration in rotator cuff tears: descriptive analysis of 1688 cases. Orthop Traumatol Surg Res, 95(5): 319-324, 2009.
8) Kany J, et al: Rotator cuff tear imaging in patients over 70 years: specific MRI findings?. Orthop Traumatol Surg Res, 99(8 Suppl): S385-390, 2013.
9) Meyer DC, et al: Quantitative analysis of muscle and tendon retraction in chronic rotator cuff tears. Am J Sports Med, 40(3): 606-610, 2012.
10) Gerber C, et al: Correlation of atrophy and fatty infiltration on strength and integrity of rotator cuff repairs: a study in thirteen patients. J Shoulder Elbow Surg, 16(6): 691-696, 2007.
11) Calvert PT, et al: Arthrography of the shoulder after operative repair of the torn rotator cuff. J Bone Joint Surg Br, 68(1): 147-150, 1986.
12) Gazielly DF, et al: Functional and anatomical results after rotator cuff repair. Clin Orthop Relat Res, (304): 43-53, 1994.
13) Knudsen HB, et al: Functional and magnetic resonance imaging evaluation after single-tendon rotator cuff reconstruction. J Shoulder Elbow Surg, 8(3): 242-246, 1999.
14) 菅谷啓之, ほか：単層固定法における鏡視下腱板修復術の成績－術後1年のMRI所見と手術成績－. 肩関節, 27(2): 233-236, 2003.
15) Iannotti JP, et al: Time to failure after rotator cuff repair: a prospective imaging study. J Bone Joint Surg Am, 95(11): 965-971, 2013.
16) Conti M, et al: Post-operative rehabilitation after surgical repair of the rotator cuff. Chir Organi Mov, 93(Suppl 1): S55-63, 2009.
17) 大泉尚美, ほか：腱板断裂術後後療法. MB Orthopaedics, 25(11): 59-66, 2012.

Ⅳ-2 肩関節

筋の厚さから棘上筋の萎縮を読む

KEYWORD __ 腱板断裂，棘上筋萎縮

関連画像 __ MRI

概説

腱板断裂患者の棘上筋には脂肪浸潤とともに萎縮が生じます。いうまでもなく，棘上筋は肩関節の機能において重要な筋ですが，棘上筋の萎縮は修復術後にも一定程度は進行し[1]，術後の機能回復に影響を及ぼします。

画像では，棘上筋の萎縮を定量的に把握することを目的に，MRIで棘上筋の厚さを計測しましょう。

画像の種類

MRI（T2強調斜位冠状断像）

読影のポイント

・関節窩中央を通るスライスで棘上筋の厚さを計測します[2]（図1）。

図1 棘上筋の厚さの計測（MRI T2強調画像，40歳代，女性）

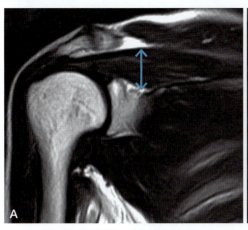
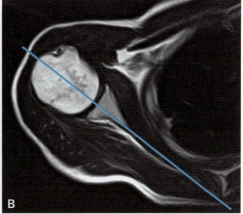

A：**T2強調斜位冠状断像**。棘上筋の厚さは19.2mm。
B：**T2強調横断像**。斜位冠状断のスライスが関節窩の中央を通っているかを横断像で確認します。

Check it out

- ☑ 同部位での棘上筋の厚さが18mm以上であれば，断裂した腱板を一次修復できる可能性が高いです[2]。
- ☑ 棘上筋の筋萎縮によって腱板断裂のサイズを予測することが可能です[3]。
- ☑ 腱板断裂後の脂肪浸潤は年齢および重症度と関連しますが，筋萎縮は年齢（高齢）と関連します[4]。
- ☑ 断裂部で深層と浅層の間の剥離を層間剥離（delamination）[▶1]とよび，これが棘上筋で生じたものをPASTA（partial articular supraspinatus tendon avulsion）lesion[5]といいます。
- ☑ 棘上筋の脂肪浸潤と筋萎縮の評価は，超音波診断装置でも可能です[6, 7]。

▶1 層間剥離（delamination）
文字通り腱板の層間で剥離が生じている状態です。投球動作やテニスのサーブなどによる関節内後上方での摩擦により生じやすく，全層断裂と部分断裂のいずれでもみられますが，部分断裂の先行により引込み（retraction）が生じやすいです。

文献

1) Lhee SH, et al: Does magnetic resonance imaging appearance of supraspinatus muscle atrophy change after repairing rotator cuff tears?. J Shoulder Elbow Surg, 26(3): 416-423, 2017.
2) 村 成幸，ほか：腱板広範囲断裂に対する一時修復の可否は術前予測可能か？. 肩関節，23(3): 391-395, 1999.
3) Rulewicz GJ, et al: Supraspinatus atrophy as a predictor of rotator cuff tear size: an MRI study utilizing the tangent sign. J Shoulder Elbow Surg, 22(6): e6-10, 2013.
4) Barry JJ, et al: The relationship between tear severity, fatty infiltration, and muscle atrophy in the supraspinatus. J Shoulder Elbow Surg, 22(1): 18-25, 2013.
5) Spargoli G: Partial articular supraspinatus tendon avulsion (pasta) lesion. current concepts in rehabilitation. Int J Sports Phys Ther, 11(3): 462-481, 2016.
6) Khoury V, et al: Atrophy and fatty infiltration of the supraspinatus muscle: sonography versus MRI. AJR Am J Roentgenol, 190(4): 1105-1111, 2008.
7) Strobel K, et al: Fatty atrophy of supraspinatus and infraspinatus muscles: accuracy of US. Radiology, 237(2): 584-589, 2005.

IV-2 肩関節

筋の厚さから棘下筋の萎縮を読む

KEYWORD 腱板断裂, 棘下筋萎縮

関連画像 MRI

概説

棘下筋は肩甲骨の棘下窩と肩甲棘下面から起始し, 停止部付近では棘上筋腱と癒合して[1], 大結節上面の前端部にかけて広く停止します[2]。そのため, 棘下筋は大半の腱板断裂に関係していると考えられ, **「棘下筋こそが腱板断裂において最も重要な断裂腱である」**[3]ともいわれます。

画像では棘下筋の萎縮を定量的に把握することを目的に, MRIで棘下筋の厚さを計測しましょう。

画像の種類

MRI(T2強調横断像)

読影のポイント

・棘下筋が最も厚く映るスライスで厚さを計測します[4] (図1)。

図1 棘下筋の厚さを計測する（MRI，40歳代，女性）

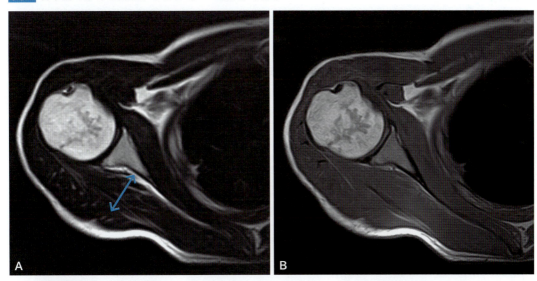

A：T2強調横断像。棘下筋の厚さは19.8 mm。
B：T1強調横断像。T2強調画像（A）で棘下筋と肩甲骨または三角筋の境が不鮮明であれば，T1強調画像を併用します。

 個人差（体格差）を補正して異なる対象者で筋の厚みを比較する場合，補正に適切な指標はありますか？

村ら[4]は個人差を補正するため肩甲骨関節窩の幅を指標とし，これで除した値を求めています。

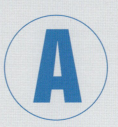

> **Check it out**
>
> ☑ 棘下筋の厚さが14mm以上であれば断裂した腱板を一次修復[▶1]できる可能性が高いです[4]。
>
> ☑ 棘下筋は肩甲棘下面から起始する横走線維と，棘下窩から起始する斜走線維からなり，それぞれ解剖学的に独立しています。横走線維は薄い腱膜として斜走線維の上半部からなる腱性部に合流します[5]（図2）。

図2 棘下筋の横走部と斜走部（MRI T1強調斜位矢状断像）

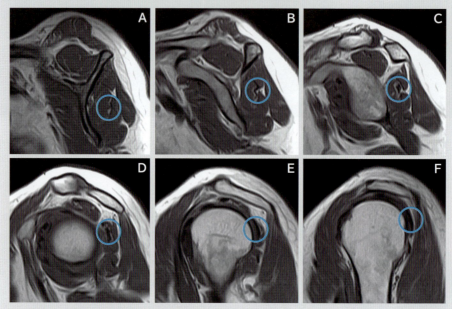

斜走部の上半部内に強固な筋内腱が走行しています。

▶1 一次修復
腱板断裂の手術においては，断裂した腱板を解剖学的な位置に戻す（修復する）手術方法のことを指します。一次修復が不可能であれば大腿筋膜などによるパッチ修復術や部分修復術などが選択されます。一次修復には断裂した腱板（筋）に一定の長さと伸張性が必要となります。

文献

1) Clark JM, et al: Tendons, ligaments, and capsule of the rotator cuff. Gross and microscopic anatomy. J Bone Joint Surg Am, 74(5): 713-725, 1992.
2) Minagawa H, et al: Humeral attachment of the supraspinatus and infraspinatus tendons: an anatomic study. Arthroscopy, 14(3): 302-306, 1998.
3) 松木圭介，ほか：棘下筋こそが腱板断裂において最も重要な断裂腱である．肩関節，31(2): 213-215, 2007.
4) 村 成幸，ほか：腱板広範囲断裂に対する一時修復の可否は術前予測可能か？．肩関節，23(3): 391-395, 1999.
5) Kato A, et al: An anatomical study of the transverse part of the infraspinatus muscle that is closely related with the supraspinatus muscle. Surg Radiol Anat, 34(3): 257-265, 2012.

IV-2 肩関節
腱板断裂筋の筋腹から筋損傷（肉ばなれ）を読む

KEYWORD 外傷性腱板断裂，肉ばなれ

関連画像 MRI

概説

　筋損傷は鈍的外傷による筋挫傷と筋の過緊張による，いわゆる肉ばなれ[1]に分けられます。

　肉ばなれは筋の強力かつ瞬発的な遠心性収縮により生じやすいとされています[2]。一般的には，下肢の筋において発生することがよく知られていますが[3]，肩関節では転倒時に手をついたり，手すりなどにつかまることによって生じることがあり[4]，外傷性腱板断裂に合併することがあります。リハビリテーションでは，断裂した腱板のみに気をとられて筋損傷(肉ばなれ)を見逃すことがないように注意しましょう。

　画像では運動時痛の原因となりうる筋損傷（肉ばなれ）の把握を目的に，MRIで腱板断裂筋の筋腹を観察しましょう。

画像の種類

MRI（T2強調斜位矢状断および横断像）

読影のポイント

・T2強調画像で筋腹における信号上昇の有無を観察します（図1）。
・MRI所見で，軽度の浮腫性変化は軽症，限局性の信号上昇であれば中等症，腱が欠損していれば重症と分類されます。
・筋損傷の重症度とMRI所見を表1に示します。

図1 外傷性腱板断裂（MRI，40歳代，男性）

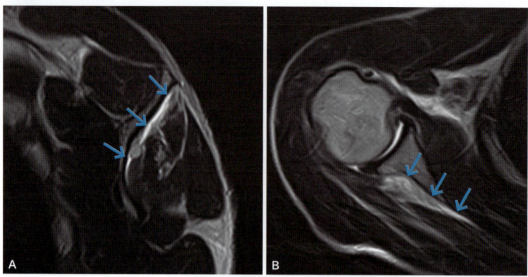

棘下筋に限局性の高信号を認めるgrade 2（中等）の筋損傷です。

A：T2強調斜位矢状断像。棘下筋横走線維と斜走線維の一部に筋膜に沿って高信号（→）を認めます。
B：T2強調横断像。限局性の高信号を認めます。

表1 筋損傷の重症度とMRI所見

	MRI所見	病態
grade 1（軽症）	筋の軽度の腫張と浮腫性変化	筋腱移行部の浮腫や損傷 筋機能障害を伴わない
grade 2（中等症）	限局性の異常信号（浮腫・出血） 筋の一部不連続性	筋腱移行部の部分断裂
grade 3（重症）	腱の明瞭な欠損と血腫	筋腱移行部の完全断裂

（文献5より引用）

Check it out

- ☑ 腱板断裂のリハビリテーションでは，中高齢者に多い変性に伴う断裂では筋萎縮を，若年者では外傷に伴う筋損傷を念頭に置く必要があります。

- ☑ 肉ばなれは，若年者では大腿に多く大腿直筋や大腿二頭筋長頭，半腱様筋，半膜様筋に，中高年者では下腿に多く腓腹筋内側頭に好発します。

grade 1の浮腫性変化とgrade 2の異常信号とは，具体的にどのように違うのですか？

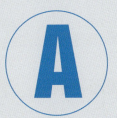

　筋損傷では炎症などにより筋内に「水」が滲出します。この「水」の量が信号の違いとなります。具体的には，grade 1の浮腫性変化とは刷毛ではいたような線状の高信号です。grade 2の異常信号とは図1で示したように，ある程度の広さをもった高信号です。しかしその高信号は筋全体に及ぶことはなく，あくまでも一部分にとどまります（限局性）。ちなみに，コンパートメント症候群では同一コンパートメント内の筋全体的の信号が，T2強調画像でほぼ均一に中等度上昇します。また，末梢神経障害では脱神経の所見として筋の信号がT2強調画像で上昇しますが，神経の再支配により信号は正常に戻ります。

文献

1) Noonan TJ, et al: Muscle strain injury: diagnosis and treatment. J Am Acad Orthop Surg, 7(4): 262-269, 1999.
2) Garrett WE Jr: Muscle strain injuries: clinical and basic aspects. Med Sci Sports Exerc, 22(4): 436-443, 1990.
3) Garrett WE Jr: Muscle strain injuries. Am J Sports Med, 24(6 Suppl): S2-8, 1996.
4) Iwamoto J, et al: Muscle strain of the subscapularis muscle: a case report. Keio J Med, 56(3): 92-95, 2007.
5) De Smet AA: Magnetic resonance findings in skeletal muscle tears. Skeletal Radiol, 22(7): 479-484, 1993.

IV-2 肩関節

関節唇から肩関節不安定性を読む

KEYWORD 関節唇損傷，不安定肩，疼痛肩

関連画像 MRI

概説

関節唇は関節窩の全周を取り巻くことで浅い関節窩を2倍程度深くし[1]，肩関節の安定に関与します。

肩関節脱臼の95％は前方脱臼であり，脱臼の際に関節窩前下部の関節唇を含む前方支持組織（骨膜，関節包，下関節上腕靱帯）が破綻します（Bankart lesion▶1）。このために肩関節の安定性は低下し，特に若年者や活動的な患者ほど反復性肩関節脱臼（肩関節前方不安定症）へと移行してしまうリスクが高いとされています[2, 3]。

画像では肩関節の不安定性を把握することを目的に，MRIで関節唇を観察しましょう。

▶1 **Bankart lesion**
肩関節前方脱臼に伴う関節窩前下方付近に生じる損傷の総称。具体的には下記のいずれかを含む損傷です。
①前下方の関節唇の剥離，欠損
②骨膜または関節包の剥離
③下関節上腕靱帯の断裂，弛緩

画像の種類

MRI（T2強調斜位冠状断および横断像など）

読影のポイント

・正常な関節唇は三角形または楔形に突出する構造として低信号で描出されます。輪郭の不整や信号の上昇は関節唇の損傷を示唆します。
・関節唇に損傷がある場合，そこに「水」が入り込むことにより低信号の関節唇に高信号の亀裂が入るため，関節唇損傷でもやはり「水」を高信号で示す**T2強調画像**が検出に優れ

ます（図1）。
・斜位冠状断では主に上方関節唇を観察します（図2）。
・横断像では主に前方および後方関節唇を観察します（図3）。
・斜位矢状断像では全周性に剥離の有無を観察します（図4）。

図1 T2強調画像では低信号の関節唇に高信号の亀裂が入る（右）

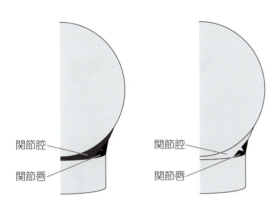

病変とその周囲の信号の明るさに差をつけることで病変を検出します。
どの部位においてもMRI読影（撮像）の基本です。

図2 T2強調斜位冠状断像（60歳代，男性）

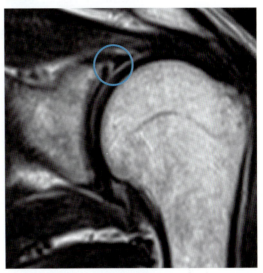

斜位冠状断像で上方関節唇を観察します。関節唇の基部に正常の関節唇下間隙を認めます（○）。

図3 T1強調横断像（40歳代，男性）

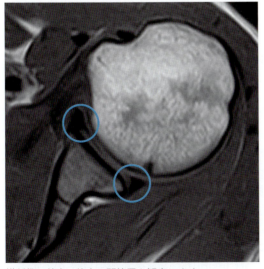

横断像で前方・後方の関節唇を観察します。
関節唇が三角形に突出する構造として低信号（○）で描出されています。
（関節唇を観察しやすいように図ではT1強調画像を提示）

図4 T1強調斜位矢状断像（40歳代，男性）

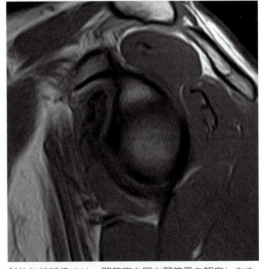

斜位矢状断像では，関節窩を囲む関節唇を観察します。
（関節唇を観察しやすいように図ではT1強調画像を提示）

☑ 千葉ら[4)]はMR関節造影の関節唇所見を図5の8タイプに分類し，各タイプの関節鏡所見について報告しています．それによると，前方関節唇中下部の⑧absent，⑥complete detach，④partial detach-1，後方関節唇の⑥complete detach，上方関節唇の⑥complete detach，⑤partial detach-2では高頻度に損傷が認められたのに対して，前方関節唇下部，後方関節唇の②round，上方関節唇の④partial detach-1はほとんど正常であったとしています．

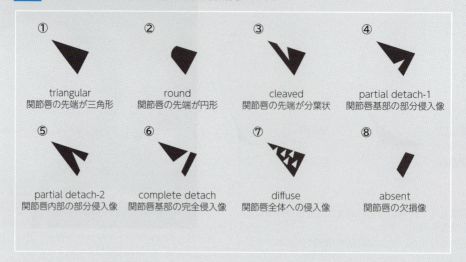

図5 千葉らによるMR関節造影の関節唇所見8タイプ

① triangular 関節唇の先端が三角形
② round 関節唇の先端が円形
③ cleaved 関節唇の先端が分葉状
④ partial detach-1 関節唇基部の部分侵入像
⑤ partial detach-2 関節唇内部の部分侵入像
⑥ complete detach 関節唇基部の完全侵入像
⑦ diffuse 関節唇全体への侵入像
⑧ absent 関節唇の欠損像

造影剤がどのように関節唇に侵入しているかによって8タイプに分けています．(文献4より引用)

☑ 関節唇損傷には多くのバリエーションがあります．代表的なものを以下に示します．
前方関節唇にみられて前方不安定性に関係するもの
①Bankart lesion：関節窩前下部の関節唇を含む前方支持組織(骨膜，関節包，下関節上腕靱帯)が破綻します．これとほぼ同一機序で同時にHill-Sachs lesion[▶2]を伴いやすいです．
②ALPSA lesion：関節唇が骨膜とともに剥離します．MRI横断像では関節唇が本来の位置から剥がれ落ちて(引込まれて)いるように観察されます．
③GLAD (glenolabral articular disruption) lesion：関節唇が基部の軟骨とともに剥離します．MRI横断像では軟骨の亀裂とともに観察されます．
④HAGL (humeral avulsion of glenohumeral ligament) lesion：腋窩嚢を形成する下関節上腕靱帯の上腕骨側の付着部の剥離です．正常なMRI斜位冠状断では腋窩嚢のたるみが「U」型にみえるが，剥離例では「J」型となります(J-sign[5)])．肩甲下筋腱の損傷を伴うことが多いです[6)]．

後方関節唇にみられて後方不安定性に関係するもの
①reverse Bankart lesion：Bankart lesionが関節窩後方で生じたものです．reverse Hill-Sachs lesionを伴いやすいです．

▶2 Hill-Sachs lesion
前方脱臼の際に関節窩前下部と衝突して生じる骨頭後上部の陥凹骨折．

②Bennett lesion：関節窩後下部での関節包の骨化。繰り返される関節包による牽引により関節唇と骨膜が連続して剥離し，出血部位に骨棘が形成されます。正常なMRI横断像では鋭角に見える関節窩が，なだらかに丸みを帯びて観察されます（slant appearance）。投球障害肩に多くみられます。

上方関節唇にみられるもの

①SLAP（superior labrum anterior and posterior）lesion：上腕二頭筋長頭腱の付着部である上方関節唇の損傷です。MRI斜位冠状断では関節唇の基部に高信号の亀裂が観察されます。ただし，正常でも上方関節唇と関節軟骨の間には隙間（関節唇下間隙▶³sublabral recess）が存在するため鑑別が重要です。正常に見られる関節窩間隙は比較的整った細い亀裂で観察できるのに対して，SLAP lesionでは不整で幅広く，ときに亀裂が外側へ向かいます。問診での投球動作やテニスのサーブで痛みの有無も鑑別に役立ちます。

☑ clunk testにおける外旋時痛は上前方関節唇損傷を，relocation testにおける前方痛（図6A）はBankart損傷を，同じくrelocation testにおける後方痛（図6B）は上後方関節唇損傷を疑わせる所見として有用です[7]。

図6 relocation test

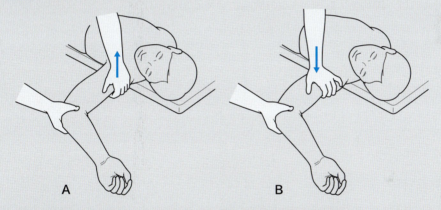

前方痛（**A**）はBankart損傷を，後方痛（**B**）は上後方関節唇損傷を示唆します。

☑ Bankart損傷により反復性肩関節脱臼に移行した肩のうち，22％は自然治癒するとされています[8]。

☑ Bankart損傷部は下垂位内旋位よりも下垂位外旋位のほうが関節窩へ密着しやすいです[9]。

☑ Itoiら[10]はBankart損傷後の固定肢位について，下垂位内旋位と下垂位外旋位で再脱臼率を比較したところ，下垂位内旋位が42％であったのに対して下垂位外旋位では26％であったと報告しています。

▶3 **関節唇下間隙（sublabral recess）**
正常な関節唇であっても上方関節唇の関節窩への付着はゆるいです。そのためMRIでも関節唇と関節軟骨の間には隙間が観察でき，これを関節唇下間隙（sublabral recess）とよびます。

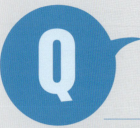

正常肩関節でもみられる関節唇下間隙では，肩関節は不安定とならないのですか？

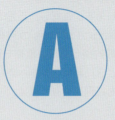

　上方関節唇は肩関節の安定性には直接関与しないため，関節唇下間隙だけでは不安定とはなりません。それを裏付けるように，関節唇下間隙（sublabral recess）の他にも前上方関節唇には遊離（sublabral hole）や欠損（Buford complex）[11]が正常変異[12]として存在します。上方関節唇は上腕二頭筋長頭腱の付着部として肩関節の安定性には間接的に関与していると考えてよいでしょう。

　関節唇下間隙は関節唇や長頭腱に損傷を生じさせないための「**あそび**」と考えれば，関節唇下間隙も1つの機能といえるかもしれません。

文献

1) Howell SM, et al: The glenoid-labral socket. A constrained articular surface. Clin Orthop Relat Res, (243): 122-125, 1989.
2) Chechik O, et al: Primary anterior shoulder dislocation. Harefuah, 150(2): 117-121, 2011.
3) Habermeyer P, et al: Treatment strategy in first traumatic anterior dislocation of the shoulder. Plea for a multi-stage concept of preventive initial management. Unfallchirurg, 101(5): 328-341, 1998.
4) 千葉 恒，ほか：MRアルトログラフィーによる関節唇損傷の診断．肩関節，28(2): 241-244, 2012.
5) Carlson CL: The "J" sign. Radiology, 232(3): 725-726, 2004.
6) Magee T: Prevalence of HAGL lesions and associated abnormalities on shoulder MR examination. Skeletal Radiol, 43(3): 307-313, 2014.
7) 末永直樹，ほか：スポーツによる肩傷害．肩関節，20(2): 329-332, 1996.
8) Hovelius L, et al: Primary anterior dislocation of the shoulder in young patients. A ten-year prospective study. J Bone Joint Surg Am, 78(11): 1677-1684, 1996.
9) Itoi E, et al: Position of immobilization after dislocation of the glenohumeral joint. A study with use of magnetic resonance imaging. J Bone Joint Surg Am, 83A(5): 661-667, 2001.
10) Itoi E, et al: Immobilization in external rotation after shoulder dislocation reduces the risk of recurrence. A randomized controlled trial. J Bone Joint Surg Am, 89(10): 2124-2131, 2007.
11) Tischer T, et al: Anatomy of the superior labrum complex of the shoulder. Orthopade, 32(7): 572-577, 2003.
12) Rudez J, et al: Normal anatomy, variants and pitfalls on shoulder MRI. Eur J Radiol, 68(1): 25-35, 2008.

IV-2 肩関節
肩峰の形態・骨棘から肩峰下インピンジメントを読む

KEYWORD インピンジメント症候群，肩峰下インピンジメント，Bigliani分類Type 3，肩峰下骨棘形成

関連画像 X線・CT・MRI

概説

インピンジメント（impingement）とは「衝突」を意味します。肩関節ではインピンジメント症候群として用いられることが多く，関節外で生じる外因性インピンジメントと関節内で生じる内因性インピンジメントに分けられます。特に，外因性による**肩峰下インピンジメント**は頻度が高く，腱板断裂の原因になるとされています[1]（図1）。

肩峰下インピンジメントが生じている肩関節の運動療法では，腱板断裂を予防するためにも肩峰下への負担を考慮した方法が選択されなくていけません。

画像ではインピンジメントの原因を把握することを目的に，X線写真やMRIで肩峰の形態や変形，周囲軟部組織の病態を観察しましょう。

画像の種類

X線写真（肩関節正面像），CT（矢状断像），MRI（T1およびT2強調斜位矢状断および斜位冠状断像）

図1 インピンジメント症候群

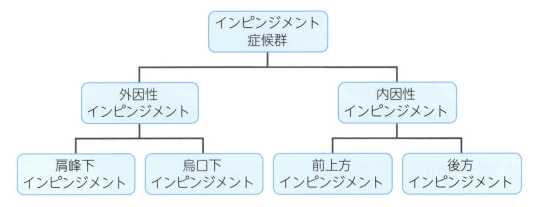

外因性インピンジメントは頻度が高く，特に肩峰下インピンジメントは腱板断裂の原因になります。

読影の
ポイント

- X線写真では肩峰の骨棘形成を観察します（図2）。
- CT（矢状断像）では肩峰の形態をBigliani分類[2]に基づいて分類・観察します（図3）。Type 3のフック型の肩峰が肩峰下インピンジメントと関連するとされています。
- MRI（斜位冠状断）では低信号で描出される肩峰下面の骨棘を観察します。肩峰下の軟部組織についてはT2強調画像の高信号により損傷の有無を観察します（図4）。

図2 肩関節正面像での肩峰の形態を比較（肩関節正面像）

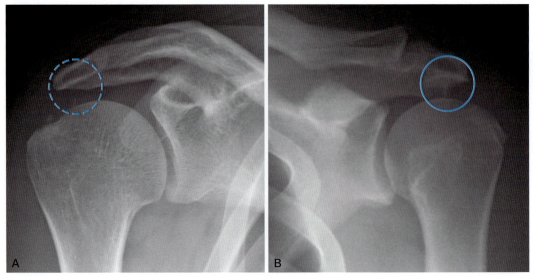

A：肩峰に骨棘は認めません（30歳代，男性）。
B：肩峰の烏口肩峰靭帯付着部に牽引性と思われる骨棘の形成（〇）を認めます（70歳代，男性）。

図3 Bigliani分類に基づく肩峰先端の形態（CT）

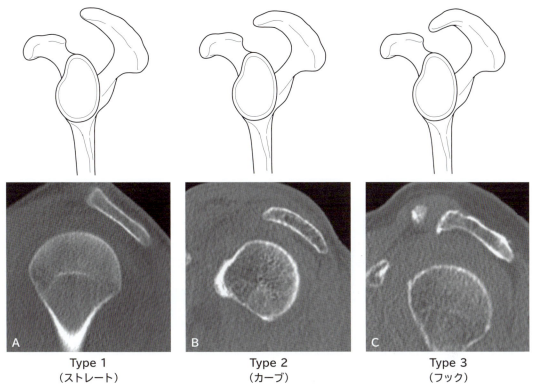

Type 1（ストレート）　Type 2（カーブ）　Type 3（フック）

Type 3のフック型の肩峰が肩峰下インピンジメントと関連するとされています。

図4 肩峰下面に骨棘を認める（70歳代，男性）

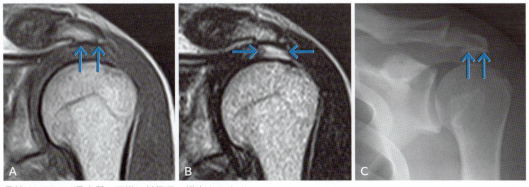

骨棘はMRIでは骨皮質と同様に低信号で描出されます。

A：T1強調斜位冠状断像。肩峰下面の不整と骨棘の形成（低信号）が観察できます（→）。
B：T2強調斜位冠状断像。肩峰下（腱板）に高信号（→）を認めます。
C：X線写真正面像。肩峰の烏口肩峰靭帯付着部に牽引性と思われる骨棘の形成（→）を認めます。

Check it out

☑ インピンジメント症候群にみられる腱板の損傷は，
stageⅠ：出血と浮腫
stageⅡ：炎症および線維化の進行
stageⅢ：肩板断裂と段階的に変化していきます[3, 4]（図5）。

☑ 肩峰下インピンジメントでは肩峰下-三角筋下滑液包炎として肩峰および三角筋下にfluid collection[▶1]および滑液包の肥厚を認めやすくなります（図6）。

図5 インピンジメント症候群にみられる腱板の変化

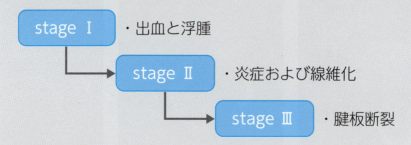

保存療法のリハビリテーションは肩峰下に負担のかからない方法で実施されなければなりません。

▶1 fluid collection
fluid（液体），collection（貯留），つまり液体貯留の意味です。「水（H_2O）」であるためにT1強調画像では低信号，T2強調画像では高信号で描出されます（p.49表1参照）。

図6 肩峰-三角筋下滑液包炎（60歳代，女性）

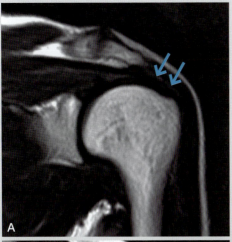
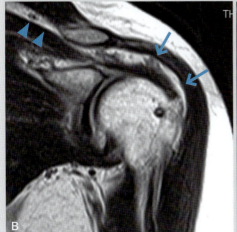
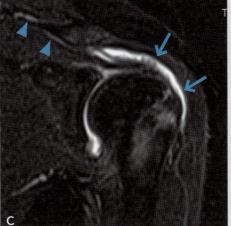

A：**T2強調斜位冠状断像，正常**。正常では肩峰-三角筋下滑液包をほとんど同定できません（→）。
B：**T2強調斜位冠状断像**。三角筋下に高信号を認めます（→）。一見すると棘上筋と僧帽筋の間の高信号（▶）からの連続であるかのようにみえます。
C：**脂肪抑制T2強調斜位冠状断像**。脂肪抑制画像で棘上筋と僧帽筋の間の高信号は抑制されましたが（▶），三角筋下の高信号は抑制されていません（→）。これが脂肪の集積ではなく「水」（滑液包）であることがわかります。

文献

1) Mayerhöfer ME, et al: Impingement syndrome of the shoulder. Radiologe, 44(6): 569-577, 2004.
2) Bigliani LU: The morphology of the acromion and its relationship to rotator cuff tears. Orthop Trans, 10: 228, 1986.
3) Neer CS 2nd: Impingement lesions. Clin Orthop Relat Res, (173): 70-77, 1983.
4) Hodler J: Diagnosis of shoulder impingement syndrome. Radiologe, 36(12): 944-950, 1996.

IV-2 肩関節
烏口上腕腔から烏口下インピンジメントを読む

KEYWORD インピンジメント症候群，烏口下インピンジメント，烏口下滑液包炎

関連画像 MRI

概説

　烏口下インピンジメントは肩関節水平内転および内旋時に肩甲下筋腱や上腕骨小結節と烏口突起が衝突することにより，肩関節前部の疼痛が生じます[1]。烏口下インピンジメントが生じる例では烏口突起後面から上腕骨小結節までの距離（烏口上腕腔）が正常10mm以上に対してそれ以下になっているとされています。また，烏口突起に圧迫されるように肩甲下筋腱の信号上昇（T2強調画像）や，烏口突起の下で肩甲下筋の前に烏口下滑液包炎と思われるfluid collectionを認めることも少なくありません。

　画像では烏口下インピンジメントの原因を把握することを目的に，MRIで烏口上腕腔を計測するとともに肩甲下筋腱と烏口下滑液包を観察しましょう。

画像の種類

MRI（T1およびT2強調横断像など）

読影のポイント

・烏口突起後面から上腕骨小結節までの距離（烏口上腕腔）を計測します（図1）。
・烏口下インピンジメントでは烏口下滑液包炎が認められることもあります（図2）。

図1 烏口上腕腔(いずれもT1強調横断像)

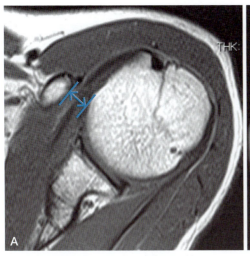
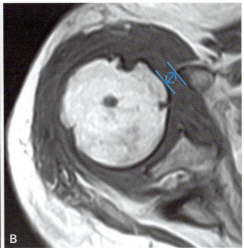

A：烏口上腕腔は9.8mm(60歳代, 男性)
B：烏口上腕腔は6.4mm(70歳代, 女性)

図2 烏口下滑液包炎(MRI, 60歳代, 男性)

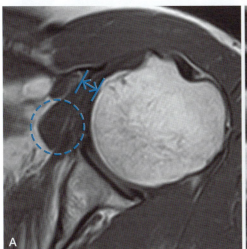
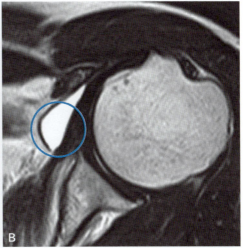
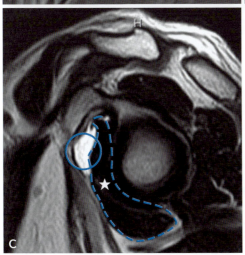

烏口下インピンジメントでは烏口下滑液包炎が認められることもあります。烏口突起と肩甲下筋腱の間にみられる囊胞性変化▶1を観察します。

A：**T1強調横断像**。烏口上腕腔は7.0mm。

B：**T2強調横断像**。烏口突起と肩甲下筋腱の間に烏口下滑液包と思われる囊胞性の高信号(○)を認めます。

C：**T2強調斜位矢状断像**。烏口下滑液包は烏口突起の下, 肩甲下筋(☆)の前に位置します。図3で肩甲下滑液包▶2との位置関係を覚えておきましょう。

▶1 **囊胞性変化**
囊胞とは病的に形成された液体を入れた袋状の構造の総称。中身が液体であるためにT2強調画像で均一な高信号(T1強調画像では低信号)で描出されます(図2A, B)。

▶2 **肩甲下滑液包**
肩甲下筋滑液包の略。上関節上腕靱帯と中関節上腕靱帯の間から突出した関節包の一部です。腱板疎部(棘上筋腱と肩甲下筋腱の間)のWeitbrecht孔を介して関節腔と交通しています。

Check it out

- ☑ 正常な烏口突起にはごくわずかな滑液しか存在しないためMRIには描出されません。逆にいえば，描出されたということは**滑液包炎を疑える**ということになります。

- ☑ 烏口下滑液包は烏口突起と肩甲下筋の間に描出されますが，機能的には烏口突起に付着する烏口腕筋・上腕二頭筋短頭の腱と肩甲下筋の間の摩擦を軽減する滑液包です。

- ☑ 烏口下滑液包にfluid collectionを認めた場合，腱板断裂や腱板疎部損傷が生じている可能性が高くなります[2]。

- ☑ 烏口下滑液包は肩甲下滑液包と混同しやすくなります。MRI斜位矢状断像でそれぞれを図3に示します。

- ☑ 肩甲下滑液包は関節腔と交通しますが，烏口下滑液包は関節腔とは交通しません。

図3 烏口下滑液包と肩甲下滑液包

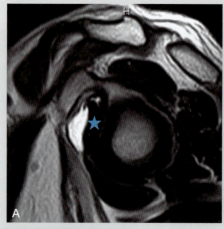 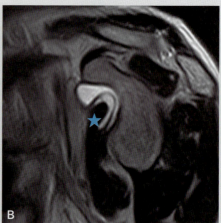

A：T2強調斜位矢状断像。烏口下滑液包：烏口突起の下，肩甲下筋(★)の腹側にfluid collectionを認めます。
B：T2強調斜位矢状断像。肩甲下滑液包：肩甲下筋(★)の背側に位置するが，肩甲下筋の上縁を乗り越えて描出されることもあります。

文献

1) Masala S, et al: Impingement syndrome of the shoulder. Clinical data and radiologic findings. Radiol Med, 89(1-2): 18-21, 1995.
2) Grainger AJ, et al: MR anatomy of the subcoracoid bursa and the association of subcoracoid effusion with tears of the anterior rotator cuff and the rotator interval. AJR Am J Roentgenol, 174(5): 1377-1380, 2000.

IV-2 肩関節

棘上筋腱の石灰化から運動時痛を読む

KEYWORD 石灰沈着性腱板炎，疼痛肩

関連画像 X線写真，MRI

概説

　石灰沈着性腱板炎とは腱板内のハイドロキシアパタイト（水酸化リン酸カルシウム）[1]沈着による急性炎症です。中年女性に好発し，自動運動が困難なほどの激痛とともに発症します。多くの患者はX線写真で大結節付近に不均一な石灰化が明瞭に描出され診断に至ります。MRI検査が実施されたならば石灰化に伴う周囲の病態（腱板損傷など）をMRIで観察するとよいでしょう。

　特に疼痛が生じやすい吸収期には無理な可動域の拡大は望まずに，画像による石灰化像の縮小（吸収）に伴った疼痛の軽減に合わせて徐々に関節可動域運動を開始します。石灰化が棘上筋の変性を助長させ，これが基盤で腱板断裂を生じることがありますので[2]，関節可動域運動は愛護的に行いましょう。

　画像では肩関節運動時痛の原因の把握と，適切な関節可動域運動の開始時期を設定することを目的に，X線写真で石灰沈着を観察しましょう。

画像の種類

X線写真（肩関節正面像）

読影のポイント
- 多くの患者で石灰化が描出される肩峰下と大結節付近を観察します（図1）。
- MRIでは炎症性変化により周囲はT2強調画像で高信号を示しますが，石灰化そのものは低信号で描出されます。

図1 石灰沈着性腱板炎（30歳代，男性）

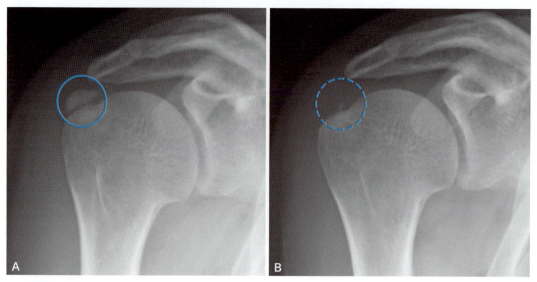

A：来院時，肩関節正面像。腱板の大結節付着部に明瞭な石灰化像（○）を認めます。
B：12週後，肩関節正面像。石灰化像はほぼ消失しています。

Check it out

- ☑ 血管増生と貪食細胞の出現により石灰の吸収が始まる吸収期には，細胞浸潤と浮腫により腱の内圧が上昇することで疼痛が生じやすいです。この時期には関節可動域運動は行わず，薬物療法と安静が優先されます。

- ☑ 2：1で右肩の罹患が多いです。

Q なぜ石灰沈着が起きるのですか？

A Uhthoff[3]は石灰沈着の機序を，加齢による組織の酸素分圧の低下が原因で腱組織内に変性・線維化が生じカルシウム結晶が沈着すると説明しています。

文献

1) Gärtner J, et al: Analysis of calcific deposits in calcifying tendinitis. Clin Orthop Relat Res, (254): 111-120, 1990.
2) 中島清隆，ほか：棘上筋腱の石灰化に関して. 肩関節, 14(1): 31-36, 1990.
3) Uhthoff HK, et al: Calcifying tendinitis: a new concept of its pathogenesis. Clin Orthop Relat Res, (118): 164-168, 1976.

IV-2 肩関節

上腕二頭筋長頭腱から
結節間溝の痛み
を読む

KEYWORD 上腕二頭筋長頭腱炎，疼痛肩

関連画像 MRI

概説

　上腕二頭筋長頭腱（長頭腱）は後上方関節唇と一部の線維は関節上結節から起始します。その後，烏口上腕靱帯と上関節上腕靱帯に覆われながら腱板疎部（棘上筋腱と棘下筋腱の間）を通過して，滑膜で覆われた結節間溝を下降し関節外へと走行します（図1）。

　長頭腱は関節内部分，結節間溝部分，関節外部分に分けることができます（図2）。関節内部分では関節唇との複合体として，棘上筋腱とほぼ重なるように上腕骨頭と烏口肩峰アーチに挟み込まれやすい位置に存在しています。このような構造から腱板断裂では長頭腱の損傷も合併しやすいため，腱板断裂の運動療法では長頭腱に由来する疼痛も十分に想定しなければなりません[1,2]。さらに関節内部分と結節間溝部分の移行部では走行の向きを約90°変えながら，肩関節運動時には関節内外を最大で18mm滑走する[3]など，摩擦によるストレスを受けやすい構造下での機能が求められています。長頭腱は肩関節痛と関連する重要な組織といえるでしょう[4]。

　画像では肩関節運動時の結節間溝での痛みの原因を把握することを目的に，上腕二頭筋長頭腱とその周囲を観察しましょう。

図1 上腕二頭筋長頭腱

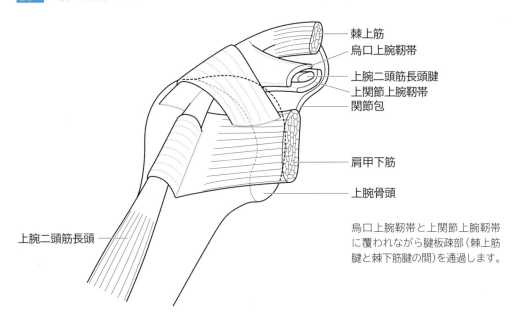

烏口上腕靭帯と上関節上腕靭帯に覆われながら腱板疎部（棘上筋腱と棘下筋腱の間）を通過します。

図2 上腕二頭筋長頭腱（MRI斜位冠状断像）

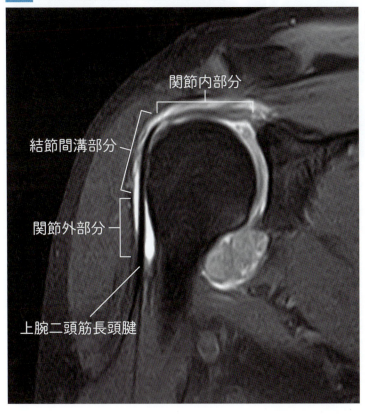

長頭腱は関節内部分，結節間溝部分，関節外部分に分けられます。関節内部分と結節間溝部分の移行部では走行の向きを約90°変えるため，ストレスを受けやすくなります。

| 画像の種類 | MRI（T2強調横断像および斜位矢状断像） |

- T2強調画像で腱内部の高信号の有無を観察します（正常な腱は均一な低信号で描出される）。
- 長頭腱の評価は，関節内部分は斜位矢状断像（図3）で，結節間溝部分は横断像（図4）で観察しやすいです。
- 長頭腱だけでなく，長頭腱を囲う腱鞘の腫大もT2強調画像で併せて観察します（図5）。

図3 上腕二頭筋長頭腱（MRI斜位矢状断像）

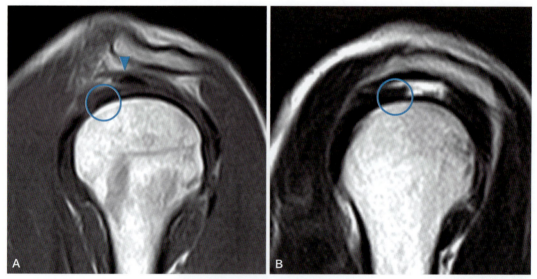

A：**T1強調画像**。正常。長頭腱（○）の上には棘上筋内腱（▶）が観察できます。この位置関係から上腕骨頭と烏口肩峰アーチにより挟み込まれやすいのが棘上筋腱であることがよくわかります。

B：**T2強調画像**。長頭腱に著しい異常は認められませんが，腱板断裂（棘上筋）により長頭腱と肩峰の間に棘上筋腱が観察できません（○）。このため棘上筋腱の代わりに長頭腱が上腕骨頭と烏口肩峰アーチに挟み込まれることになります。

図4 上腕二頭筋長頭腱（MRI T2強調横断像）

正常な腱（**A**）は均一な低信号で描出されますが（○），**B**，**C**は腱内部に高信号を認めます。多くの場合，肩関節運動時痛や結節間溝での圧痛を認め，Speed test，Yergason test（図6）で陽性を示します。

A：正常。長頭腱は均一な低信号で描出されています（○）。
B：腱内部に高信号を認め，Aと比較して腫大しています（○）。
C：腱内部に高信号を認め，腱鞘とともに著しく腫大しています（○）。

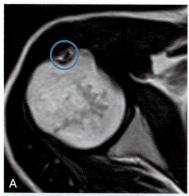
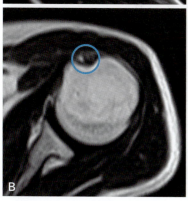
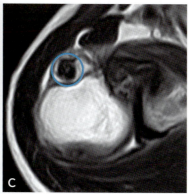

図5 上腕二頭筋長頭腱（MRI T2強調横断像）

長頭腱鞘のfluid collectionは長頭腱の変性や反復される微小損傷の比較的初期にみられやすいとされています。
ただし，健常でもしばしばみられるため，MRIでfluid collectionを認めても疼痛誘発テスト（Speed test，Yergason test）（図6）では陽性を示さないことも多いです。

A：正常。長頭腱およびその周囲に著しい異常は認めません（○）。
B：腱内は均一な低信号を保っていますが腱鞘が腫大しています（○）。
C：腱内は均一な低信号を保っていますが腱鞘が著しく腫大しています（○）。

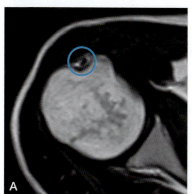
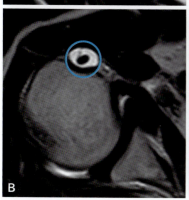
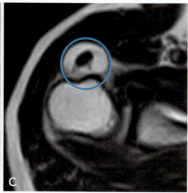

図6 上腕二頭筋長頭腱炎における疼痛誘発テスト

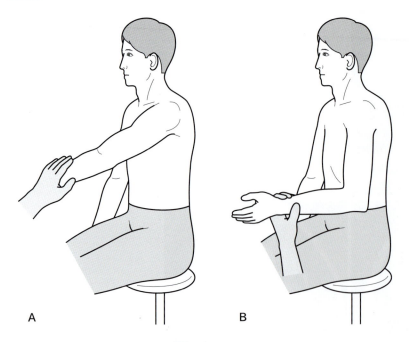

いずれも結節間溝に疼痛を認めれば陽性とします。
A：**Speed test**。肘関節伸展位，前腕回外位で前腕に抵抗を加えたまま肩関節を屈曲させます。
B：**Yergason test**。肘関節屈曲位で抵抗下に前腕を回外させます。

> **Check it out**
>
> ☑ 長頭腱が関節内で肥大（>5 mm）すると結節間溝部分での滑走障害が生じて肩関節屈曲や外転制限や疼痛の原因となります[5]。
>
> ☑ 長頭腱の炎症を示す一般的な理学所見は結節間溝部での圧痛です[6]。
>
> ☑ 烏口上腕靭帯は不規則で疎な線維で構成されて柔軟性に富み，停止部において肩甲下筋までを広く包み，肩関節前方の安定性に関与します[7]。

 **Speed testとYergason test，どちらを行えばよいですか？ 違いを教えてください。**

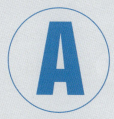

　どちらも上腕二頭筋長頭腱炎の検査ですが，Speed testは感度が高いものの特異性は低いとされています．Yergason testは感度は低いですが特異性が高いとされています[8]．臨床でSpeed testとYergason testを用いる場合，悩ましいのはこれらが長頭腱のテストだけにSLAP lesionによる痛みを検出している可能性があるということです．事実，Speed testはSLAP lesionの検査にも用いられることも多く，あるいはYergason testこそがSLAP lesionの検査として有用だとの報告[9]もみられます．

　筆者はまずYergason testを行い，陽性を示した場合は疼痛の原因が長頭腱にあると断定して検査を終えます．Yergason testで陰性を示した場合のみSpeed testを追加で実施し，Speed testで陽性を示したならば痛みの原因が長頭腱である可能性を担保しつつ，他の可能性（特にSLAP lesion）を否定するために検査を追加します．Speed testも陰性を示した場合は長頭腱の可能性は否定されたものだと考えます．

　Speed testとYergason testの両方を行いましょう．しかし，疼痛を誘発しないですむ検査があるならば，まずはそちらが選択されなくてはいけません．例えば，画像の読影です．

文献

1) Walch G, et al: Arthroscopic tenotomy of the long head of the biceps in the treatment of rotator cuff tears: clinical and radiographic results of 307 cases. J Shoulder Elbow Surg, 14(3): 238-246, 2005.
2) Boileau P, et al: Isolated arthroscopic biceps tenotomy or tenodesis improves symptoms in patients with massive irreparable rotator cuff tears. J Bone Joint Surg Am, 89(4): 747-757, 2007.
3) Braun S, et al: Biomechanical evaluation of shear force vectors leading to injury of the biceps reflection pulley: a biplane fluoroscopy study on cadaveric shoulders. Am J Sports Med, 38(5): 1015-1024, 2010.
4) Depalma AF: Guiding principles in the surgery of hemophilic patients. Prog Hematol, 1: 193-201, 1956.
5) Boileau P, et al: Entrapment of the long head of the biceps tendon: the hourglass biceps--a cause of pain and locking of the shoulder. J Shoulder Elbow Surg, 13(3): 249-257, 2004.
6) Sethi N, et al: Disorders of the long head of the biceps tendon. J Shoulder Elbow Surg, 8(6): 644-654, 1999.
7) Arai R, et al: The anatomy of the coracohumeral ligament and its relation to the subscapularis muscle. J Shoulder Elbow Surg, 23(10): 1575-1581, 2014.
8) Micheroli R, et al: Correlation of findings in clinical and high resolution ultrasonography examinations of the painful shoulder. J Ultrason, 15(60): 29-44, 2015.
9) Walton DM, et al: Identifying SLAP lesions: a meta-analysis of clinical tests and exercise in clinical reasoning. Phys Ther Sport, 9(4): 167-176, 2008.

IV-2 肩関節
上腕二頭筋長頭腱から肩関節の安定性を読む

KEYWORD 上腕二頭筋長頭腱脱臼, 上腕二頭筋長頭腱鞘炎, 不安定肩

関連画像 MRI

概説

　上腕二頭筋長頭腱(長頭腱)は三角筋によって上方へ牽引される上腕骨頭を下方へ押し下げることで骨頭(腱板)が烏口肩峰アーチに衝突するのを抑制する機能があり，腱板と同様に肩関節の安定性に大きく貢献しています[1,2]。また長頭腱は肩関節痛の原因となりうる[3]など，臨床的にも重要な意味をもちます。

　画像では肩関節の安定性を把握することを目的に，MRIで上腕二頭筋長頭腱の脱臼を観察しましょう。

画像の種類

MRI(T1強調およびT2強調横断像など)

読影のポイント

・長頭腱の脱臼は横断像で観察しやすく，低信号で結節間溝内に収まっていることを確認します(図1A)。
・結節間溝内に同定できない場合は脱臼して前内方へ偏位していることが多いので，前方関節唇付近を検索しましょう(図1B)。

図1 上腕二頭筋長頭腱脱臼（MRI T2強調横断像）

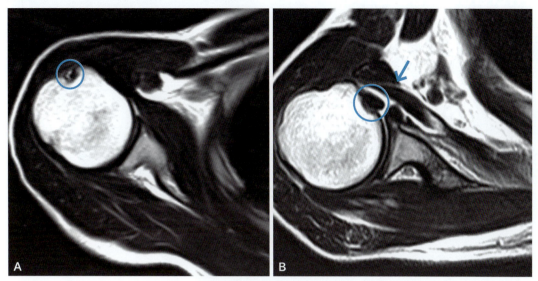

A：正常。長頭腱は低信号で結節間溝内に収まっています（〇）。
B：長頭腱は脱臼して前内方へ偏位しています（〇）。肩甲下筋（→）の小結節までの連続性は認められません。

Check it out

- ☑ 長頭腱の損傷と棘上筋腱の病変は一定の関連を示します[4]。
- ☑ 長頭腱の不安定性は腱板疎部の異常と関連します[5]。

文献

1) Pagnani MJ, et al: Role of the long head of the biceps brachii in glenohumeral stability: a biomechanical study in cadavera. J Shoulder Elbow Surg, 5(4): 255-262, 1996.
2) Itoi E, et al: Stabilising function of the biceps in stable and unstable shoulders. J Bone Joint Surg Br, 75(4): 546-550, 1993.
3) Longo UG, et al: Tendinopathy of the tendon of the long head of the biceps. Sports Med Arthrosc, 19(4): 321-332, 2011.
4) Redondo-Alonso L, et al: Relationship between chronic pathologies of the supraspinatus tendon and the long head of the biceps tendon: systematic review. BMC Musculoskelet Disord, 15: 377, 2014.
5) Morag Y, et al: MR arthrography of rotator interval, long head of the biceps brachii, and biceps pulley of the shoulder. Radiology, 235(1): 21-30, 2005.

IV-2 肩関節
hidden lesionから biceps pulleyの機能低下 を読む

KEYWORD biceps pulley, 烏口上腕靭帯, 上関節上腕靭帯, 肩甲下筋舌部損傷, hidden lesion

関連画像 MRI

概説

上腕二頭筋長頭腱(長頭腱)は三角筋の上方への牽引力により上腕骨頭が烏口肩峰アーチに衝突するのを抑制するなどにより肩関節の安定に貢献していますが,長頭腱自身の安定性は烏口上腕靭帯,上関節上腕靭帯および肩甲下筋腱最頭側部(舌部)[1]から構成されるbiceps pulley▶1 [2](図1)によってもたらされます。なかでも肩甲下筋腱舌部▶2(図2)はbiceps pulleyとして重要な役割を果たし[3],肩甲下筋腱舌部の損傷は長頭腱の安定性を大きく低下させることにつながります[4]。

肩甲下筋腱舌部の損傷は手術ですら視覚的にその確認が困難であるため,hidden lesion「隠れ病変」[5,6]とよばれます。

画像ではbiceps pulleyの機能低下を把握することを目的に,MRIで烏口上腕靭帯と上関節上腕靭帯,肩甲下筋舌部の損傷「hidden lesion」を観察しましょう。

▶**1 biceps pulley**
二頭筋滑車。烏口上腕靭帯,上関節上腕靭帯および棘上筋腱と肩甲下筋腱舌部から構成され,結節間溝入口部において上腕二頭筋長頭腱を安定させます。biceps pulley損傷では結節間溝部に疼痛を生じることが報告されています[2,13,14]。

▶**2 肩甲下筋腱舌部**
肩甲下筋腱最頭側部から連続する腱性組織。肩甲下筋腱最頭側部は小結節上面に停止しますが,舌部はさらに結節間溝の上端にまで延びて停止します[15,16](図2)。

画像の種類
MRI(T1強調およびT2強調横断像など)

図1 biceps pulleyと周辺の解剖

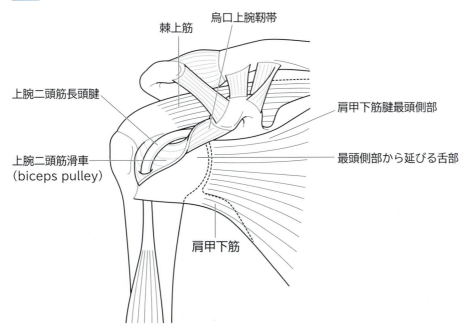

図2 肩甲下筋腱最頭側部（舌部）（MRI T1強調斜位冠状断像）

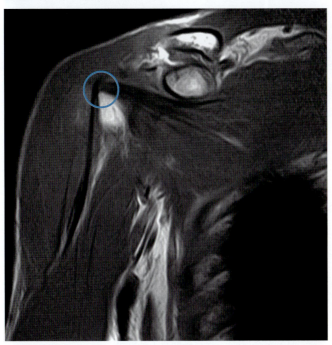

小結節上面で止まらず，舌部が長頭腱（結節間溝）にまで及んでいる様子が観察できます（○）。

**読影の
ポイント**

- 烏口上腕靭帯は斜位矢状断および斜位冠状断で観察しやすく，烏口突起と上腕骨頭の頂部との間に連続する低信号として観察できます（図3）。
- 上関節上腕靭帯（図4）は斜位矢状断像の関節窩付近でのスライスで観察しやすいです（図5）。
- hidden lesionはT2強調横断像または斜位矢状断で観察しやすいです。結節間溝付近での肩甲下筋腱の連続性と信号上昇を観察します（図6）。

図3 烏口上腕靭帯（T1強調画像）

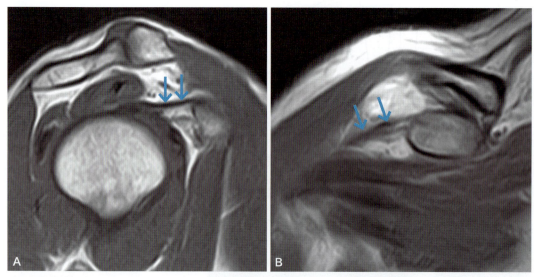

腱や靭帯（低信号）の走行を観察するためには，筋腹が灰色で描出されるT1強調画像が適しています。
A：**斜位矢状断像**。烏口突起と上腕骨頭の頂部との間に連続する低信号（→）として観察できます。
B：**斜位冠状断像**。烏口突起と上腕骨頭間には烏口上腕靭帯を，烏口突起と鎖骨間には烏口鎖骨靭帯も観察できます。

図4 上関節上腕靭帯

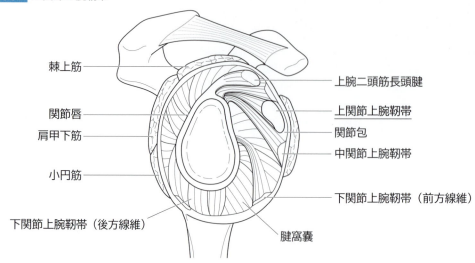

図5 上関節上腕靭帯（T2強調斜位矢状断像）

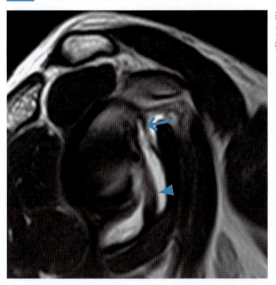

細い上関節上腕靭帯（→）と太い中関節上腕靭帯（▶）が観察できます。

図6 肩甲下筋腱舌部（MRI T2強調画像）

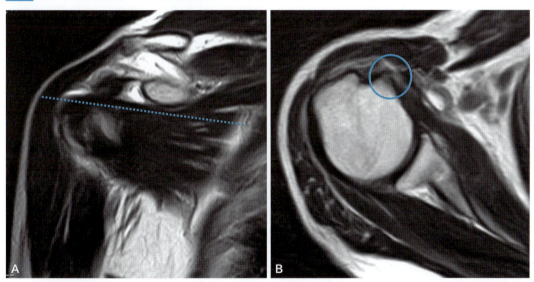

A：**T2強調斜位冠状断像**。正確に舌部が描出される高さの横断像を斜位冠状断像にて選定します。
B：**T2強調横断像**。肩甲下筋腱舌部が小結節を完全に覆っていない（〇）ことが観察できます（肩甲下筋腱最頭側部は小結節上面に停止しますが，舌部はさらに結節間溝の上端にまで延びています）。

Check it out

- ☑ MRIによる長頭腱の脱臼と肩甲下筋腱上縁の病変は，biceps pulley損傷を示唆します[7]。

- ☑ biceps pulleyの損傷は腱板断裂の48％に合併していて，損傷の発生率と重症度は腱板断裂のサイズ，上腕二頭筋長頭および肩甲下筋の状態と関連します[8]。

- ☑ biceps pulleyの損傷では，肩関節前上方でのインピンジメント，長頭腱の不安定性，二頭筋長頭腱症および腱鞘炎，癒着性関節包炎などの病態を伴います[9]。

- ☑ biceps pulleyの損傷は肩関節内転位のままでの転倒によって生じやすいです[10]。

- ☑ 肩甲下筋は回旋腱板筋のなかで最も大きく強力であり，肩甲骨の運動および安定性において重要な役割を果たします[11]。

- ☑ 肩甲下筋損傷例ではlift off test，belly press test，bear hug testが陽性を示します[12]。

文献

1) Werner A, et al: The stabilizing sling for the long head of the biceps tendon in the rotator cuff interval. A histoanatomic study. Am J Sports Med, 28(1): 28-31, 2000.
2) Werner A, et al: Tendinitis of the long head of biceps tendon associated with lesions of the "biceps reflection pulley". Sportverletz Sportschaden, 17(2): 75-79, 2003.
3) Godenèche A, et al: Relationship between subscapularis tears and injuries to the biceps pulley. Knee Surg Sports Traumatol Arthrosc, 25(7): 2114-2120, 2017.
4) Tuckman GA: Abnormalities of the long head of the biceps tendon of the shoulder: MR imaging findings. AJR Am J Roentgenol, 163(5): 1183-1188, 1994.
5) Walch G, et al: Tears of the supraspinatus tendon associated with "hidden" lesions of the rotator interval. J Shoulder Elbow Surg, 3(6): 353-360, 1994.
6) Neyton L, et al: The Hidden Lesion of the Subscapularis: Arthroscopically Revisited. Arthrosc Tech, 5(4): e877-881, 2016.
7) Weishaupt D, et al: Lesions of the reflection pulley of the long biceps tendon. MR arthrographic findings. Invest Radiol, 34(7): 463-469, 1999.
8) Choi CH, et al: Arthroscopic Changes of the Biceps Pulley in Rotator Cuff Tear and Its Clinical Significance in Relation to Treatment. Clin Orthop Surg, 7(3): 365-371, 2015.
9) Nakata W, et al: Biceps pulley: normal anatomy and associated lesions at MR arthrography. Radiographics, 31(3): 791-810, 2011.
10) Patzer T, et al: Is there an association between SLAP lesions and biceps pulley lesions?. Arthroscopy, 27(5): 611-618, 2011.
11) Morag Y, et al: The subscapularis: anatomy, injury, and imaging. Skeletal Radiol, 40(3): 255-269, 2011.
12) Longo UG, et al: Subscapularis tears. Med Sport Sci, 57: 114-121, 2012.
13) Martetschläger F, et al: Injuries to the Biceps Pulley. Clin Sports Med, 35(1): 19-27, 2016.
14) Braun S, et al: Lesions of the biceps pulley. Am J Sports Med, 39(4): 790-795, 2011.
15) 新井隆三，ほか：上腕二頭筋長頭腱の安定化機構. 肩関節，32(3): 549-552, 2008.
16) Arai R, et al: Functional anatomy of the superior glenohumeral and coracohumeral ligaments and the subscapularis tendon in view of stabilization of the long head of the biceps tendon. J Shoulder Elbow Surg, 19(1): 58-64, 2010.

IV-2 肩関節

腱板疎部損傷から
痛みと可動域制限
を読む

KEYWORD ── 拘縮肩，腱板疎部炎，腱板疎部拘縮

関連画像 ── MRI

概説

棘上筋腱と肩甲下筋腱の間は強固な腱板が存在しない領域があり，ここを腱板疎部(rotator interval)[1]といいます(図1)。腱板疎部は腱板としての強固な癒合はありませんが貫通はしておらず，幅14.8mm，薄さ2〜3mm[2]の膜様であるとされ，腱板疎部には腱板が柔軟に収縮・伸張するための「あそび」として機能が期待されています。

腱板疎部の損傷では比較的若い年齢層は不安定型，中年以降は拘縮型になりやすく[3]，ほぼ全例で疼痛を認めるのが特徴です。

画像では肩関節の疼痛と可動域制限の原因を把握することを目的に，MRIで腱板疎部を観察しましょう。

図1 腱板疎部(rotator interval)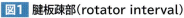

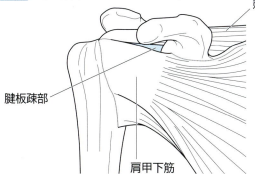

棘上筋と肩甲下筋の間から烏口突起が突出するため，腱板疎部の存在は必然ともいえます。

| 画像の種類 | MRI（T1強調およびT2強調斜位矢状断および斜位冠状断像） |

| 読影のポイント |
・腱板疎部炎では，斜位冠状断では烏口突起外側の肩甲下筋腱上縁に沿って，斜位矢状断では烏口突起背側の棘上筋腱と肩甲下筋腱の間に高信号を示します（図2）。
・斜位冠状断像では肩甲下滑液包炎でも烏口突起の周辺に高信号を認めることがあるため，必ず斜位矢状断で確認します。
・腱板疎部拘縮では同部がT1強調画像およびT2強調画像でともに低信号を示します（図3）。

図2 腱板疎部炎（MRI，50歳代，女性）

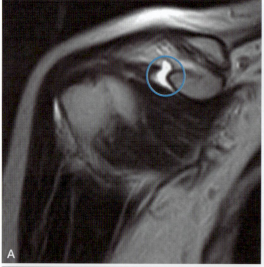

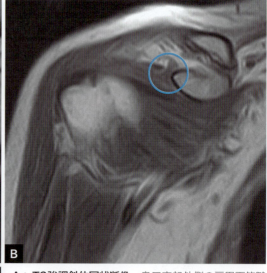

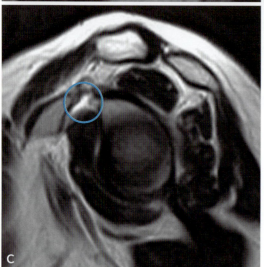

A：**T2強調斜位冠状断像**。烏口突起外側の肩甲下筋腱上縁に沿って高信号（〇）を認めます。
B：**T1強調斜位冠状断像**。Aと同部は低信号（〇）で描出されています（つまり水を意味します）。
C：**T2強調斜位矢状断像**。烏口突起背側の棘上筋腱と肩甲下筋腱の間に高信号（〇）を認めます。

図3 腱板疎部拘縮(MRI，60歳代，女性)

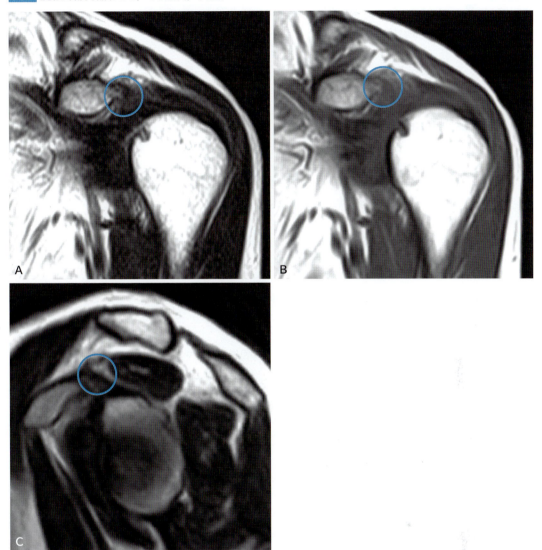

A：**T2強調斜位冠状断像**。烏口突起外側の肩甲下筋腱上縁は低信号(〇)を示します。
B：**T1強調斜位冠状断像**。Aと同様に低信号(〇)を示します。
C：**T2強調斜位矢状断像**。烏口突起背側の棘上筋腱と肩甲下筋腱の間も低信号(〇)を示します。

Check it out

- ☑ 腱板疎部は解剖学的に烏口突起の外側であるため，同部での圧痛所見は重要なポイントです。
- ☑ 挙上および外旋運動にて肩関節前方の疼痛の有無も聴取します。
- ☑ 腱板疎部の著しい開口（弛緩）は前方不安定性の原因となります[4]。
- ☑ 五十肩の主病変は，烏口上腕靭帯と腱板疎部の拘縮であり[5-7]，その病変は線維化（fibrosis）です[8]。
- ☑ 腱板疎部損傷では肩甲上腕リズム，挙上時の筋電図，関節内圧に異常が生じます[9,10]。
- ☑ 腱板疎部はその表層を走る烏口上腕靭帯とともに神経線維が豊富です[11]。
- ☑ 長期透析患者では腱板疎部に癒着性関節包炎が生じやすくなります[12]。
- ☑ 関節腔と肩甲下滑液包は腱板疎部のWeitbrecht孔を介して交通しています。

文献

1) Woertler K: Rotator interval. Semin Musculoskelet Radiol, 19(3): 243-253, 2015.
2) 南川博道，ほか : Rotator interval について. 肩関節, 7: 21-24, 1983.
3) Nobuhara K, et al: Rotator interval lesion. Clin Orthop Relat Res, (223): 44-50, 1987.
4) Rowe CR, et al: Recurrent transient subluxation of the shoulder. J Bone Joint Surg Am, 63(6): 863-872, 1981.
5) Ozaki J, et al: Recalcitrant chronic adhesive capsulitis of the shoulder. Role of contracture of the coracohumeral ligament and rotator interval in pathogenesis and treatment. J Bone Joint Surg Am, 71(10): 1511-1515, 1989.
6) Omari A, et al: Open surgical release for frozen shoulder: surgical findings and results of the release. J Shoulder Elbow Surg, 10(4): 353-357, 2001.
7) Uitvlugt G, et al: Arthroscopic observations before and after manipulation of frozen shoulder. Arthroscopy, 9(2): 181-185, 1993.
8) Bunker TD, et al: The pathology of frozen shoulder. A Dupuytren-like disease. J Bone Joint Surg Br, 77(5): 677-683, 1995.
9) 池田 均：" Rotator Interval" Lesion- 第 1 編臨床研究 -. 日整会誌, 60: 1261-1273, 1986.
10) 池田 均：" Rotator Intervar" Lesion- 第 2 編生体力学的研究 -. 日整会誌, 60: 1275-1281, 1986.
11) Edelson JG, et al: The coracohumeral ligament. Anatomy of a substantial but neglected structure. J Bone Joint Surg Br, 73(1): 150-153, 1991.
12) Kerimoglu U, et al: Magnetic resonance imaging of the rotator interval in patients on long-term hemodialysis: correlation with the range of shoulder motions. J Comput Assist Tomogr, 31(6): 970-975, 2007.

IV-2 肩関節
腋窩嚢拘縮から可動域制限を読む

KEYWORD 拘縮肩，癒着性肩関節包炎，腋窩嚢拘縮

関連画像 MRI

概説

　腋窩嚢は関節包の下部にあり，肩関節下垂位では袋状にたるんでいます．挙上時には，このたるみ(腋窩嚢)が伸張することで，広い範囲での挙上が可能となります．つまり腋窩嚢は腱板疎部と同様に「あそび」の部分といえるでしょう．

　腋窩嚢は不動などの理由により線維化，短縮，肥厚が生じます．これにより腋窩嚢は伸張性を失い，肩関節の可動域は著しく制限されます．

　画像では可動域制限の原因を把握することを目的に，MRIで腋窩嚢の拘縮を観察しましょう．

画像の種類

MRI(T1強調およびT2強調斜位冠状断像)

読影のポイント

・腋窩嚢の拘縮はT1強調画像とT2強調画像のいずれでも低信号で描出され，脂肪抑制T2強調画像では淡い高信号を示します(図1)．

図1 腋窩嚢の拘縮（MRI，70歳代，男性）

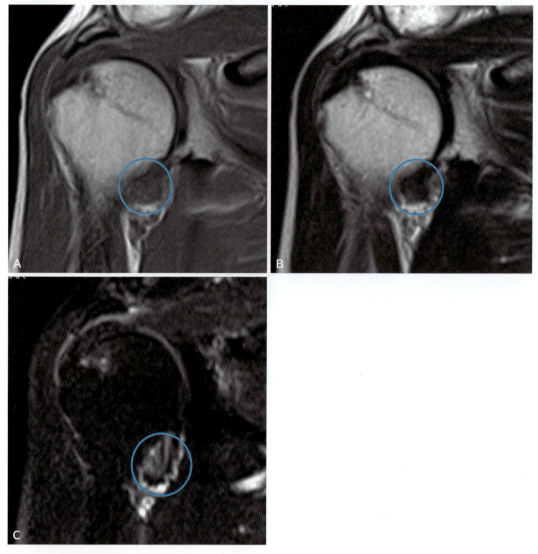

A：T1強調斜位冠状断像。腋窩嚢は低信号（○）で描出されています。
B：T2強調斜位冠状断像。T1強調画像と同様に低信号（○）で描出されています。
C：脂肪抑制T2強調斜位冠状断像。脂肪抑制画像では特に辺縁部が高信号（○）で描出されています。

Check it out

- ☑ 関節包の厚みが斜位冠状断像で4 mm以上であれば，癒着性関節包炎とされます[1]。

- ☑ 腋窩嚢の伸張は外転・外旋位で最大となります。

- ☑ 腋窩嚢を形成する下関節上腕靱帯の上腕骨側の付着部の剥離をHAGL（humeral avulsion of glenohumeral ligament）lesionといいます。正常なMRI斜位冠状断では腋窩嚢のたるみが「U」型に見えますが，剥離例では「J」型となります（J-sign）[2]。

- ☑ HAGL lesionは，野球の投手などのオーバーヘッドアスリートでみられるため，機能障害の潜在的な原因として注意深く観察する必要があります[3]。

- ☑ 肩関節の夜間痛に異常血管が関与しており，微小血管塞栓療法が肩関節の慢性的な夜間痛に対して効果的な治療法となりえます[4]。

文献

1) Emig EW, et al: Adhesive capsulitis of the shoulder: MR diagnosis. AJR Am J Roentgenol, 164(6): 1457-1459, 1995.
2) Carlson CL: The "J" sign. Radiology, 232(3): 725-726, 2004.
3) Chang EY, et al: Humeral avulsions of the inferior glenohumeral ligament complex involving the axillary pouch in professional baseball players. Skeletal Radiol, 43(1): 35-41, 2014.
4) 奥野祐次: 慢性的な肩関節の夜間痛に対する経動脈的微小血管塞栓療法の有効性. Pain Research, 29(4): 233-241, 2014.

IV-3 肘関節
尺骨鉤状突起骨折から肘関節不安定性を読む

KEYWORD 尺骨鉤状突起骨折，肘関節不安定症，後外側回旋不安定症，terrible triad injury

関連画像 X線写真

概説

肘関節不安定症は初回外傷後の亜脱臼から徐々に反復性の脱臼へと進行する病態です．特に，肘関節脱臼骨折に橈骨頭骨折，尺骨鉤状突起骨折を合併したものは「terrible triad injury」とよばれ，肘関節拘縮や不安定症が発症しやすく[1]，治療に難渋する[2,3]とされています．肘関節外傷のリハビリテーションでは安定した関節可動域の獲得のためにこれらの損傷の有無について必ず把握しておく必要があります．

画像では安定化機構の破綻を把握することを目的に，ここではX線写真とCTで尺骨鉤状突起骨折を観察しましょう．

画像の種類

X線写真（肘関節正面および側面像），CT（肘関節矢状断像および冠状断像）

読影のポイント

・尺骨鉤状突起は正面像では観察しにくいため，併せて側面像で観察するとよいでしょう（図1）．

図1 尺骨鉤状突起骨折（橈骨頚部骨折の合併，30歳代，女性）

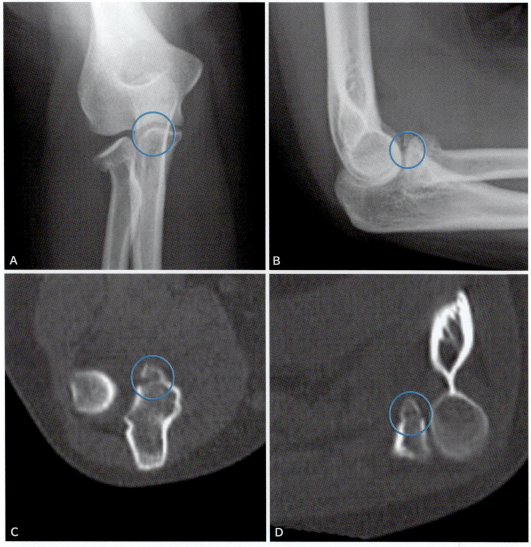

駐車場を歩行中，車止めにつまずいて転倒した際に手をついて受傷した症例です。橈骨頭骨折を合併しています。

A：X線写真（肘関節正面像）。尺骨鉤状突起にうっすらと亀裂（〇）が見えますが，わかりにくいです。
B：X線写真（肘関節側面像）。明らかな骨折線（〇）を認めます。
C：CT（肘関節横断像）。尺骨鉤状突起先端に骨折線（〇）を認めます。
D：CT（肘関節矢状断像）。尺骨鉤状突起先端に骨折線（〇）を認めます。

Check it out

- ☑ 尺骨鉤状突起の単独骨折はまれであり，多くの場合は肘関節後方脱臼に伴って生じます。

- ☑ terrible triad injuryに対する手術療法では尺骨鉤状突起の骨接合が可能であれば，橈骨頭と外側側副靱帯の修復はどちらだけでも肘関節の最低限度の安定性が得られます[4]。このことからも，**肘関節の安定性には特に尺骨鉤状突起が重要である**ことがわかります。

なぜ尺骨鉤状突起と橈骨頭，外側側副靱帯は同時に損傷するのですか？

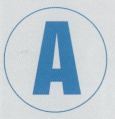

常に同時に損傷するわけではありませんが，転倒あるいは高所からの転落時に，肘ではなく手をついて受傷した場合にはこの3つが同時に損傷しやすくなります。肘関節伸展位から軽度屈曲位で手をついた際に肘関節が強制的に外反させられます。この受傷肢位での肘関節においては尺骨鉤状突起が一次的安定化要素であり，外側側副靱帯と橈骨頭が二次的安定化要素となるため，尺骨鉤状突起と外側側副靱帯が同時に損傷します。

骨折には一定のパターンがあり，そのパターンは受傷機転（受傷肢位）によって決まります。骨折は単純な物理現象です。骨を損傷した力がどれくらいの強さで，どちらから伝わりどちらへ抜けて行ったかを3次元でイメージしながらX線写真を読むと，そこには映っていない軟部組織の損傷も読めてきます。

文献

1) 稲垣克記，ほか：成人の肘関節周辺骨折・尺骨鉤状突起骨折を中心に．骨折，23(1): 244-246, 2001.
2) 田口憲士，ほか：Terrible Triad Injury 3症例の治療経験．整外と災外，54(1): 138-142, 2005.
3) 南野光彦，ほか：肘関節 terrible triad injury の治療成績．骨折，36(1): 32-35, 2014.
4) 稲垣克記：不安定型肘関節脱臼・骨折の治療戦略—尺骨鉤状突起骨折からみた肘複合不安定症—．Mon Book Orthop, 21(7): 19-23, 2008.

IV-3 肘関節
橈骨頭骨折から肘関節不安定性を読む

KEYWORD __ 橈骨頭骨折，橈骨頸部骨折，肘関節不安定症，後外側回旋不安定症，terrible triad injury

関連画像 __ X線写真

概説

　先に述べたterrible triad injuryに含まれる橈骨頭骨折（粉砕骨折）に対して橈骨頭切除術を行った報告によると，切除後には握力低下，外反不安定性，遠位橈尺関節障害などの問題が生じたことが報告されています[1-3]。橈骨頭がADLに直結する上肢機能で重要な役割を果たしていることは明らかです。

　画像では安定化機構の破綻を把握することを目的に，ここではX線写真とCTで橈骨頭骨折を観察しましょう。

画像の種類

X線写真（肘関節正面および側面像），CT（肘関節矢状断および冠状断像）

読影のポイント

・橈骨頭骨折は，転位がないかわずか（Mason-Morrey分類[4] TypeⅠまたはⅡ 図1）であると見逃しやすいので，必ず2方向以上から観察しましょう。

図1 橈骨頚部および橈骨頭骨折（30歳代，女性）

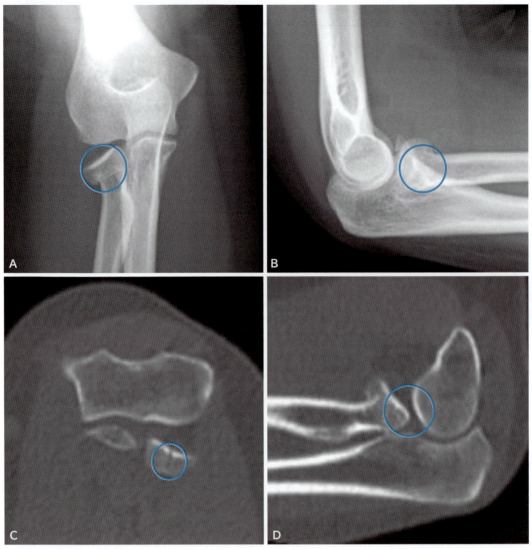

駐車場を歩行中，車止めにつまずいて転倒した際に手をついて受傷した症例です。尺骨鉤状突起骨折を合併しています。リハビリテーションでは握力低下，外反不安定性，遠位橈尺関節障害などに注意しなければなりません。

A：X線写真（肘関節正面像）。橈骨頭は明らかに外側へ傾斜しています（○）。
B：X線写真（肘関節側面像）。頚部が橈骨頭に嵌入していますが（○），骨折線は明瞭ではありません。
C：CT（肘関節冠状断像）。橈骨頭に骨折線（○）を認めます。
D：CT（肘関節矢状断像）。腕橈関節は適合していません（○）。

- 橈骨近位端骨折は，小児では橈骨頸部骨折が多く，成人では橈骨頭骨折が多い傾向にあります。

- 橈骨近位端骨折はMason-Morrey分類（図2）に基づいて評価するとよいでしょう。橈骨頭骨折ではtype IIの骨片転位が2mm以上の場合とtype IIIは手術適応になるとされていますので，年齢や内部機能障害などを理由にこれらに対して保存療法が選択された場合は注意が必要です。

図2 橈骨頭骨折　Mason-Morrey分類

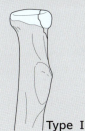 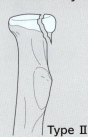 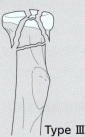

Type I：転位なし
Type II：転位あり
Type III：粉砕
Type IV：肘関節脱臼を伴うもの

Type I　　Type II　　Type III

- 橈骨頸部骨折は，Mason-Morrey分類で橈骨頭傾斜角が10°以上のtype II型とtype III（高度に完全に転位した骨折）が手術療法の適応になるとされています。

- 橈骨頸部骨折の分類はJudet分類（図3）が用いられることもあります。

図3 橈骨頸部骨折：Judet分類

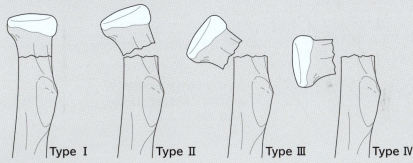

Type I　　Type II　　Type III　　Type IV

Type I：転位，傾斜を認めません
Type II：横径1/2までの転位，または30°までの傾斜
Type III：横径1/2までの転位，または30〜60°までの傾斜
Type IV：完全転位，または60〜90°までの傾斜

- 橈骨頸部骨折の手術療法の適応についてO'Brien[5]は，橈骨傾斜角（橈骨近位軸に対する橈骨頭関節面の傾斜角度）を評価して，30°までは保存療法，30〜60°までは徒手整復，60°以上では手術療法の適応であるとしています。

- 肘関節伸展位での全軸圧は40％が腕尺関節に，60％が腕橈関節に分配されますが，肘関節外反位では尺骨に分配される軸圧は12％のみであり，そのほとんどは腕橈関節に分配されます[6]。

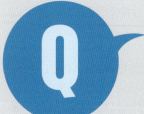

Q 橈骨頸部骨折の傾斜角度を計測する際の「橈骨近位軸」とはどこを指しますか？

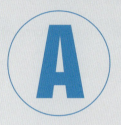

橈骨長軸に対して橈骨近位端は約10～15°傾斜しており，この傾斜部分が橈骨近位端軸です（図4）。橈骨長軸に対して関節面の角度を計測すると過常評価となりますので間違えないように注意しましょう。

図4 橈骨長軸（点線）と橈骨近位端軸（実線）

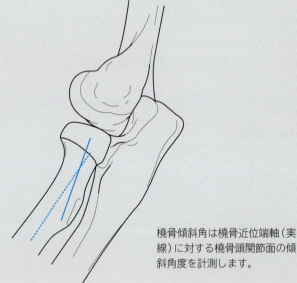

橈骨傾斜角は橈骨近位端軸（実線）に対する橈骨頭関節面の傾斜角度を計測します。

文献

1) Adler JB, et al: Radial head fractures, is excision necessary？. J Trauma, 4: 115-136, 1964.
2) Mikić ZD , et al: Late results in fractures of the radial head treated by excision. Clin Orthop Relat Res, (181): 220-228, 1983.
3) Taylor TK, et al: The effect upon the inferior radio-ulnar joint of excision of the head of the radius in adults. J Bone Joint Surg Br, 46: 83-88, 1964.
4) Mason ML: Some observations on fractures of the head of the radius with a review of one hundred cases. Br J Surg, 42(172): 123-132, 1954.
5) O'Brien PI: Injuries involving the proximal radial epiphysis. Clin Orthop Relat Res, 41: 51-58, 1965.
6) 和田卓郎，ほか：肘関節のバイオメカニクス．関節外科，21(10): 55-61, 2002.

IV-3 肘関節

外側側副靱帯損傷から肘関節不安定性を読む

KEYWORD __ 肘関節不安定症，後外側回旋不安定症，外側尺側側副靱帯損傷，terrible triad injury

関連画像 __ MRI

概説

　terrible triad injuryなどによって生じる肘関節不安定症はⅠ～Ⅲ期に分類され，外側側副靱帯複合体の上腕骨付着部での断裂によるⅠ期，肘関節前方および後方関節包の断裂によるⅡ，内側側副靱帯断裂によるⅢ期と進行します[1]（表1）。このうちⅠ期を後外側回旋不安定症[2]とよび，リハビリテーションでは発症の後外側回旋不安定症の予防に加えてⅠ期からⅡ期へ進行させない取り組みが大切です。

　肘関節不安定症の病態は外側側副靱帯複合体の構造的破綻を基本としつつ，特に外側尺側側副靱帯（図1）の損傷の頻度が高く[3]，これが主因とされています。

　画像では安定化機構の破綻を把握することを目的に，今度はMRIで外側側副靱帯複合体を観察しましょう。

表1 肘関節不安定症の病期分類

病期	
Ⅰ期	後外側回旋不安定症（posterolateral rotatory instability：PLRI）
Ⅱ期	鉤状突起が滑車に引っかかる状態（perched elbow）
ⅢA期	内側側副靱帯後方線維束断裂を伴う完全脱臼 外反ストレスには安定
ⅢB期	内側側副靱帯全線維束の断裂を伴う完全脱臼 全方向に不安定

（文献1より引用）

図1 外側側副靭帯複合体

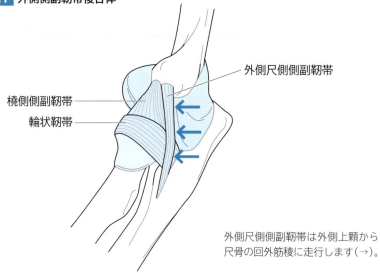

外側尺側側副靭帯は外側上顆から尺骨の回外筋稜に走行します（→）。

 画像の種類
MRI（T1強調およびT2強調冠状断像，ほか）

 読影のポイント
- MRIでの靭帯読影のポイントは，①低信号の途絶，②たわみ，③信号上昇の3つです。
- まずはT1強調画像で外側尺側側副靭帯の連続性とたわみを観察します（図2A）。
- 靭帯の損傷や断裂などの病変は，「水」を高信号で示すT2強調画像などで検出します（図2B）。

図2 外側側副靭帯複合体損傷（MRI冠状断像，60歳代，男性，非terrible triad injury例）

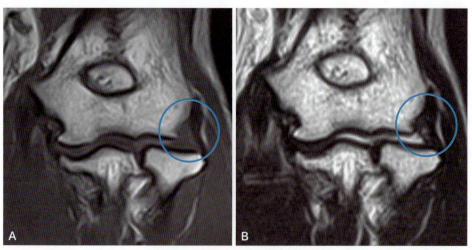

A：T1強調画像。連続性は保たれており，著しいたわみも認められません（◯）。
B：T2強調画像。一部に信号の上昇（◯）を認めます。

Check it out

- ☑ 外側側副靱帯複合体は内反方向の力に抵抗して肘関節を安定させます[4]。

- ☑ 外側尺側側副靱帯は肘関節完全屈曲時に緊張します[5]。

- ☑ 後外側回旋不安定症の症状は腫張と疼痛にくわえ，肘関節屈曲位で回外および外反を強制すると後方脱臼が生じます（pivot shift test陽性）（図3）。

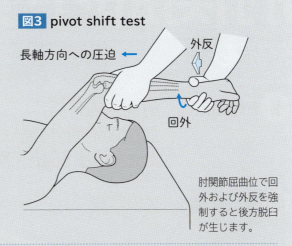

図3 pivot shift test

肘関節屈曲位で回外および外反を強制すると後方脱臼が生じます。

- ☑ 転倒・転落時に手をつくというterrible triad injuryと同様の受傷機転である橈骨遠位端骨折では，肘関節後外側回旋不安定症が合併することがあります[6]。

- ☑ 後外側回旋不安定症は小児で多くみられますが，外側尺側側副靱帯損傷を認めつつも外傷後の拘縮により不安定性そのものは表出されず，その後に関節可動域の拡大とともに不安定性が生じることがありますので注意が必要です[7]。

- ☑ 進行例では外側上顆炎を伴うこともあります。

- ☑ 三浦ら[8]は，外側尺側側副靱帯は①第Ⅳ中隔線維束，②回外筋浅層起始腱，③尺側手根伸筋起始腱の一部からなる複合構造であると報告していますが，研究手法の違いから異なる報告[9]もされています。

文献

1) O'Driscoll SW: Elbow instability. Acta Orthop Belg, 65(4): 404-415, 1999.
2) 今谷潤也：肘関節後外側回旋不安定症の病態および診断・治療．別冊整形外科, 46: 28-37, 2004.
3) Potter HG, et al: Posterolateral rotatory instability of the elbow: usefulness of MR imaging in diagnosis. Radiology, 204(1): 185-189, 1997.
4) Olsen BS, et al: Kinematics of the lateral ligamentous constraints of the elbow joint. J Shoulder Elbow Surg, 5(5): 333-341, 1996.
5) Regan WD, et al: Biomechanical study of ligaments around the elbow joint. Clin Orthop Relat Res, (271): 170-179, 1991.
6) 家入雄太，ほか：橈骨遠位端骨折に合併した肘関節後外側回旋不安定症の2例．骨折, 39(Suppl): 449, 2017.
7) Lattanza LL, et al: Clinical presentation of posterolateral rotatory instability of the elbow in children. J Bone Joint Surg Am, 95(15): e105, 2013.
8) 三浦真弘，ほか：肘外側回旋不安定症を誘発する責任構造は何か？―肘外側側副靱帯複合体の解剖学的再考―．臨床解剖研究会記録, 14: 2014.
9) Savoie FH, et al: Posterolateral rotatory instability of the elbow: diagnosis and management. Oper Tech Sports Med, 14(2): 81-85, 2006.

Ⅳ-3 肘関節

fat pad signから
肘関節不安定性
を読む

KEYWORD 肘関節内骨折，肘関節滑膜外脂肪叢，fat pad sign，関節包断裂

関連画像 X線写真

概説

　関節包は関節周囲を覆っている結合組織性の滑膜組織であり，外層の線維膜と内層の滑膜によって構成されています。線維膜は骨膜からの連続するある程度の強度をもった膜であるため，関節の安定化と脱臼防止に働いていると考えられます。

　肘関節の前後にはfat padとよばれる脂肪叢が存在します。解剖学的には関節包を形成する外層の線維膜と内層の滑膜の間にあり（図1），滑膜炎や関節内骨折などによる**関節液の貯留や血液によって関節包が膨隆するとX線写真側面像で**fat padが観察できます（図2）。これをfat pad signといい，整形外科医はX線写真では発見しにくい関節内骨折の有無をこれによって探ります。

　fat pad signは関節内骨折を示唆するのと同時に，関節包の断裂がないことを意味します。逆にいえば，医師によって関節内骨折が指摘されているにもかかわらずfat pad signが観察できない場合には，関節包が断裂しているということであり，関節包によってもたらされていた肘関節の安定性も低下していると考えなければなりません。

　画像では肘関節の不安定性を把握することを目的に，X線写真でfat pad signを観察しましょう。

図1 滑膜外脂肪叢（fat pad）

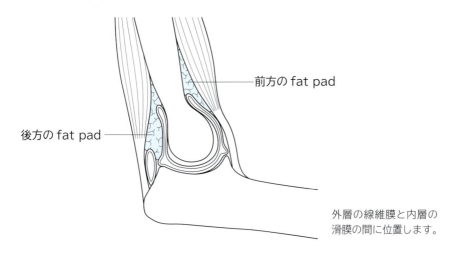

前方の fat pad

後方の fat pad

外層の線維膜と内層の滑膜の間に位置します。

 画像の種類：X線写真（肘関節側面像）

 読影のポイント
- X線写真側面像にて，軟部組織（白っぽい灰色）のなかにみえるfat pad（黒っぽい灰色）を観察しましょう（図2）。

図2 fat pad sign（肘関節側面像）

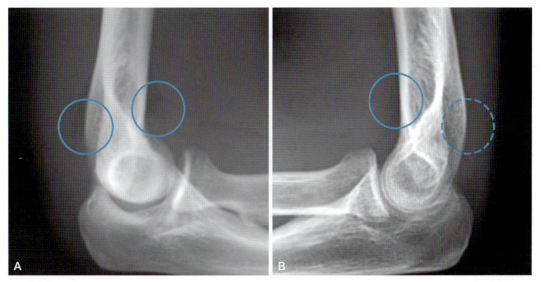

A：30歳代，男性。関節液の貯留などによって関節包が膨隆するとX線写真側面像でfat pad（○）が観察できます。
B：20歳代，男性。正常な肘関節では前方のfat padがわずかに観察できるのみであり（○），後方のfat padは肘頭窩に入り込んでいるためにほとんど観察できません（⦿）。

Check it out

☑ 肘関節内圧は屈曲約80°で最低となるとされています[1]。

Q 関節包の外層の「線維膜」とはどのような組織ですか？

A 関節包は関節周囲を覆っている結合組織性の滑膜組織であり，線維膜は骨膜からの連続するある程度の強度をもった膜であるため，関節の安定化と脱臼防止に働いていると考えられます。

文献

1) Gallay SH, et al: Intraarticular capacity and compliance of stiff and normal elbows. Arthroscopy, 9(1): 9-13, 1993.

IV-4 手関節
Terry-Thomas signから月状骨の不安定性を読む

KEYWORD 橈骨遠位端骨折, 舟状月状骨靱帯損傷, Terry-Thomas sign, 手根不安定症

関連画像 X線写真

概説

　橈骨遠位端骨折は50〜70歳といった比較的活動性の高い年齢層で発症し，70歳以上では発症率が低下するという特徴があります[1]。危険因子には転倒[2]が含まれ，実際に多くの患者が転倒時に手をついて受傷します。合併症の1つに舟状月状骨靱帯損傷が挙げられ，その合併率は41.1%[3]とも報告されています。

　舟状月状骨靱帯は月状三角骨靱帯とともに近位手根列間靱帯として手関節の安定性に重要な役割を担います。舟状月状骨靱帯が断裂すると，舟状骨と月状骨の安定性が低下して月状骨が背側に傾斜してしまう，いわゆるDISI (dorsal intercalated segmental instability) 変形を呈してしまいます。ADLに直結する手関節掌背屈運動では**橈骨-月状骨間と月状骨-有頭骨間での運動**が重要であるとされており，橈骨遠位端骨折のリハビリテーションでは**舟状月状骨靱帯損傷**について必ず把握しておく必要があります。

　画像では月状骨の不安定性を把握することを目的に，X線写真で舟状月状骨靱帯断裂を示唆するTerry-Thomas sign[4]を観察しましょう。

画像の種類 | X線写真(手関節正面像)

読影のポイント
・舟状骨と月状骨の間の距離を計測します(図1)。
・正常値を2mm以内[5]として、3mm以上がTerry-Thomas sign陽性として舟状月状骨靱帯断裂を示唆する所見です。

図1 橈骨遠位端骨折(60歳代、女性)

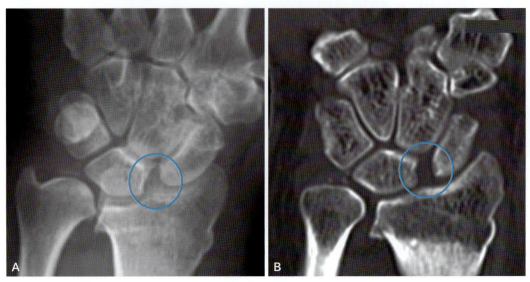

A：X線写真(手関節正面像)
Terry-Thomas sign陽性(舟状月状骨距離は4.0 mm)であり(○)、舟状月状骨靱帯損傷を示唆します。
B：CT(手関節冠状断像)
CTでの舟状月状骨距離の計測は推奨されていませんが、他の関節裂隙と比較して幅が明らかに広いです(○)。

Check it out

☑ 転倒以外の橈骨遠位端骨折の危険因子は、女性[6]、高齢[6,7]、骨粗鬆症[8]、動物性蛋白質摂取不足[9]、視力低下[2]、歩行頻度が高い[2]、歩行速度が速い[10]、片脚起立時間15秒未満[11]、独居[7]、利き手が左である[12]、都会暮らしの男性[13]、過度の飲酒[14]、などが挙げられています。

☑ 橈骨遠位端骨折受傷後(術後)の関節可動域と握力がほぼ正常に回復するには、関節可動域が3〜6カ月、握力は6〜12カ月程度を要するとされています[15-17]。

☑ 掌側ロッキングプレート固定の術後合併症として、長母指伸筋腱断裂[18]、長母指屈筋腱断裂[19]、手根管症候群・正中神経麻痺[20]、複合性局所疼痛症候群[21]などが挙げられています。

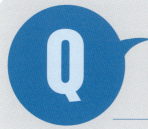
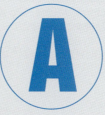

なぜ「掌側」ロッキングプレートの合併症で背側を通過する伸筋腱の断裂が生じるのですか？

損傷原因では，スクリューの背側への突出が多数報告[22-24]されています。また，保存療法でも伸筋腱（長母指伸筋）の断裂は生じることがあるとされていますので，保存療法か手術後かを問わず，橈骨遠位端骨折のリハビリテーションでは伸筋腱断裂を警戒する必要があります。

文献

1) 萩野 浩，ほか：日本人における橈骨遠位端骨折の疫学．整・災外，42: 1021-1027, 1999.
2) Kelsey JL, et al: Risk factors for fractures of the distal forearm and proximal humerus. The Study of Osteoporotic Fractures Research Group. Am J Epidemiol, 135(5): 477-489, 1992.
3) Laulan J, et al: Intracarpal ligamentous lesions associated with fractures of the distal radius: outcome at one year. A prospective study of 95 cases. Acta Orthop Belg, 65(4): 418-423, 1999.
4) Frankel VH: The Terry-Thomas sign. Clin Orthop Relat Res, (129): 321-322, 1977.
5) Schimmerl-Metz SM, et al: Radiologic measurement of the scapholunate joint: implications of biologic variation in scapholunate joint morphology. J Hand Surg Am, 24(6): 1237-1244, 1999.
6) Harness NG, et al: Distal radius fracture risk reduction with a comprehensive osteoporosis management program. J Hand Surg Am, 37(8): 1543-1549, 2012.
7) Øyen J, et al: Low-energy distal radius fractures in middle-aged and elderly women-seasonal variations, prevalence of osteoporosis, and associates with fractures. Osteoporos Int, 21(7): 1247-1255, 2010.
8) Sakuma M, et al: Incidence and outcome of osteoporotic fractures in 2004 in Sado City, Niigata Prefecture, Japan. Bone Miner Metab, 26(4): 373-378, 2008.
9) Hernandez-Avila, et al: Caffeine, moderate alcohol intake, and risk of fracture of the hip and forearm in middle-aged women. Am J Clin Nutr, 54(1): 157-163, 1991.
10) Hemenway D, et al: Risk factors for wrist fracture: effect of age, cigarettes, alcohol, body height, relative weight, and handedness on the risk for distal forearm fractures in men. Am J Epidemiol, 140(4): 361-367, 1994.
11) Sakai A, et al: Shorter unipedal standing time and lower bone mineral density in women with distal radius fractures. Osteoporos Int, 21(5): 733-739, 2010.
12) Cooper C, et al: Population-based study of survival after osteoporotic fractures. Am J Epidemiol, 137(9): 1001-1005, 1993.
13) Diamantopoulos AP, et al: The epidemiology of low- and high-energy distal radius fracture in middle-aged and elderly men and women in Southern Norway. PLoS One, 7(8): e43367, 2012.
14) Feskanich D, et al: Protein consumption and bone fractures in women. Am J Epidemiol, 143(5): 472-479, 1996.
15) Földhazy Z, et al: Long-term outcome of nonsurgically treated distal radius fractures. J Hand Surg, 32(9): 1374-1384, 2007.
16) Lagerstrom C, et al: Recovery of isometric grip strength after Colles' fracture: a prospective two-year study. Scand J Rehabil Med, 31(1): 55-62, 1999.
17) Osada D, et al: Prospective study of distal radius fractures treated with a volar locking plate system.

J Hand Surg Am, 33(5): 691-700, 2008.
18) Sügün TS, et al: Results of volar locking plating for unstable distal radius fractures. Acta Orthop Traumatol Turc, 46(1): 22-25, 2012.
19) Sahu A, et al: Reoperation for metalwork complications following the use of volar locking plates for distal radius fractures: a United Kingdom experience. Hand Surg, 16(2): 113-118, 2011.
20) Konstantinidis L, et al: Clinical and radiological outcomes after stabilisation of complex intra-articular fractures of the distal radius with the volar 2.4 mm LCP. Arch Orthop Trauma Surg, 130(6): 751-757, 2010.
21) Loveridge J, et al: Treatment of distal radial fractures with the DVR-A plate--the early Bristol experience. Hand Surg,18(2): 159-167, 2013.
22) Pace A, et al: Use of articular wrist views to assess intra-articular screw penetration in surgical fixation of distal radius fractures. J Hand Surg Am, 35(6): 1015-1018, 2010.
23) 長谷川康裕, ほか：橈骨遠位端骨折掌側ロッキングプレート固定術後に撮影したCTの検討―インプラント設置位置について―. 日手会誌, 29(5): 496-498, 2013.
24) 今谷潤也, ほか：橈骨遠位端骨折に対する"標準的"掌側ロッキングプレート固定法．日手会誌, 30(4): 487-491, 2014.

IV-4 手関節

橈骨月状骨角から DISI変形や SLAC wristのリスク を読む

KEYWORD __ 橈骨遠位端骨折，舟状月状骨靭帯損傷，手根不安定症，DISI変形，SLAC wrist

関連画像 __ X線写真

概説

Shortら[1]は実験的に舟状月状骨靭帯を切離し，舟状骨が掌屈し，月状骨の掌屈運動が減少した（背屈した）ことを報告しています。これが臨床的に生じた状態が月状骨の背側への不安定性であるDISI（dorsal intercalated segmental instability）変形です。さらに，DISI変形（月状骨が背屈したこの状態）が長く続くと，やがて手関節固定術[2,3]や近位手根列切除術[4,5]などが必要となるSLAC（scapholunate advanced collapse）wrist[6]という病態へと進行してしまいます。舟状月状骨靭帯損傷の合併率が41.1％[7]である橈骨遠位端骨折のリハビリテーションは，**DISI変形やSLAC wrist発症のリスクを把握**したうえで安全に実施されなくてはなりません。

画像ではDISI変形やSLAC wristを予防することを目的に，X線写真で橈骨月状骨角を計測しましょう。

画像の種類

X線写真（手関節側面像）

読影のポイント
- X線写真では橈骨月状骨角（橈骨長軸と月状骨水平軸のなす角度）を計測します（図1）。
- 正常値は11±7°[8]であり，この値が減少している（つまり月状骨が背屈している）状態がDISI変形です。

図1 橈骨月状骨角（X線写真，手関節側面像）

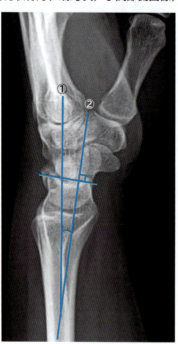

①橈骨長軸（橈骨の遠位1/3の長軸線）と，②月状骨水平軸（月状骨遠位関節面にある2つの頂点を結ぶ線の垂線）のなす角度を計測します。

Check it out

- ☑ SLAC wristは関節症の程度により初期（StageⅠ），進行期（StageⅡ），末期（StageⅢ）に分類されます。初期では痛みは軽度で散発的ですが，進行期や末期では痛みは強く持続的になります。多くは手関節頭側の痛みを訴えますが，無症候のものもあります[9]。

- ☑ 再建術を受けたSLAC wrist患者の男女比は7：2で男性に多く，年齢は平均49歳（19〜82歳），6：4で利き手に多いと報告されています[2]。

- ☑ SLAC wristが舟状月状骨靭帯断裂によって生じるのに対して，舟状骨骨折後の偽関節によって生じる同様の病態はSNAC（scaphoid nonunion advanced collapse）wrist[10,11]とよばれます。

文献

1) Short WH, et al: A dynamic biomechanical study of scapholunate ligament sectioning. J Hand Surg Am, 20(6): 986-999, 1995.
2) Ashmead D 4th, et al: Scapholunate advanced collapse wrist salvage. J Hand Surg Am, 19(5): 741-750, 1994.
3) Krakauer JD, et al: Surgical treatment of scapholunate advanced collapse. J Hand Surg Am, 19(5): 751-759, 1994.
4) Cohen MS, et al: Degenerative arthritis of the wrist: proximal row carpectomy versus scaphoid excision and four-corner arthrodesis. J Hand Surg Am, 26(1): 94-104, 2001.
5) Tomaino MM, et al: Scapholunate advanced collapse wrist: proximal row carpectomy or limited wrist arthrodesis with scaphoid excision?. J Hand Surg Am, 19(1): 134-142, 1994.
6) Watson HK, et al: The SLAC wrist: scapholunate advanced collapse pattern of degenerative arthritis. J Hand Surg Am, 9(3): 358-365, 1984.
7) Laulan J, et al: Intracarpal ligamentous lesions associated with fractures of the distal radius: outcome at one year. A prospective study of 95 cases. Acta Orthop Belg, 65(4): 418-423, 1999.
8) Linscheid RL, et al: Traumatic instability of the wrist. Diagnosis, classification, and pathomechanics. J Bone Joint Surg Am, 54(8): 1612-1632, 1972.
9) Fassler PR, et al: Asymptomatic SLAC wrist: does it exist?. J Hand Surg Am, 18(4): 682-686, 1993.
10) Shah CM, et al: Scapholunate advanced collapse (SLAC) and scaphoid nonunion advanced collapse (SNAC) wrist arthritis. Curr Rev Musculoskelet Med, 6(1): 9-17, 2013.
11) Krakauer JD, et al: Surgical treatment of scapholunate advanced collapse. J Hand Surg Am, 19(5): 751-759, 1994.

Ⅳ-4 手関節

Gilula lineから手根骨のアライメントを読む

KEYWORD ＿ 橈骨遠位端骨折，手根間靭帯損傷，手根不安定症

関 連 画 像 ＿ X線写真

概説

診断を目的とした画像の読影では病態の検出が重要ですが，療法士が行う運動機能評価としての読影ではp.33表1で示したABCD'Sの「A」，つまりAlignment（配列）の観察も大切です。特に，手根部では複雑に手根骨が並びますので，診断名や患者の訴えのある部位に注目するよりも先に，まずは**手根骨のアライメントを観察する**習慣をつけましょう。

画像では手根骨のアライメントを評価することを目的に，X線写真でGilula line[1]（図1）を観察しましょう。

画像の種類

X線写真（手関節正面像）

読影のポイント

・舟状骨，月状骨，三角骨の近位縁をarcⅠ，遠位縁をarcⅡ，有頭骨，有鉤骨の近位縁ををarcⅢとして，それぞれが著しい乱れのない円弧（Gilula line）を形成しているかを観察します（図1）。
・円弧（Gilula line）の段差や途絶は，手根骨の骨折や手根間靭帯損傷による手根骨の脱臼や亜脱臼を示唆する所見です。

図1 Gilula line（X線写真，手関節正面像）

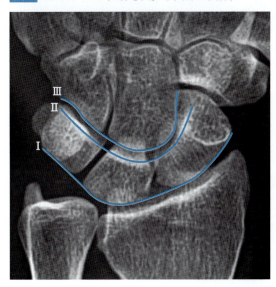

舟状骨，月状骨，三角骨の近位縁をarc Ⅰ，遠位縁をarc Ⅱ，有頭骨，有鉤骨の近位縁をarc Ⅲとして，それぞれが乱れのない円弧（Gilula line）を形成しているかを観察します。

Check it out

- ☑ 手根中央関節の不安定症についての報告は少ないですが，有頭骨と月状骨の間は強靭な靭帯組織が存在しない（関節包のみ）ため，手関節尺屈時に月状骨が背屈すると有頭骨は背側へ亜脱臼しやすくなります。

- ☑ 月状三角骨靭帯の断裂では，両骨が橈骨からの強靭な靭帯に支持されているため，月状三角骨靭帯単独の断裂では配列異常（不安定性）は生じにくいとされています[2]。

文献

1) Gilula LA, et al: Post-traumatic ligamentous instabilities of the wrist. Radiology, 129(3): 641-651, 1978.
2) Horii E, et al: A kinematic study of luno-triquetral dissociations. J Hand Surg Am, 16(2): 355-362, 1991.

IV-4 手関節

三角線維軟骨複合体から手関節尺側部痛を読む

KEYWORD 三角線維軟骨複合体損傷，橈骨遠位端骨折，手関節尺側部痛

関連画像 MRI

概説

橈骨遠位端骨折における三角線維軟骨複合体 (triangular fibrocartilage complex: TFCC) 損傷の合併率は，手関節造影では13.6%[1]，MRIでは45.0%[2]，手関節鏡では42.0[3]〜73.1%[4]と，その評価方法によりさまざまですが決して少なくありません．TFCCは尺骨手根骨間ではショックアブソーバーとして，遠位橈尺関節ではスタビライザーとして機能する[5]ため，その損傷では疼痛[6]と不安定性[7]が生じやすいことが想像できます．ADLではドアノブや車のハンドル操作，タオルを絞るといった**前腕の回旋運動時に疼痛**を訴えることが多いため，リハビリテーションでは動作の代償も含めて適切な評価と指導が求められます．

画像では手関節尺側部痛の原因を把握することを目的に，MRIでTFCCを観察しましょう．

画像の種類

MRI（T1強調およびT2強調手関節冠状断および横断像）

読影のポイント
- T1強調冠状断像では，低信号によって蝶ネクタイ様に描出されるTFCCや，TFCC付着部での低信号の連続性やたわみを観察します(図1A)。
- T2強調冠状断像では，TFCC内部での高信号の有無を観察します。

図1 TFCC損傷

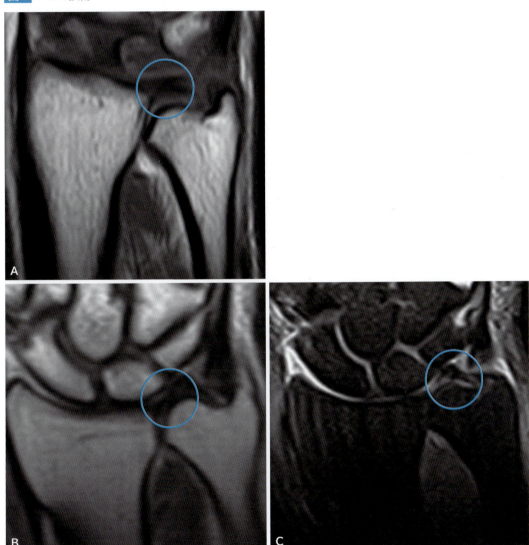

A：T1強調手関節冠状断像。TFCCは均一な低信号で蝶ネクタイ様(〇)に描出されます。
B：T2強調手関節冠状断像。TFCC内部に高信号(〇)を認めます。
C：脂肪抑制画像。内部の高信号とともに不整なTFCC(〇)を観察できます。

Check it out

- ☑ 掌側および背側橈尺靱帯は，遠位橈尺関節のメインスタビライザー[8]です。

- ☑ TFCCの構成要素は，関節円板（TFC），メニスカス類似体，三角靱帯，掌側および背側橈尺靱帯，尺側側副靱帯です[9]。

- ☑ 小断裂のTFCC損傷ではMRIでも損傷を検出できないことがあります[10]。

- ☑ TFCC損傷に対する疼痛誘発テストとしては，手関節尺屈位で手関節に圧をかける方法[11]や，尺屈と回外を同時に強制するulnocarpal stress test[12]が有用です。

- ☑ ulnar plus variantでは関節円板（TFC）が菲薄化するとされています[13]。

- ☑ TFCCは加齢による変性も認められ，50歳以上では50％以上に血行の少ない関節円板内部で断裂が生じています[14]。

Q: TFCC損傷はスポーツ活動にどのような影響を与えますか？

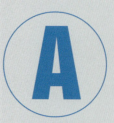

A: TFCC損傷と関連する代表的な種目は野球，ゴルフ，テニスといわれています。スポーツでのTFCC損傷は一度の外傷（競技中の転倒）によるものと，競技特有の反復する動作によるものがありますが，野球のバッティングやゴルフのスウィング，テニスのストロークでは疼痛が再現されやすいため，これらの競技では継続が困難となる場合もあります。選手の橈骨茎状突起と尺骨茎状突起の位置（長さ）を触診で確認し，明らかに尺骨が長い（ulnar plus variant）場合はサポーターの着用や軽量の道具を使用させるなどして予防に努めることが大切です。

文献

1) Grechenig W, et al: Wrist arthrography after acute trauma to the distal radius: diagnostic accuracy, technique, and sources of diagnostic errors. Invest Radiol, 33(5): 273-278, 1998.
2) Richards RS, et al: Arthroscopic diagnosis of intra-articular soft tissue injuries associated with distal radial fractures. J Hand Surg Am, 22(5): 772-776, 1977.
3) Jin WJ, et al: The interobserver and intraobserver reliability of the cooney classification of distal radius fractures between experienced orthopaedic surgeons. J Hand Surg Eur Vol, 32(5): 509-511, 2007.
4) 小原由紀彦, ほか：橈骨遠位端骨折における手関節鏡, 遠位橈尺関節 (distal radioulnar joint: DRUJ) 鏡所見の検討 尺骨茎状突起骨折と三角線維軟骨複合体 (triangular fibrocartilage complex: TFCC) 損傷の合併頻度とその治療. 埼玉医会誌, 43(1): 313-317, 2008.
5) Palmer AK, et al: The triangular fibrocartilage complex of the wrist--anatomy and function. J Hand Surg Am, 6(2): 153-162, 1981.
6) Abe Y, et al: Ulnar-sided wrist pain due to isolated disk tear of triangular fibrocartilage complex within the distal radioulnar joint: two case reports. Hand Surg, 16(2): 177-180, 2011.
7) Tang C, et al: The beauty of stability: distal radioulnar joint stability in arthroscopic triangular fibrocartilage complex repair. Hand Surg, 18(1): 21-26, 2013.
8) Shen J, et al: Ulnar-positive variance as a predictor of distal radioulnar joint ligament disruption. J Hand Surg Am, 30(6): 1172-1177, 2005.
9) Yoshioka H, et al: High-resolution MR imaging of triangular fibrocartilage complex (TFCC): comparison of microscopy coils and a conventional small surface coil. Skeletal Radiol, 32(10): 575-581, 2003.
10) Haims AH, et al: Limitations of MR imaging in the diagnosis of peripheral tears of the triangular fibrocartilage of the wrist. AJR Am J Roentgenol, 178(2): 419-422, 2002.
11) 西川真史, ほか：手関節 TFC（三角線維軟骨）断裂症例の手関節鏡視及び鏡視下手術の適応についての一考察. 関節鏡, 14(1): 47-50, 1989.
12) Nakamura R, et al: The ulnocarpal stress test in the diagnosis of ulnar-sided wrist pain. J Hand Surg Br, 22(6): 719-723, 1997.
13) Sugimoto H, et al: Triangular fibrocartilage in asymptomatic subjects: investigation of abnormal MR signal intensity. Radiology, 191(1): 193-197, 1994.
14) 木村 元：手関節三角線維軟骨周辺における退行性変化の検討. 日整会誌, 65: 1060-1069, 1991.

IV-4 手関節

ulnar varianceから 手関節尺側部痛 を読む

KEYWORD 尺骨突き上げ症候群, TFCC損傷, Kienböck病, ulnar variance

関連画像 X線写真・MRI

概説

　尺骨遠位端が月状骨または三角骨と衝突して，手関節尺側部痛[1]が生じる状態を尺骨突き上げ症候群[2,3]といいます．遠位橈尺関節において橈骨よりも尺骨が長いことによって生じ，多くの場合三角線維軟骨複合体（triangular fibrocartilage complex：TFCC）の損傷を合併します．

　橈骨遠位端尺側に対する尺骨関節面の高さ（ulnar variance）を比較して，2mm以上尺骨関節面が高い場合を「plus variant」[4]とよび，尺骨突き上げ症候群とともにTFCC損傷が生じやすいとされています[5]．

　画像では手関節尺側部痛の原因を把握することを目的に，X線写真で橈骨遠位端尺側に対する尺骨関節面の高さを計測しましょう．

画像の種類　X線写真（手関節正面像），MRI（T1強調手関節冠状断像）

読影のポイント

- X線写真手関節正面像で橈骨遠位端尺側に対する尺骨関節面の高さを比較します(図1)。
- 正常値は平均0.9mm(-4.2〜2.3mm)のminus variantとされています。
- 尺骨頭や月状骨，三角骨に硬化像が認められることもあります。
- MRIでは尺骨遠位端に骨髄浮腫や硬化像が認められることがあります[6]。

図1 ulnar variance

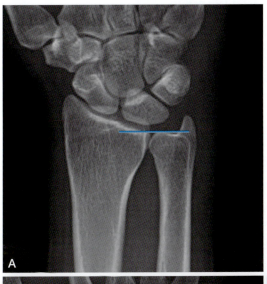

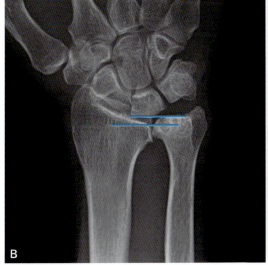

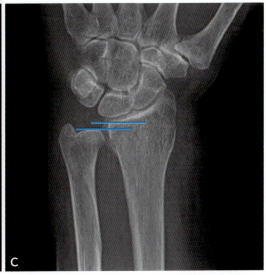

A：zero variant
B：plus variant(+3.3mm)
C：minus variant(-2.8mm)

Check it out

- ☑ 2mm以上尺骨関節面が低い場合を「minus variant」，2mm以内の差は「zero variant」といいます。

- ☑ ulnar varianceは加齢とともに増大する傾向にあり，遠位橈尺関節変形性関節症は大部分の症例がplus variantによる関節不適合が原因の1つとされています[7]。

Q minus variantでは臨床的に何か問題は生じますか？

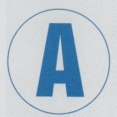

minus variantと月状骨の骨壊死であるKienböck病は一定の関連があるとされ[8-10]，Kienböck病の78％がminus variantであると報告されています[11,12]。Kienböck病は男性に多く（女性の約2倍），好発年齢は20～40歳代であり，約70％が利き手に発症します。症状はTFCC損傷や尺骨突き上げ症候群と同じく手関節尺側に訴えることが多いです。

文献

1) Porteous R, et al: Imaging of ulnar-sided wrist pain. Can Assoc Radiol J, 63(1): 18-29, 2012.
2) Sammer DM, et al: Ulnar impaction. Hand Clin, 26(4): 549-557, 2010.
3) Friedman SL, et al: The ulnar impaction syndrome. Hand Clin, 7(2): 295-310, 1991.
4) Cerezal L, et al: Imaging findings in ulnar-sided wrist impaction syndromes. Radiographics, 22(1): 105-121, 2002.
5) Zahiri H, et al: Ulnar styloid impingement syndrome. Int Orthop, 34(8): 1233-1237, 2010.
6) Imaeda T, et al: Ulnar impaction syndrome: MR imaging findings. Radiology, 201(2): 495-500, 1996.
7) 貞広哲郎，ほか：遠位橈尺関節のレ線計測値の加齢的推移．日手会誌，5: 501-504, 1988.
8) Bonzar M, et al: Kienböck disease and negative ulnar variance. J Bone Joint Surg Am, 80(8): 1154-1157, 1998.
9) van Leeuwen W, et al: Negative Ulnar Variance and Kienböck Disease. J Hand Surg Am, 41(2): 214-218, 2016.
10) Chen WS: Kienböck disease and negative ulnar variance. J Bone Joint Surg Am, 82(1): 143-144, 2000.
11) Watanabe A, et al: Ulnar-sided wrist pain. II. Clinical imaging and treatment. Skeletal Radiol, 39(9): 837-857, 2010.
12) Hooper G: Kienböck's disease. J Hand Surg Br, 17(1): 3-4, 1992.

IV-4 手関節

正中神経の信号強度と形から手根管症候群を読む

KEYWORD 手根管症候群，正中神経障害，正中神経低位麻痺，double crash syndrome

関連画像 MRI

概説

　手根管症候群[1]とは，手根骨と屈筋支帯（横手根靱帯）に囲まれた手根管内におけるさまざまな原因によって生じる正中神経障害の総称であり，最も頻度の高い単神経障害です。自覚的症状として夜間や早朝と手の使用時に増悪する手のしびれ感と痛み，正中神経領域に生じるring-finger splitting（環指正中線を境界とする感覚障害），Phalen徴候[2]，Tinel徴候[3]が認められます。運動機能障害としては母指対立筋と短母指外転筋の筋力低下が代表的ですが，進行期には正中神経支配の手内筋の脱力や筋萎縮も認められます。特に**短母指屈筋と第一虫様筋の麻痺による巧緻性の低下**は，ADLにおいて最も大きな問題となるため[4, 5]，リハビリテーションではこれらについて可及的早期の機能回復を目指したいところです。

　また，手根管症候群は単独での発症に加えて，外傷における合併症が問題となることが少なくありません。特に橈骨遠位端骨折では22～44%[6,7]と高い発生率が報告されていることからも，先に挙げた臨床所見と併せて基本的な画像所見についても知っておくとよいでしょう。

　画像では手部のしびれや痛み，筋力低下の原因を把握することを目的に，MRIで正中神経の信号強度と形を観察しましょう。

画像の種類 | MRI（T2強調横断像，ほか）

読影のポイント
・豆状骨レベルでは正中神経の腫大を観察します（図1A）。
・有鉤骨鉤レベルでは正中神経の扁平化，信号の上昇（T2強調画像）を観察します（図1B）。
・同じく有鉤骨鉤レベルでの屈筋支帯の肥厚も読影すべきポイントです（図1C）。

図1 手根管症候群（MRI 手関節横断像）

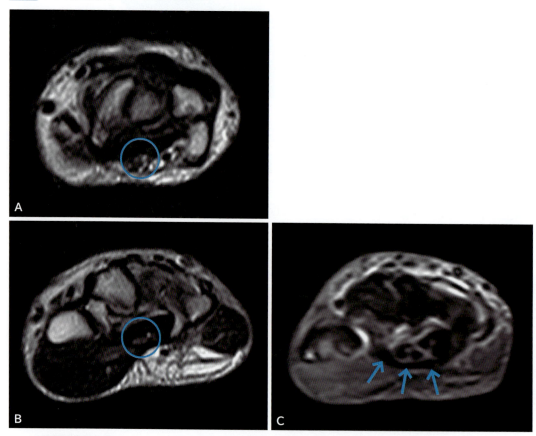

A：T2強調画像豆状骨レベル，50歳代，男性。正中神経に信号の上昇と腫大（○）を認めます。
B：T2強調画像有鉤骨鉤レベル，50歳代，男性。正中神経に信号の上昇と扁平化（○）を認めます。
C：STIR画像有鉤骨鉤レベル，70歳代，男性。屈筋支帯の肥厚（→）を認めます。

Check it out

- 手根管症候群の多くは突発性ですが，その他の誘因として手関節外傷や関節リウマチ[8]などの炎症性疾患，アミロイドーシス[9]や糖尿病[10]などの代謝性疾患，妊娠による浮腫[11]などが挙げられます。

- 一般的に絞扼性神経障害の成因については圧迫などの外力によるとする説[12]と，阻血などの循環不全によるとする説[13]がありますが，手根管症候群の病態はどちらもが相互的に関与して形成されるとされています。

- 頸椎症との合併[14]はdouble crash syndrome▶1 [15]とよばれ，痛みや痺れがどちらの疾患によるものなのか判断に悩みますが，短母指外転筋（C6〜Th1）と髄節レベルが近い小指外転筋（C8〜Th1）や第一背側骨間筋（C8〜Th1）などの内在筋を併せて評価することで鑑別が可能です。

▶1 double crush syndrome
カナダの神経内科医 UptonとMcComas[16]が1973年に発表した「すでに近位で圧迫を受けている神経軸索は軸索流の障害が生じているので，遠位部において圧迫神経障害が生じやすくなる」という理論。手根管症候群において，他の絞扼性神経障害を合併する例があることや，手根管症候群の患者がそれより近位で症状を訴えたり手根管より近位に神経伝導遅延があること，あるいは手根管症候群の手術で無効例が存在するという，手根管症候群だけでは説明が矛盾することに対して立てた仮説です。ただしこれに反論する報告[15,17]も多数あります。

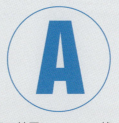

Q 手根管症候群にスプリントの使用は有効ですか？

A Manenteら[18]は無治療群と夜間スプリント使用群をランダム化群間比較で効果を比較検討し，開始後2週間，4週間の時点でスプリント群の症状軽減傾向を報告しています。また，Walkerら[19]はランダム化群間試験で保存療法におけるスプリント使用の効果について，終日の使用と夜間のみの使用で効果（6週間後の症状スコア，手指機能，神経伝導検査所見）を検討し，有効性に差は認められなかったことを報告しています。

文献

1) Nakasato YR: Carpal tunnel syndrome in the elderly. J Okla State Med Assoc, 96(3): 113-115, 2003.
2) Phalen GS: The carpal-tunnel syndrome. Seventeen years' experience in diagnosis and treatment of six hundred fifty-four hands. J Bone Joint Surg Am, 48(2): 211-228, 1966.
3) Szabo RM, et al: The value of diagnostic testing in carpal tunnel syndrome. J Hand Surg Am, 24(2): 704-714, 1999.
4) Katz JN, et al: The carpal tunnel syndrome: diagnostic utility of the history and physical examination findings. Ann Intern Med, 112(5): 321-327, 1990.
5) Katz RT: Carpal tunnel syndrome: a practical review. Am Fam Physician, 49(6): 1371-1379, 1385-1386, 1994.
6) Sharma H, et al: Outcomes and complications of fractures of distal radius (AO type B and C): volar plating versus nonoperative treatment. J Orthop Sci, 19(4): 537-544, 2014.
7) Henry M et al: A prospective plan to minimise median nerve related complications associated with operatively treated distal radius fractures.Hand Surg,12(3):199-204, 2007.
8) van Dijk MA, et al: Indications for requesting laboratory tests for concurrent diseases in patients with carpal tunnel syndrome: a systematic review. Clin Chem, 49(9): 1437-1444, 2003.
9) Padua L, et al: Carpal tunnel syndrome in pregnancy: multiperspective follow-up of untreated cases. Neurology, 59(10): 1643-1646, 2002.
10) Perkins BA, et al: Carpal tunnel syndrome in patients with diabetic polyneuropathy. Diabetes Care, 25(3): 565-569, 2002.
11) Padua L, et al: Symptoms and neurophysiological picture of carpal tunnel syndrome in pregnancy. Clin Neurophysiol, 112(10): 1946-1951, 2001.
12) Ochoa J, et al: The nature of the nerve lesion caused by chronic entrapment in the guinea-pig. J Neurol Sci, 19(4): 491-495, 1973.
13) Sunderland S: The nerve lesion in the carpal tunnel syndrome. J Neurol Neurosurg Psychiatry, 39(7): 615-626, 1976.
14) 中瀬裕之，ほか：頸椎疾患と手根管症候群―double crush syndrome の臨床的検討. Brain Nerve, 57(10): 883-887, 2005.
15) Wilbourn AJ, et al: Double-crush syndrome: a critical analysis. Neurology, 49(1): 21-29, 1997.
16) Upton AR , et al: The double crush in nerve entrapment syndromes. Lancet, 2(7825): 359-362, 1973.
17) Johnson EW: Double crush syndrome. A definition in search of a cause. Am J Phys Med Rehabil, 76(6): 439, 1997.
18) Manente G, et al: An innovative hand brace for carpal tunnel syndrome: a randomized controlled trial. Muscle Nerve, 24(8): 1020-1025, 2001.
19) Walker WC, et al: Neutral wrist splinting in carpal tunnel syndrome: a comparison of night-only versus full-time wear instructions. Arch Phys Med Rehabil, 81(4): 424-429, 2000.

IV-4 手関節

橈骨遠位関節面と骨折線の位置と距離から
長母指伸筋腱断裂のリスク
を読む

KEYWORD ── 橈骨遠位端骨折，Colles骨折，保存療法，長母指伸筋腱皮下断裂

関連画像 ── X線写真

概説

橈骨遠位端骨折では掌側ロッキングプレート固定におけるスクリューの背側への突出により長母指伸筋腱の断裂[1,2]が知られていますが，保存療法例においても腱の断裂[3]が生じます。

断裂する腱は長母指伸筋腱[4]が代表的であり，多くは転位が少ない橈骨遠位端骨折受傷後7~8週で生じ，その発生率は0.3~3.0%[3,5]とされています。断裂部位はLister結節部であり，発生の原因としては転位骨片や形成された化骨による機械的要因や，浮腫や血腫による第3コンパートメント[▶1]（図2）内圧の上昇によって生じた腱内血行障害，滑膜からの栄養供給障害などとされています。

黒沢ら[6]は橈骨遠位端骨折（Colles骨折）患者の橈骨遠位関節面から骨折線までの距離を計測し，骨折線がLister結節により近い例では腱断裂が続発しやすいことを報告しています。リハビリテーションではこのリスクを念頭に置き，断裂前の手関節背側部痛[4,5]の有無を定期的に聴取するとよいでしょう。

画像では長母指伸筋腱断裂のリスクを把握することを目的に，CTまたはX線写真で骨折線の位置と橈骨関節面からの距離を観察しましょう。

▶1 コンパートメント
手関節の背側を走行する腱は伸筋支帯によってつくられた6つの区画（第1~6コンパートメント）のうちのどれかひとつを通ることになります。それぞれの区画を通る腱または腱鞘は同じ腱鞘によって包まれます。長母指伸筋は単独で第3コンパートメント（図2）を通過しながらLister結節を支点にして方向を変えて母指の背側へ向かいます。

| 画像の種類 | CTまたはX線写真(手関節正面像) |

読影のポイント
- Lister結節の位置を確認しながら読影しましょう(図1)。
- 橈骨遠位関節面から背側面の骨折線までの距離に断裂しやすいとされる基準値はありませんが，長母指伸筋腱断裂が続発しなかった群では平均12.1mmであったのに対し，腱断裂が続発した例では平均9.1mmであったと報告[6]されています。

図1 橈骨遠位端骨折保存例(70歳代，女性)

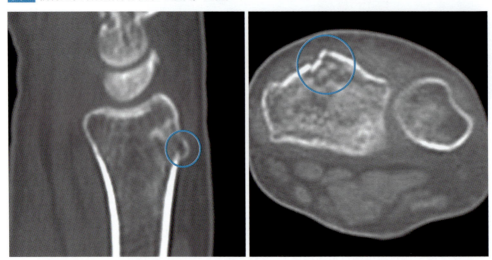

受傷後10週で母指伸展運動の減弱を訴え，長母指伸筋腱皮下断裂と診断されました。
A：**CT手関節矢状断像**。不整なLister結節(○)が観察できます。
B：**CT手関節横断像**。Lister結節直下での骨折(○)であることが観察できます。

図2 第3コンパートメントを通過する長母指伸筋腱

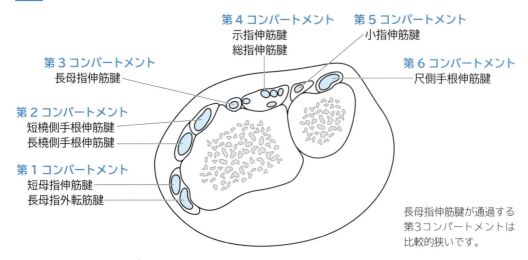

長母指伸筋腱が通過する第3コンパートメントは比較的狭いです。

Check it out

- ☑ リハビリテーションでは長母指伸筋の著しい筋力低下や腱の圧痛がみられる場合は注意しましょう。

- ☑ 機械的摩擦によって一定期間後に続発する例もありますが，受傷時の圧挫により早期に断裂することもあるため，受傷機転と骨密度からおおよその受傷時の外力の大きさを知っておくことも大切です。

- ☑ 長母指伸筋腱はLister結節を支点にして走行することや，長母指伸筋腱が走行する第3コンパートメントが狭いといった解剖学的な理由も機械的摩擦に弱い一因となりえることを併せて覚えておきましょう。

Q 「受傷時の圧挫」とありますが，なぜ受傷時に手掌をついて伸筋腱が圧挫するのですか？

A 受傷時に手をつくことで強制的に背屈位となり，橈骨と手根骨または中手骨が衝突します。長母指伸筋腱はこのときに挟み込まれて圧挫することがあります（図3）。

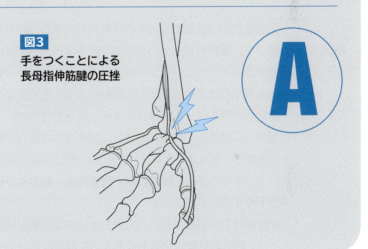

図3 手をつくことによる長母指伸筋腱の圧挫

文献

1) Sügün TS, et al: Results of volar locking plating for unstable distal radius fractures. Acta Orthop Traumatol Turc, 46(1): 22-25, 2012.
2) 桑野洋輔，ほか：橈骨遠位端骨折に対する掌側プレート固定後に生じた長母指伸筋腱皮下断裂の2例．整災外科，64(3): 394-397, 2015.
3) Cooney WP 3rd, et al: Complications of Colles' fractures. J Bone Joint Surg Am, 62(4): 613-619, 1980.
4) Kozin SH, et al: Early soft-tissue complications after distal radius fractures. Instr Course Lect, 42: 89-98, 1993.
5) Gutow AP: Avoidance and treatment of complications of distal radius fractures. Hand Clin, 21(3): 295-305, 2005.
6) 黒沢秀樹，ほか：橈骨遠位端骨折後の長母指伸筋腱断裂について．臨床整形外科，21(3): 241-248, 1986.

IV-5 股関節
関節唇から股関節症の進行を読む

KEYWORD 関節唇損傷，臼蓋形成不全，変形性股関節症，大腿骨寛骨臼インピンジメント，骨頭すべり症

関連画像 MRI

概説

関節唇（図1）は関節包内面の寛骨臼周囲を取り囲む軟骨性組織です。関節唇損傷は臼蓋形成不全や変形性股関節症，大腿骨寛骨臼インピンジメントなどによる大腿骨頭から頚部の形態異常や反復する回旋や屈曲運動によって生じます。

関節唇の機能は，大腿骨頭を寛骨臼に吸着（安定性），骨頭と寛骨臼の接触面の拡張（適合性），関節液の貯留（密閉性）の3つが挙げられます[1]。また，関節唇内部には神経終末が存在し[2]，多くの患者は**股関節痛**や**鼠径部痛**，**前方インピンジメントサイン**を示します。

関節唇断裂の基礎疾患として最も多いのは臼蓋形成不全であり[3]，**関節唇断裂は臼蓋形成不全の股関節症進行の予測因子**とされています[4]。リハビリテーションでは股関節症の進行を抑制するためにもより早い段階で関節唇断裂の存在を把握しておく必要があります。

画像では股関節症の進行を予測することを目的に，MRIで関節唇を観察しましょう。

図1 関節唇とその他の解剖

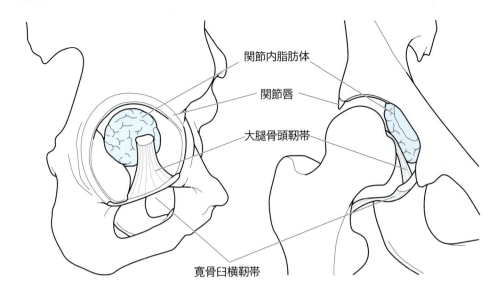

関節内脂肪体
関節唇
大腿骨頭靱帯
寛骨臼横靱帯

画像の種類　MRI（T2強調股関節冠状断および横断像）

読影のポイント
- 関節唇はT1強調画像，T2強調画像ともに低信号で描出されますが，損傷部分を高信号で検出するためにT2強調画像を用います（図2）。
- 冠状断像では上部の関節唇を，横断像では前および後部の関節唇を観察するとよいでしょう。
- 正常であれば形態は三角形を示しますが，高齢になるにつれて円形や辺縁鈍化，不整などもみられます[5,6]。
- 正常な関節唇では関節唇下間隙（sublabral recess）[7]が存在します（図3）。これを異常信号と誤らないように注意しましょう。関節唇下間隙は細く整った高信号で示されますが，断裂部は比較的太く不整な高信号として描出されます。
- 表1に関節唇損傷のStage分類[8]を示します。分類することも大切ですが，関節唇がおおよそどのようなパターンで損傷・断裂するのかを知っておくと読影の助けになります。

図2 関節唇（MRI T1強調画像）

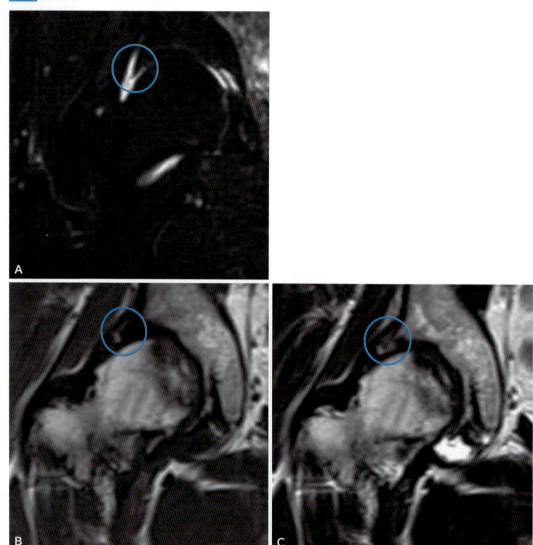

A：脂肪抑制T2強調画像，正常例。関節唇は低信号の三角形で描出され，信号の変化は認めません（○）。
B：損傷例。T1強調画像では一塊の低信号として描出され損傷は観察しにくいです（○）。
C：損傷例。T2強調画像では関節唇内部に広く高信号（○）を認めます。

図3 関節唇下間隙（sublabral recess）

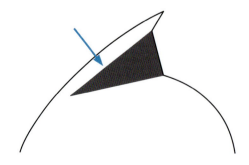

表1 関節唇損傷のStage分類

		A	B 変性，肥厚，変形 関節唇下間隙消失
関節唇内のみ	1	1A	1B
部分断裂（関節腔と連続）	2	2A	2B
完全断裂	3	3A	3B

損傷の程度（1・2・3）と変性や肥厚の有無（A・B）の組合せにより分類します。（文献8より引用）

Check it out

- ☑ 二次性変形性股関節症[▶1]の股関節痛には関節唇断裂が大きく影響します[9]。

- ☑ 股関節痛のある臼蓋形成不全例では88％に関節唇断裂あり，前上部と上部で多くみられています[9]。

- ☑ 関節唇断裂の基礎疾患として最も多いのは臼蓋形成不全です[3]。

- ☑ 関節唇断裂の存在は，年齢とCE角とともに臼蓋形成不全の股関節症進行の予測因子となります[4]。

- ☑ 臼蓋形成不全では正常より関節唇が大きく，関節唇による被覆の割合は全周的に臼蓋形成不全のほうが大きいと報告されています[10]。

- ☑ 臼蓋形成不全の病態と疼痛関連因子には，大腿骨頭被覆不全[11,12]，関節不安定性[13]，関節唇損傷[2, 9,10,14]が挙げられます。

▶1 **二次性変形性股関節症**
変形性股関節症は原因が特定できないものを一次性，原因が特定できるものを二次性として分類します。わが国の変形性股関節症のほとんどは二次性といわれていて，その多くが先天性股関節脱臼や臼蓋形成不全に続発するものです。ちなみに膝関節ではこれとは反対に，その多くが一次性といわれています。

文献

1) Ferguson SJ, et al: An in vitro investigation of the acetabular labral seal in hip joint mechanics. J Biomech, 36(2): 171-178, 2003.
2) Kim YT, et al: The nerve endings of the acetabular labrum. Clin Orthop Relat Res, (320): 176-181, 1995.
3) Peelle MW, et al: Acetabular and femoral radiographic abnormalities associated with labral tears. Clin Orthop Relat Res, 441: 327-333, 2005.
4) Abe I, et al: Acetabular labrum: abnormal findings at MR imaging in asymptomatic hips. Radiology, 216(2): 576-581, 2000.
5) Lecouvet FE, et al: MR imaging of the acetabular labrum: variations in 200 asymptomatic hips. AJR Am J Roentgenol, 167(4): 1025-1028, 1996.
6) Cotten A, et al: Acetabular labrum: MRI in asymptomatic volunteers. J Comput Assist Tomogr, 22(1): 1-7, 1998.
7) Studler U, et al: MR arthrography of the hip: differentiation between an anterior sublabral recess as a normal variant and a labral tear. Radiology, 249(3): 947-954, 2008.
8) Czerny C, et al: MR arthrography of the adult acetabular capsular-labral complex: correlation with surgery and anatomy. AJR Am J Roentgenol, 173(2): 345-349, 1999.
9) Noguchi Y, et al: Cartilage and labrum degeneration in the dysplastic hip generally originates in the anterosuperior weight-bearing area: an arthroscopic observation. Arthroscopy, 15(5): 496-506, 1999.
10) Horii M, et al: Coverage of the femoral head by the acetabular labrum in dysplastic hips: quantitative analysis with radial MR imaging. Acta Orthop Scand, 74(3): 287-292, 2003.
11) Ito H, et al: Three-dimensional computed tomography analysis of non-osteoarthritic adult acetabular dysplasia. Skeletal Radiol, 38(2): 131-139, 2009.
12) Pompe B, et al: Gradient of contact stress in normal and dysplastic human hips. Med Eng Phys, 25(5): 379-385, 2003.
13) Maeyama A, et al: Evaluation of dynamic instability of the dysplastic hip with use of triaxial accelerometry. J Bone Joint Surg Am, 90(1): 85-92, 2008.
14) Jessel RH, et al: Radiographic and patient factors associated with pre-radiographic osteoarthritis in hip dysplasia. J Bone Joint Surg Am, 91(5): 1120-1129, 2009.

Ⅳ-5 股関節
cross over signから股関節前方インピンジメントを読む

KEYWORD ＿ 大腿骨寛骨臼インピンジメント，関節唇損傷，変形性股関節症，cross over sign，

関連画像 ＿ X線写真

概説

　大腿骨寛骨臼インピンジメント（femoroacetabular impingement：FAI）[1]はさまざまな基礎疾患や先天的な股関節の変形により，股関節運動時に大腿骨頭と寛骨臼が衝突（impingement）し，微小な損傷が反復することにより変形性股関節症の原因となる病態です[2-4]。FAIは寛骨臼の形態異常によって生じるpincer typeと，大腿骨頸部の形態異常によって生じるcam typeの大きく2つに分けられ，これにその両方が合併したcombined typeが加えられます[5]（図1）。

　好発年齢は活動的である20～40歳代に多く，野球やゴルフ，サッカー，フィギュアスケートなど頻回の回旋運動や広い可動域を必要とする競技者に多いとされます。FAIの特徴的な徐々に進行する股関節痛や鼠径部痛によりパフォーマンスは低下し，進行例では競技の休止を余儀なくされることも少なくありません。

　変形性股関節症診療ガイドライン2016[▶1]によると，世界的にコンセンサスの得られたFAIの明確な診断基準はなく，わが国では一般的に日本股関節学会が提唱するFAI診断指針[6]に基づくことが推奨されています[7]。指針によると寛骨臼の形態異常（寛骨臼の過剰被覆）によって生じる

▶1 **変形性股関節症診療ガイドライン2016**
変形性股関節症診療ガイドラインは日本整形外科学会と日本股関節学会が監修し，2008年6月に第1版が発行されました。2017年11月現在では2016年5月に発行された改訂第2版が最新です。ガイドラインを作成する目的として下記が挙げられています。
①運動器疾患の現時点で適切と考えられる予防・診断・治療法を示す。
②運動器疾患の治療成績と予後の改善を図る。
③施設間における治療レベルの偏りを是正し，向上を図る。
④効率的な治療により人的・経済的負担を軽減する。
⑤一般に公開し，医療従事者間や医療を受ける側との相互理解に役立てる。

pincer typeの画像所見は以下の3つとされています。
①CE角40°以上
②CE角30°以上かつ寛骨臼荷重部傾斜角（acetabular roof obliquit：ARO）0°以下（図2）
③CE角25°以上かつcross over sign陽性（図3）

寛骨臼の形態異常（寛骨臼の過剰被覆）によって生じるpincer type例では，X線写真股関節正面像において，正常では交差することのない寛骨臼の前縁と後縁が，pincer type例では交差して映ります。これを**cross over sign**陽性といい，寛骨臼前壁の過剰被覆により股関節前部でインピンジメントが生じることを示唆しています。

画像では股関節屈曲時の痛みの原因を把握することを目的に，ここではX線写真でcross over signを観察しましょう。

図1 大腿骨寛骨臼インピンジメント（FAI）

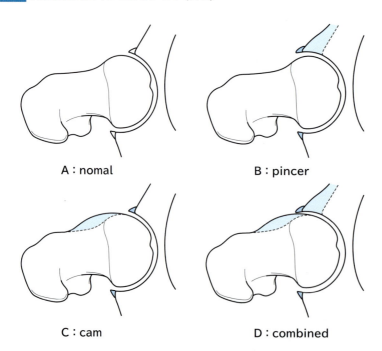

A：nomal　　B：pincer
C：cam　　D：combined

寛骨臼の形態異常によって生じるpincer type（**B**）と，大腿骨頸部の形態異常によって生じるcam type（**C**）の大きく2つに分けられ，これにその両方が合併したcombined type（**D**）が加えられます。

図2 寛骨臼荷重部傾斜角（acetabular roof obliquity：ARO）

図3 cross over sign

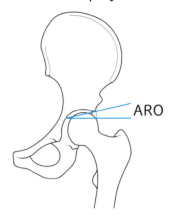
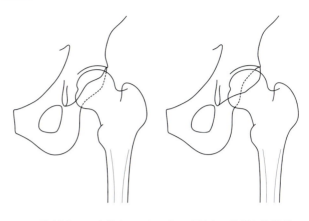

正常（左）では交差することのない寛骨臼の前縁と後縁が，pincer type例（右）では交差して映ります。

| 画像の種類 | X線写真（股関節正面像） |

- 寛骨臼の前縁と後縁を観察し，これが交差していればcross over sign陽性となります（図4）。
- しかし，寛骨臼前壁の被覆が正常であっても寛骨臼後壁が低形成であるとcross over signが陽性となることに注意しなければなりません。そのため，X線写真股関節正面像にて寛骨臼後縁が骨頭中心よりも内側を通ることで寛骨臼後壁の低形成を示すposterior wall sign[3]も観察するとよいでしょう（図5）。

図4 cross over sign（X線写真股関節正面像）

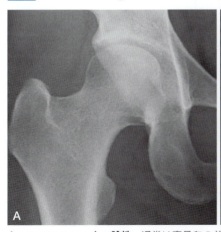
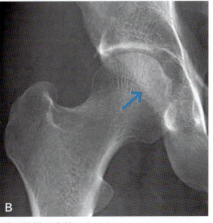

A：cross over sign**陰性**。通常は寛骨臼の前縁と後縁は交差しません。
B：cross over sign**陽性**。寛骨臼の前縁と後縁が交差（→）しています。前壁が過剰被覆であることを示します。

図5 posterior wall sign（X線写真股関節正面像）

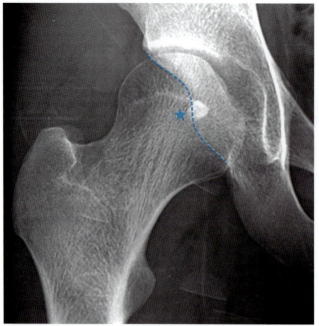

寛骨臼後縁が骨頭中心（★）よりも内側を通ることで寛骨臼後壁の低形成を示します。

Check it out

☑ FAIでは股関節屈曲および内旋位で疼痛を誘発する前方インピンジメントテスト（図6）が陽性を示します[8,9]。

図6 前方インピンジメントテスト

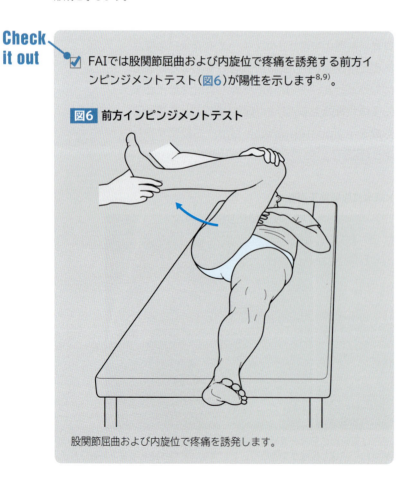

股関節屈曲および内旋位で疼痛を誘発します。

Q 療法士は整形外科の診療ガイドラインをどのように利用すればよいですか？

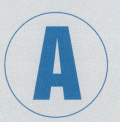

簡単に言えばガイドラインには，それがどのような疾患で，私たちはその疾患をどのように扱えばよいのか，といったことが記載されています．ガイドラインは決してマニュアルではなく，短絡的に個々のケースに当てはめるべきではありません．また，記載されていない治療方法などを制限するものでもありません．私たち療法士は整形外科の治療の一環としてリハビリテーションを担います．対象となる疾患と医師の治療方針を十分に理解する必要があり，そのためにもガイドラインが役立つでしょう．

変形性股関節症診療ガイドライン2016では患者教育，運動療法，物理療法，歩行補助具・装具の使用についても検討されています．

文献

1) Murray RO: The aetiology of primary osteoarthritis of the hip. Br J Radiol, 38(455): 810-824, 1965.
2) Tannast M, et al: Femoroacetabular impingement: radiographic diagnosis--what the radiologist should know. AJR Am J Roentgenol, 188(6): 1540-1552, 2007.
3) Reynolds D, et al: Retroversion of the acetabulum. A cause of hip pain. J Bone Joint Surg Br, 81(2): 281-288, 1999.
4) Ganz R, et al: Surgical dislocation of the adult hip a technique with full access to the femoral head and acetabulum without the risk of avascular necrosis. J Bone Joint Surg Br, 83(8): 1119-1124, 2001.
5) Beck M, et al: Anterior femoroacetabular impingement: part II. Midterm results of surgical treatment. Clin Orthop Relat Res, (418): 67-73, 2004.
6) 日本整形外科学会，日本股関節学会，監：変形性股関節症診療ガイドライン2016，改訂第2版（日本整形外科学会診療ガイドライン委員会，変形性股関節症診療ガイドライン策定委員会，編），p.201-223, 南江堂, 2016.
7) 日本股関節学会FAIワーキンググループ：大腿骨寛骨臼インピンジメント（FAI）の診断について（日本股関節学会指針）．Hip Joint, 41: 1-6, 2015.
8) Reiman MP, et al: Diagnostic accuracy of clinical tests for the diagnosis of hip femoroacetabular impingement/labral tear: a systematic review with meta-analysis. Br J Sports Med, 49(12): 811, 2015.
9) Laborie LB, et al: Is a positive femoroacetabular impingement test a common finding in healthy young adults?. Clin Orthop Relat Res, 471(7): 2267-2277, 2013.

IV-5 股関節

coxa profundaから寛骨臼過剰被覆を読む

KEYWORD 大腿骨寛骨臼インピンジメント pincer type，関節唇損傷，変形性股関節症，coxa profunda

関連画像 X線写真

概説　大腿骨寛骨臼インピンジメント（FAI）のpincer typeでは，寛骨臼前壁の過剰被覆を示すcross over signの観察が重要であることと，寛骨臼前壁の被覆が正常であっても寛骨臼後壁が低形成であるとcross over signが陽性となるため，寛骨臼後壁の低形成を示すposterior wall signを観察する必要性について説明しました。しかし寛骨臼前壁と後壁の形成が正常であっても，寛骨臼が深い場合は相対的に過剰被覆となりインピンジメントが生じてしまいます。これを**coxa profunda**[1]といい，寛骨臼が深く相対的な過剰被覆が生じていると考え，リハビリテーションでは股関節の深い屈曲や内旋運動は注意しなければなりません。

　画像では相対的な過剰被覆を把握することを目的に，X線写真でcoxa profundaを観察しましょう。

画像の種類　X線写真（股関節正面像）

読影の ポイント
- まずKöhler's line（腸骨内側縁から坐骨内側縁に引いた線）を特定します。
- 正常な深さの寛骨臼は，寛骨臼窩がKöhler's lineの外側に位置します。
- 寛骨臼窩がKöhler's lineよりも内側にまで及んでいればcoxa profundaと判定します（図1）。

図1 Coxa profunda（X線写真股関節正面像）

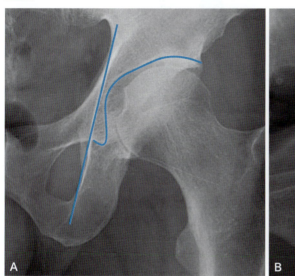
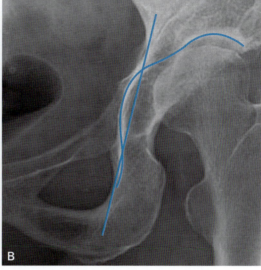

A：正常。寛骨臼窩がKöhler's lineの外側に位置します。
B：coxa profunda。寛骨臼窩がKöhler's lineよりも内側にまで及んでいます。

Check it out
- ☑ coxa profundaは少なくとも女性では通常の範囲内のX線画像所見とみなすべきであり[2]，必ずしもFAIのpincer typeであるとは限らない[3]との主張もあります。
- ☑ Köhler's lineから寛骨臼窩までの距離を臼蓋底突出距離（protrusion distance）[4]とよび，Köhler's lineよりも寛骨臼窩が内側にある場合をプラス，外側にある場合をマイナスとして計測することが可能です。
- ☑ coxa profundaではcenter-edge angle（CE角）が40°以上となることもあります[1]。

Q よく目にする股関節正面像ですが，立位で撮影するのですか？

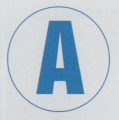

正面像は股関節の診療では欠かすことのできない画像であり，骨折や変形はもちろん，骨梁線や脚長差，臼蓋形成の程度などさまざまな情報を股関節正面像から得ます。股関節正面像は基本的には背臥位※で撮影されます。つまり非荷重下ですので，**比較的負荷はかかっていない状態の画像**であると認識しながら読影しなければなりません。また，大腿骨頸部を正確に描出するために股関節は内旋位で撮影されます（前捻角を相殺するため）。筆者はまず左右の閉鎖孔と腸骨をみて，それが正確な正面像であることを確認します。すべての画像の指標は撮影時の体位と肢位が統一されていることが前提となりますが，ときとして診療放射線技師が設定する体位や肢位をとれない患者がいるためです。

※変形性股関節症診療ガイドライン2016では立位X線撮影の有効性を検討しており，病期や治療方針の決定に有用である（Grade C）としています。

文献

1) Sutter R, et al: New developments in hip imaging. Radiology, 264(3): 651-667, 2012.
2) Nepple JJ, et al: Coxa profunda is not a useful radiographic parameter for diagnosing pincer-type femoroacetabular impingement. J Bone Joint Surg Am, 95(5): 417-423, 2013.
3) Anderson LA, et al: Coxa Profunda: Is the deep acetabulum overcovered?. Clin Orthop Relat Res, 470(12): 3375-3382, 2012.
4) Hubbard MJ, et al: The measurement of progression in protrusio acetabuli. Am J Roentgenol Radium Ther Nucl Med,106(3): 506-508, 1969.

IV-5 股関節

α角とpistol grip変形から股関節前方インピンジメントを読む

KEYWORD 大腿骨寛骨臼インピンジメント，cam type，関節唇損傷，変形性股関節症，α角，pistol grip変形

関連画像 X線写真，MRI

概説

大腿骨寛骨臼インピンジメント（femoroacetabular impingement：FAI）[1]は寛骨臼の形態異常によって生じるpincer typeと，大腿骨頚部の形態異常によって生じるcam typeの大きく2つに分けられ，これにその両方が合併したcombined typeが加えられます[2]。

FAI診断指針[3]によると大腿骨頚部の形態異常によって生じるcam typeの画像所見は以下の3つとされています。

- CE角25°以上
- 主項目：α角（55°以上）
- 副項目：pistol grip変形，herniation pit，head-neck offset ratio（0.14未満）

pistol grip変形は見落としやすいわずかな隆起ではありますが，これによりpincer type（寛骨臼前壁の過剰被覆）と同様に股関節前部でインピンジメントが生じます。リハビリテーションではADLや仕事でのしゃがみ込む動作は控えてもらい，患肢の膝をつくなどの動作指導を徹底します。運動療法でも股関節を屈曲する運動はインピンジメントが生じない範囲のみで行います。

画像では股関節屈曲時の痛みの原因を把握することを目的に，ここではX線写真とMRIでα角とpistol grip変形を観察しましょう。

画像の種類　MRI(股関節横断像)，X線写真(股関節正面像)

 読影のポイント
- X線写真股関節軸位像またはMRI股関節横断像にて，骨頭中心から骨頭曲率変化点に引いた線と頚部軸のなす角度(α角)(図1)が55°以上であると，インピンジメントを示唆する所見とされています。
- X線写真股関節正面像にて，正常では骨頭頚部移行部(head-neck junction)にくびれがみられますが，cam type例では骨性隆起によってくびれが消失するpistol grip変形[4)]が観察できます(図2)。

図1　α角(MRI T2強調横断像，30歳代，男性)

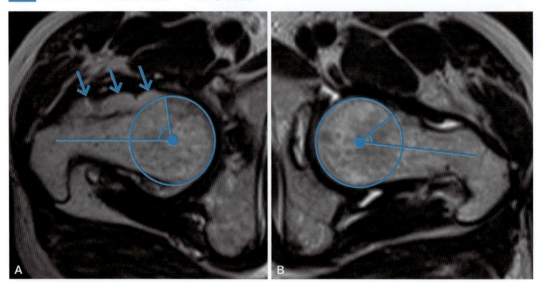

骨頭中心と骨頭曲率変化点を結ぶ線と頚部軸のなす角度を計測します。
A：α角は83°。反対側(B)と比較してもhead-neck junctionの変形(→)は著しいことがわかります。
B：α角は53°。

図2 pistol grip変形（X線写真股関節正面像）

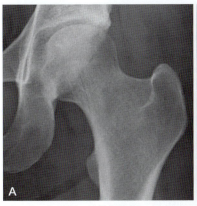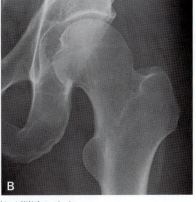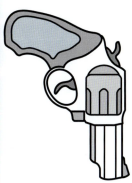

pistol grip変形では骨性隆起によってくびれが消失します。
A：正常。骨頭頸部移行部（head-neck junction）でくびれがみられます。
B：FAI例。骨性隆起によりくびれはみられません（pistol grip変形）。

Check it out

- ☑ cam typeは変形性股関節症の危険因子となります[5-7]。

- ☑ pincer typeが変形性股関節症の危険因子になるか否かは統一した見解は得られていません[6, 8]。

- ☑ むしろCE角40°以上は変形性股関節症の有意な予防効果になるとの報告すらあります[9]。

文献

1) Murray RO: The aetiology of primary osteoarthritis of the hip. Br J Radiol, 38(455): 810-824, 1965.
2) Beck M, et al: Anterior femoroacetabular impingement: part II. Midterm results of surgical treatment. Clin Orthop Relat Res, (418): 67-73, 2004.
3) 日本股関節学会FAIワーキンググループ：大腿骨寛骨臼インピンジメント（FAI）の診断について（日本股関節学会指針）. Hip Joint, 41: 1-6, 2015.
4) Ipach I, et al: The prevalence of acetabular anomalies associated with pistol-grip-deformity in osteoarthritic hips. Orthop Traumatol Surg Res, 99(1): 37-45, 2013.
5) Agricola R, et al: Cam impingement causes osteoarthritis of the hip: a nationwide prospective cohort study (CHECK). Ann Rheum Dis, 72(6): 918-923, 2013.
6) Thomas GE, et al: Subclinical deformities of the hip are significant predictors of radiographic osteoarthritis and joint replacement in women. A 20 year longitudinal cohort study. Osteoarthritis Cartilage, 22(10): 1504-1510, 2014.
7) Nicholls AS, et al: The association between hip morphology parameters and nineteen-year risk of end-stage osteoarthritis of the hip: a nested case-control study. Arthritis Rheum, 63(11): 3392-3400, 2011.
8) Chung CY, et al: Hip osteoarthritis and risk factors in elderly Korean population. Osteoarthritis Cartilage, 18(3): 312-316, 2010.
9) Agricola R, et al: Pincer deformity does not lead to osteoarthritis of the hip whereas acetabular dysplasia does: acetabular coverage and development of osteoarthritis in a nationwide prospective cohort study (CHECK). Osteoarthritis Cartilage, 21(10): 1514-1521, 2013.

IV-5 股関節

tear-drop distanceから
滑液の貯留
を読む

KEYWORD 変形性股関節症，滑膜炎，Perthes病，涙痕骨頭間距離，tear-drop distance

関連画像 X線写真

概説

　tear-drop distance（涙痕-骨頭間距離：TDD）とは，寛骨臼窩と腸骨内側壁によって形成される涙痕と大腿骨頭の距離を指します。この距離の計測は小児に対して行われることが多く，TDDが拡大している場合はPerthes病や関節炎による滑液の貯留などが考えられます。正常値については，小児の平均が8.8±1.3mm（6カ月〜11歳）[1]，成人の平均が7.2±1.6mm（18〜60歳の日本人）[2]であり，11mm以上または健側よりも2mm以上開大している場合を異常とします[1]。

　TDDを用いた成人についての報告は極めて少ないですが，筆者は変形性股関節症患者のTDDを計測し，滑液の貯留が示唆される例では運動療法を保留して股関節の安静を心がけるように指導しています。

　画像では滑膜炎による滑液の貯留を把握することを目的に，X線写真でtear-drop distanceを計測しましょう。

画像の種類　X線写真（股関節正面像）

読影のポイント
- 寛骨臼窩と腸骨内側壁によって形成される涙痕と大腿骨頭の間の距離を計測します（図1）。
- 計測では骨盤が傾斜，回旋していないことが大切なので，閉鎖孔が左右対象であるかどうかを必ず確認しましょう。

図1 tear-drop distance（30歳代，男性）

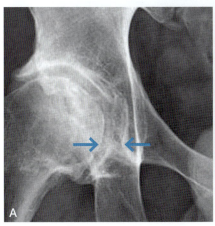
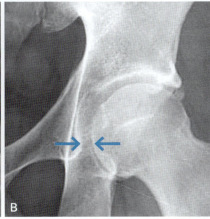

11mm以上または健側よりも2mm以上開大している場合は，関節液の貯留を示唆します。右側（**A**）は10.3mmに対して，左側（**B**）は6.4mmでした。

Check it out

- ☑ 骨頭外方化指数（head lateralization index：HLI）[3]（図2）とは涙痕先端から大腿骨頭内側縁までの距離の，恥骨結合中心から涙痕先端までの距離に対する割合であり，この値が大きいほど股関節の求心性が悪いと判断されます。

- ☑ 骨頭外方化指数（head lateralization index：HLI）を用いた大腿骨頭の外方化の検討では，健常者（成人）の平均は16.5±3.8[4]であったのに対し，跛行が生じている群（成人）の平均は29.2±7.2[5]であったと報告されています。

図2 骨頭外方化指数（head lateralization index：HLI）（50歳代，女性）

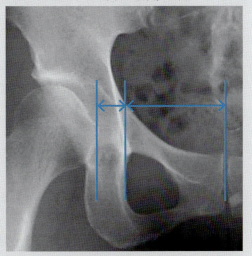

涙痕先端から大腿骨頭内側縁までの距離は14.9mm，恥骨結合中心から涙痕先端までの距離は61.8mmであり，骨頭外方化指数は24.2でした。

文献

1) Eyring EJ, et al: Early diagnostic and prognostic signs in Legg-Calv'e-Perthes disease. Am J Roentgenol Radium Ther Nucl Med, 93: 382-387, 1965.
2) 藤井玄二，ほか：日本人成人股関節の臼蓋 骨頭指数．整形外科, 45: 773-780, 1994.
3) 二ノ宮節夫：重度臼蓋形成不全に対する寛骨臼回転骨切り術．Hip Joint, 14: 277-282, 1988.
4) 中村 茂：日本人成人股関節の臼蓋 骨頭指数．整形外科, 45: 769-772, 1994.
5) 坂本年将，ほか：股関節疾患患者の前額面で観察される跛行の原因について．理学療法学, 19(1): 36-42, 1992.

Ⅳ-5 股関節

関節裂隙から可動域と痛みを読む

KEYWORD 変形性股関節症，関節裂隙

関連画像 X線写真

概説

　変形性股関節症において，関節痛や可動域制限などの主訴となりうる臨床症状と最も関連が高いX線画像所見は最小関節裂隙幅です[1]。一般的には関節裂隙の狭小化に伴い，疼痛は増強し[1-4]，可動域は減少します[1,5,6]。たとえ疼痛がなく可動域に制限がみられなかったとしても，**関節裂隙が著しく狭ければ明日にでも疼痛が生じる可能性**は十分にあるでしょう。患者を診ずに画像だけで判断することは論外ですが，このように画像所見と臨床症状が著しく異なる場合では疼痛の出現を警戒して，筆者はときとして画像所見を主軸とした臨床推論を展開することもあります。少なくともその画像所見を常に頭の隅に置きながら運動療法を実施しなければなりません。

　画像では可動域制限と疼痛を予測することを目的に，X線写真で関節裂隙を観察しましょう。

画像の種類

X線写真（股関節正面像）

読影のポイント

・関節裂隙幅が最小の部位[3]で計測します。
・ほとんどの例では骨頭頂上と接し，骨硬化像がみられる部位が最小となります。

図1 関節裂隙（X線写真股関節正面像，60歳代，男性）

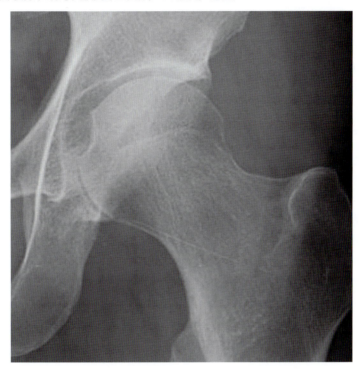

Check it out

☑ 広松ら[7]は臼蓋形成不全（軽症）の83関節に対してleg jiggling（貧乏ゆすり）を指導し，6カ月以上の経過観察で31関節に初診時と比較して関節裂隙が拡大したことを報告しています。

「画像所見を主軸とした臨床推論を展開する」とは，例えばどのような場合ですか？

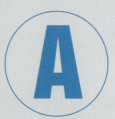

重症度を主軸とした臨床推論を展開する，と言い替えてもいいかもしれません。変形性股関節症ではまれですが，特に脊椎疾患などで神経症状を示唆する画像所見がみられるときには，なによりも神経症状を出さないことを優先し，これを徹底します。疼痛が患者を苦しめることは言うまでもありませんが，一般的にその疼痛よりも重症と位置付けられるのが**神経症状**です。膀胱直腸障害を含めた諸々の機能障害に加え，QOLの著しい低下も避けられません。このような警戒すべき例は中等症〜重症患者にみられます。リハオーダーを受けたときには診断名だけではなく，その重症度についても把握しておくことをおすすめします。

文献

1) Reijman M, et al: Validity, reliability, and applicability of seven definitions of hip osteoarthritis used in epidemiological studies: a systematic appraisal. Ann Rheum Dis, 63(3): 226-232, 2004.
2) Jacobsen S, et al: Radiographic case definitions and prevalence of osteoarthrosis of the hip: a survey of 4 151 subjects in the Osteoarthritis Substudy of the Copenhagen City Heart Study. Acta Orthop Scand, 75(6): 713-720, 2004.
3) Croft P, et al: Defining osteoarthritis of the hip for epidemiologic studies. Am J Epidemiol, 132(3): 514-522, 1990.
4) Birrell F, et al: Association between pain in the hip region and radiographic changes of osteoarthritis: results from a population-based study. Rheumatology(Oxford), 44(3): 337-341, 2005.
5) Jingushi S, et al: Osteoarthritis hip joints in Japan: involvement of acetabular dysplasia. J Orthop Sci, 16(2): 156-164, 2011.
6) Arokoski MH, et al: Physical function in men with and without hip osteoarthritis. Arch Phys Med Rehabil, 85(4): 574-581, 2004.
7) 広松聖夫，ほか：貧乏ゆすり(Leg jiggling)は軟骨再生に有効か？. Bone Joint Nerve, 3(3): 475-482, 2013.

IV-5 股関節
center-edge angleから関節面応力を読む

KEYWORD 変形性股関節症，臼蓋形成不全，center-edge angle（CE角）

関連画像 X線写真

概説

変形性股関節症の経過と治療（手術療法を含む）では，バイオメカニクスによる考察が不可欠です．変形性股関節症の主な原因は関節軟骨に対する過剰な力学的負荷であり，それが関節軟骨の変性させ変形性股関節症を進行させます．つまり変形性股関節症の治療においては**この過剰な力学的負荷をどのように減弱させるか**に帰結するといってもよいでしょう．

ここでいう力学的負荷とは単位面積当たりの力の大きさです．関節全体が受ける力が同じであっても，その力が関節面全体に分散している場合と一部に集中している場合では，関節軟骨への負荷は大きく異なります．股関節では臼蓋形成不全により臼蓋による骨頭の被覆が十分でないと，臼蓋と骨頭の接触面積は狭いため，単位面積当たりの力は（つまり力学的負荷は）大きくなります．X線写真正面像においてこの被覆の程度を示すのが**center-edge angle（CE角）**です（図1）．元田[1]は三次元剛体バネモデルを使用して実験で，CE角が最も関節面応力の大きさに関係したことを報告しました．

正常なCE角は25°以上[2]です．臼蓋形成不全▶1を基礎疾患に持つ二次性変形性股関節症ではCE角は25°を下回る（臼蓋形成不全の診断基準は20°以下[3,4]）ため，**力学的負荷のコントロール**が重要です．一方で，例えば，coxa profundaのようにCE角が40°[5]を上回る変形性股関節症も存在し，

▶1 **臼蓋形成不全**
寛骨臼の形成不全により，関節の安定性が障害された状態です．男女比は1：5から1：9で女性に多いです．歩行などの動作により股関節に負荷がかかり，関節軟骨や関節唇に損傷や変性が生じます．自然経過では変形性股関節症に進行しやすいです．

こちらは力学的負荷よりも**インピンジメントによって生じる問題を解決**しなければなりません。同じ変形性股関節症でもこの両者ではリハビリテーションの方向性が大きく変わることからも，CE角がいかに重要であるかがわかります。

　画像では関節面応力を把握することを目的に，X線写真でcenter-edge angle（CE角）を計測しましょう。

画像の種類　X線写真（股関節正面像）

読影のポイント
・両側の大腿骨頭中心を結ぶ線の垂線と，骨頭中心と臼蓋外側縁を結ぶ線のなす角度を計測します。

図1 center-edge angle（CE角）：10°（30歳代，女性）

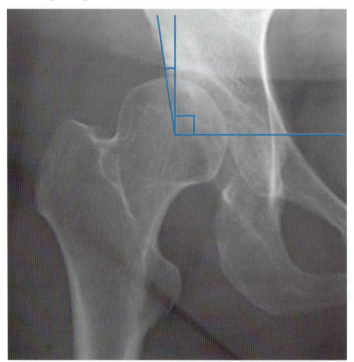

正常：25°以上
臼蓋形成不全：20°以下
coxa profunda：40°以上

> **Check it out**
>
> - ☑ 寛骨臼回転骨切り術はCE角を増大させ，被覆面積を増やして関節面応力を減少させます。
>
> - ☑ 臼蓋形成不全の病態と疼痛関連因子には，大腿骨頭被覆不全[6,7]，関節不安定性[8]，関節唇損傷[9-12]が挙げられます。
>
> - ☑ 50歳以上かつ有症状の場合，CE角が0°以下だと病期は進行しやすいとされています[13]。

文献

1) 元田英一, ほか：変形性股関節症の進行要因に対する力学的解 3次元剛体バネモデルを使用して. Hip joint, 19: 358-360, 1993.
2) Wiberg G: Studies on dysplastic acetabula and congenital subluxation of the hip joint with special references to the complication of osteoarthritis. Acta Chir Scand, 83(Supple 58): 53-68, 1939.
3) 中村 茂：日本人成人股関節の臼蓋 骨頭指数. 整形外科, 45: 769-772, 1994.
4) 水野正昇, ほか：成人女性股関節単純X線像の計測とその検討. Hip joint, 11: 105-109, 1985.
5) Sutter R, et al: New developments in hip imaging. Radiology, 264(3): 651-667, 2012.
6) Ito H, et al: Three-dimensional computed tomography analysis of non-osteoarthritic adult acetabular dysplasia. Skeletal Radiol, 38(2): 131-139, 2009.
7) Pompe B, et al: Gradient of contact stress in normal and dysplastic human hips. Med Eng Phys, 25(5): 379-385, 2003.
8) Maeyama A, et al: Evaluation of dynamic instability of the dysplastic hip with use of triaxial accelerometry. J Bone Joint Surg Am, 90(1): 85-92, 2008.
9) Horii M, et al: Coverage of the femoral head by the acetabular labrum in dysplastic hips: quantitative analysis with radial MR imaging. Acta Orthop Scand, 74(3): 287-292, 2003.
10) Noguchi Y, et al: Cartilage and labrum degeneration in the dysplastic hip generally originates in the anterosuperior weight-bearing area: an arthroscopic observation. Arthroscopy, 15(5): 496-506, 1999.
11) Kim YT, et al: The nerve endings of the acetabular labrum. Clin Orthop Relat Res, (320): 176-181, 1995.
12) Jessel RH, et al: Radiographic and patient factors associated with pre-radiographic osteoarthritis in hip dysplasia. J Bone Joint Surg Am, 91(5): 1120-1129, 2009.
13) 石井良章：変形性股関節症の保存的治療. Hip joint, 2: 121-135, 1976.

IV-5 股関節
腸恥滑液包から鼠径部の痛みを読む

KEYWORD 腸恥滑液包炎

関連画像 MRI

概説

滑液包は骨と筋，腱，靱帯，などとの間で生じる摩擦を軽減するためにある囊胞状組織です．股関節周囲には筋や腱，靱帯が重なり合って股関節を囲むため，複数の滑液包が存在します．

腸恥滑液包は股関節包と腸腰筋腱の間に存在します．腸恥滑液包炎は腸腰筋腱による摩擦によって生じるほか，15～40％の例では股関節と交通しており，関節リウマチ，変形性股関節症，化膿性関節炎，外傷などの股関節疾患による炎症が波及することで，合併症としても腸恥滑液包炎が生じます[1]．腸恥滑液包炎では同部に圧痛とともに腫瘤を触知でき，ときに膨隆を視認することもできます．疼痛は股関節の屈伸運動で増悪しやすく，スポーツ選手では競技の休止を必要とすることもあります．

画像では鼠径部痛の原因を把握することを目的に，MRIで腸恥滑液包を観察しましょう．

画像の種類 MRI（T2強調股関節冠状断および横断像）

読影のポイント
- まずは滑液包の位置を知っておくことが重要です（図1）。
- 大腿骨頭の腹側を検索します。
- T1強調画像では低信号，T2強調画像では高信号の囊胞性病変の有無を観察します（図2）。

図1 股関節周囲の滑液包

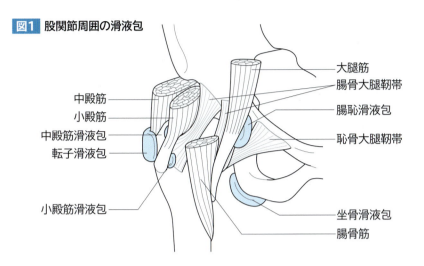

中殿筋／小殿筋／中殿筋滑液包／転子滑液包／小殿筋滑液包／大腿筋／腸骨大腿靭帯／腸恥滑液包／恥骨大腿靭帯／坐骨滑液包／腸骨筋

図2 腸恥滑液包炎（MRI T2強調横断像，80歳代，女性）

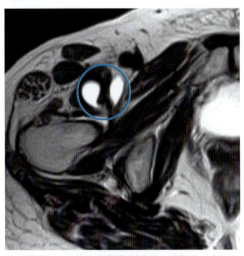

腸恥滑液包炎を示す高信号（○）を，小転子へ向かう腸腰筋腱が二分しています。

Check it out

☑ 転子部滑液包炎[2,3]は殿筋滑液包，中殿筋滑液包，小殿筋滑液包に分けることができ，歩行やランニング，あぐらで疼痛が増悪しやすいとされています。

☑ 坐骨滑液包炎[4,5]は長時間の硬い座面での座位保持や自転車競技などで生じやすいとされています。

文献

1) Van Dyke JA, et al: Review of iliopsoas anatomy and pathology. Radiographics, 7(1): 53-84, 1987.
2) Dwek J, et al: MR imaging of the hip abductors: normal anatomy and commonly encountered pathology at the greater trochanter. Magn Reson Imaging Clin N Am, 13(4): 691-704, 2005.
3) Pfirrmann CW, et al: Greater trochanter of the hip: attachment of the abductor mechanism and a complex of three bursae--MR imaging and MR bursography in cadavers and MR imaging in asymptomatic volunteers. Radiology, 221(2): 469-477, 2001.
4) Kim SM, et al: Imaging features of ischial bursitis with an emphasis on ultrasonography. Skeletal Radiol, 31(11): 631-636, 2002.
5) Cho KH, et al: Non-infectious ischiogluteal bursitis: MRI findings. Korean J Radiol, 5(4): 280-286, 2004.

IV-5 股関節

X線病期分類から
リハ基本方針
を選定する

KEYWORD __ 変形性股関節症，X線病期分類

関連画像 __ X線写真

概説

　変形性股関節症の有病率は1.0%[1]～4.3%[2]であり，単純に比較できませんが少なくとも特に外来リハビリテーションでは遭遇することの多い疾患です。いわばおなじみの疾患ではありますがその病態はさまざまであり，画一的なアプローチではQOL向上には貢献できません。

　整形外科医は一般的に，軽症例には保存療法を試み，重症例では手術療法を検討します。しかしなかには重症例であるにもかかわらず，さまざまな事情（例えば患者が手術を拒否）によって保存療法としてリハビリテーションがオーダーされます。このようなとき，軽症例と重症例では同じ基本方針でリハビリテーションを進めてよいのでしょうか。

　筆者は変形性股関節症を日本整形外科学会変形性股関節症判定基準▶1 [3])に基づいてX線写真により分類し，**前期または初期例では進行の予防を，進行期または末期例では症状（主に疼痛）の緩解**をリハビリテーションの基本方針としています。

　画像ではリハビリテーションの基本方針を選定することを目的に，X線写真で病期を分類しましょう。

画像の種類

X線写真（股関節正面像）

▶1 **日本整形外科学会変形性股関節症判定基準**

わが国において最も広く普及しているといえる評価法です。前期股関節症，初期股関節症，進行期股関節症，末期股関節症の4期に分類します。K/L分類と類似しますが，前期股関節症という病期を設けた意義は大きく，これは臼蓋形成不全に伴う二次性変形性股関節症が多いというわが国の特殊性を反映しているという点で，海外の評価法（下記）とは一線を画します。

・アメリカリウマチ学会基準[11]
・Kellgren and Lawrence grade（K/L分類）[12]
・Croft分類（K/L分類の修正案）[13]

読影のポイント

- 日本整形外科学会変形性股関節症判定基準に基づいて（表1），関節裂隙（図1），骨構造の変化，臼蓋・骨頭の変化に着目します。
- 筆者は疼痛[4-6]や可動域[7-9]と関連するとされている関節裂隙を重要視し，各項目により病期が異なる場合は関節裂隙を優先して分類します。
- 前期股関節症の先天性，後天性の形態変化とは，臼蓋形成不全や骨頭変形，頸部短縮，前捻増強，大転子高位などが含まれます。

表1 変形性股関節症のX線病期分類（日本整形外科学会変形性股関節症判定基準）

病期	関節裂隙	骨構造の変化	臼蓋・骨頭の変化
前期股関節症	関節面の不適合軽度 狭小化なし	骨梁配列の変化がありうる	先天性，後天性の形態変化あり
初期股関節症	関節面の不適合あり 部分的な狭小化	臼蓋の骨硬化	軽度の骨棘形成
進行期股関節症	関節面の不適合あり 部分的な軟骨下骨の接触	臼蓋の骨硬化 臼蓋・骨頭の骨囊胞	骨棘形成あり，臼底の増殖性変化
末期股関節症	関節面の不適合あり 荷重部の広範な消失	広範な骨硬化 巨大な骨囊胞	著明な骨棘形成や臼底の二重像，臼蓋の破壊

（文献10より引用）

図1 変形性股関節症のX線病期分類

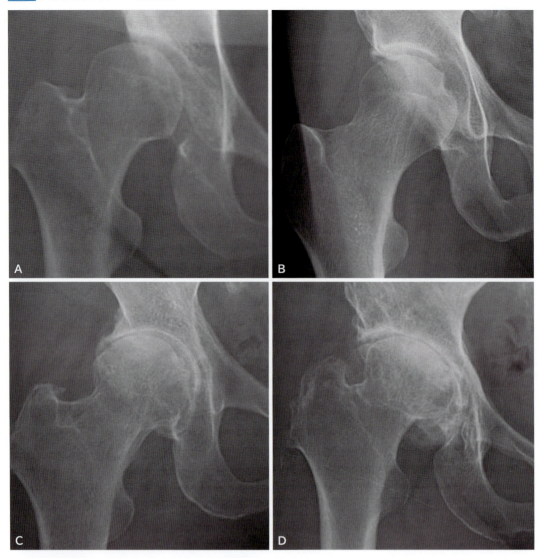

A：**前期股関節症**。：狭小化はないが形態変化（臼蓋形成不全）があります。
B：**初期股関節症**。部分的な狭小化と、臼蓋の骨硬化があります。
C：**進行期股関節症**。部分的な軟骨下骨の接触があります。
D：**末期股関節症**。荷重部の広範な消失があります。

Check it out

- ☑ 筆者は前期または初期例では進行の予防を試みます。進行の予測因子としては、臼蓋形成不全、atrophic type（萎縮型），高齢，肥満，股関節痛，股関節屈曲制限などが挙げられています[10]。

- ☑ 筆者は進行期または末期例では症状（主に疼痛）の緩解を試みます。疼痛に関連する因子としては、関節裂隙の狭小化，臼蓋形成不全，肥満が挙げられています[10]。

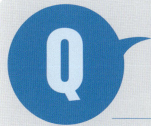

Q: 前期または初期例に対する「進行の予防」とは具体的に何をするのですか？

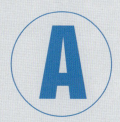

A: 前頁check it outで挙げた進行の予測因子に対して詳細な評価を進め，該当する項目があればその周辺情報をさらに聴取します。例えば，股関節痛に対しては疼痛の有無とその程度の聴取にとどまらず，さらに評価を進めます。仮に日々の家事動作で物理的要因が股関節に負担をかけているのであれば，作業療法士の指導的介入が必要になるでしょうし，心理的な要因が疼痛に影響を与えているならば，臨床心理士による認知行動療法などの実施を検討しなければなりません。それぞれの項目をさらに掘り下げて評価をすると，やるべきことがみえてきます。ホットパックと股関節外転筋力も大切ですが，集学的アプローチを心がけたいものです。

文献

1) 吉村典子, ほか：地域住民の股関節間隙値の性, 年齢別分布. 日骨形態計測会誌, 4(2): 107-112, 1994.
2) 斎藤 昭, ほか：変形性股関節症の疫学―1,601例の病院受診者に対する調査. 臨床整形外科, 35(1): 47-51, 2000.
3) 上野良三：変形性股関節症に対する各種治療法の比較検討（成績判定基準の作成と長期成績の判定）3. X線像からの評価. 日整会誌, 45: 826-828, 1971.
4) Reijman M, et al: Validity, reliability, and applicability of seven definitions of hip osteoarthritis used in epidemiological studies: a systematic appraisal. Ann Rheum Dis, 63(3): 226-232, 2004.
5) Jingushi S, et al: Osteoarthritis hip joints in Japan: involvement of acetabular dysplasia. J Orthop Sci, 16(2): 156-164, 2011.
6) Arokoski MH, et al: Physical function in men with and without hip osteoarthritis. Arch Phys Med Rehabil, 85(4): 574-581, 2004.
7) Jacobsen S, et al: Radiographic case definitions and prevalence of osteoarthrosis of the hip: a survey of 4 151 subjects in the Osteoarthritis Substudy of the Copenhagen City Heart Study. Acta Orthop Scand, 75(6): 713-720, 2004.
8) Croft P, et al: Defining osteoarthritis of the hip for epidemiologic studies. Am J Epidemiol, 132(3): 514-522, 1990.
9) Birrell F, et al: Association between pain in the hip region and radiographic changes of osteoarthritis: results from a population-based study. Rheumatology(Oxford), 44(3): 337-341, 2005.
10) 日本整形外科学会, 日本股関節学会, 監：変形性股関節症診療ガイドライン2016, 改訂第2版（日本整形外科学会診療ガイドライン委員会, 変形性股関節症診療ガイドライン策定委員会, 編）, p.201-223, 南江堂, 2016.
11) Altman R, et al: The American College of Rheumatology criteria for the classification and reporting of osteoarthritis of the hip. Arthritis Rheum, 34(5): 505-514, 1991.
12) Kellgren JH, et al: Radiological assessment of osteo-arthrosis. Ann Rheum Dis, 16(4): 494-502, 1957.
13) Croft P, et al: Defining osteoarthritis of the hip for epidemiologic studies. Am J Epidemiol, 132(3): 514-522, 1990.

IV-6 膝関節

骨髄浮腫から ACL損傷に合併する骨挫傷 を読む

KEYWORD ＿ 前十字靱帯損傷，骨挫傷，骨髄浮腫

関連画像 ＿ MRI

概説

昨今は前十字靱帯損傷診療（ACL）ガイドライン[1]や膝前十字靱帯損傷 理学療法診療ガイドライン[2]を基に，若干の違いはあるものの標準的なリハビリテーションプロトコールが各施設でも定着しつつあります。しかし，再建術は受傷直後の急性期に行うと術後に可動域制限を残しやすく[3, 4]，また骨挫傷▶1を伴う症例では，受傷から手術までの期間が長いほど軟骨損傷が高度となる[5]というように，同じACL損傷でも同様の経過をたどるとは限りません。

ACL損傷のリハビリテーションでは損傷したACLに加え，合併症の有無やその程度を把握しておくことが大切です。ACL損傷の合併症として側副靱帯や半月板の損傷は知られていますが，骨挫傷を認めることも多いので[6, 7]注意が必要です。また骨挫傷発生部位では関節軟骨損傷を合併しやすい[8-11]ことも覚えておきましょう。

画像ではACL損傷に合併する骨挫傷を把握することを目的に，MRIで**骨髄浮腫**を観察しましょう。

ACL : anterior cruciate ligament

▶1 骨挫傷
X線写真やCTでは検出できない潜在性の骨損傷（海綿骨の微小骨折）です。いわゆる骨折とは異なり骨折線は認められません。MRIによって骨髄内に限局性の浮腫性変化として描出されます。骨挫傷そのものは自然軽快することが多いですが，ACL損傷のように荷重関節付近に生じると荷重時痛の原因となるため，関節軟骨損傷と合わせて注意が必要です。

画像の種類 ＿ MRI（T1強調画像，T2強調画像，脂肪抑制画像）

| 読影の
ポイント | ・T1強調画像では骨髄浮腫が低信号で描出されます。
・T2強調画像では骨髄の信号に紛れて骨髄浮腫が観察しにくいため，必ず**T1強調画像**もしくは**脂肪抑制画像**を参照しましょう(図1)。 |

図1 ACL損傷に合併した骨挫傷(MRI 冠状断像，10歳代，男性)

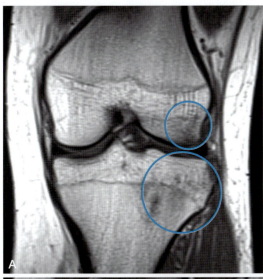
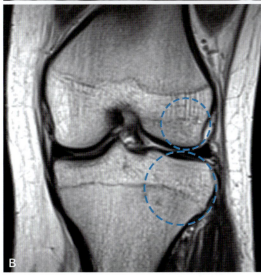
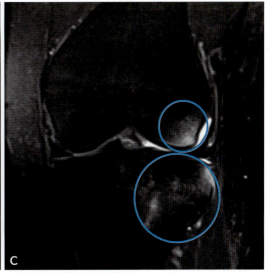

A：**T1強調画像**。骨髄の信号の中に浮腫性変化を示す低信号(○)がうっすらと観察できます。
B：**T2強調画像**。骨髄と浮腫性変化はどちらも高信号のため，浮腫性変化が観察できません。
C：**脂肪抑制T2強調画像**。骨髄が低信号のため，浮腫性変化が高信号(○)で明瞭に観察できます。

Check it out

☑ ACL損傷では脛骨外側顆の後方および大腿骨外側顆での骨挫傷が典型的です。

☑ 骨挫傷は踵骨でも比較的多くみられます。

文献

1) 日本整形外科学会，日本関節鏡・膝・スポーツ整形外科学会，監：前十字靱帯（ACL）損傷診療ガイドライン 2012, 改定第 2 版（日本整形外科学会診療ガイドライン委員会，前十字靱帯（ACL）損傷診療ガイドライン策定委員会，編），南江堂, 2012.
2) 日本理学療法士学会：日本理学療法士学会 診療ガイドライン, 2011.
   http://jspt.japanpt.or.jp/guideline/
3) Harner CD, et al: Loss of motion after anterior cruciate ligament reconstruction. Am J Sports Med, 20(5): 499-506, 1992.
4) Mohtadi NG, et al: Limitation of motion following anterior cruciate ligament reconstruction. A case-control study. Am J Sports Med, 19(6): 620-624, 1991.
5) 内尾祐司, ほか：前十字靱帯損傷時に伴う Bone bruise と軟骨損傷の関係. 膝, 27: 164-166, 2003.
6) Mink JH, et al: Occult cartilage and bone injuries of the knee: detection, classification, and assessment with MR imaging. Radiology 170(3 Pt 1): 823-829, 1989.
7) Speer KP, et al: Osseous injury associated with acute tears of the anterior cruciate ligament. Am J Sports Med, 20(4): 382-389, 1992.
8) 数面義雄, ほか：Bone bruise（疲労骨折の診断と治療）. 臨床スポーツ医学, 20: 208-212, 2003.
9) Boks SS, et al: Follow-up of occult bone lesions detected at MR imaging: systematic review. Radiology, 238(3): 853-862, 2006.
10) Miller TT, et al: MR imaging of Baker cysts: association with internal derangement, effusion, and degenerative arthropathy. Radiology, 201(1): 247-250, 1996.

IV-6 膝関節

膝蓋腱から jumper's knee を読む

KEYWORD 膝蓋腱炎, jumper's knee, ジャンパー膝

関連画像 MRI

概説

jumper's knee[1]（ジャンパー膝）は慢性膝蓋腱症あるいは慢性膝蓋腱炎ともよばれます。その名のとおりバスケットボールやバレーボールなどのジャンプや，ダッシュ・ストップを反復する競技者に多く生じます。強力な膝伸展機構への牽引ストレスが腱付着部に微細損傷を生じさせることで腱組織が変性し[2]，疼痛や機能障害をきたす病態です。症状は運動中や運動後の疼痛に加え，同部の圧痛を認めます。健側との比較により腫脹が認められることもあります。

ジャンパー膝のBlazina分類[1]では初期には運動後に疼痛が生じるのみ（Phase 1）としていますが，病期が進むと運動時に出現し（Phase 2），やがて疼痛が長引くようになり十分な活動ができなくなる（Phase 3）としています。リハビリテーションでは疼痛の生じ方を詳細に聴取するとともに，画像からの早期発見による早期対応が重要です。

画像では膝慢性疼痛の原因を把握することを目的に，MRIで膝蓋腱を観察しましょう。

画像の種類

MRI（T2強調矢状断像）

読影のポイント

- 低信号で描出される膝蓋腱における浮腫性変化（T2強調画像で高信号）の有無を観察します（図1）。
- 病変は脛骨粗面付近よりも膝蓋骨付着部でみられることが多いです。

図1 膝蓋腱炎（MRI T2強調矢状断像，10歳代，女性）

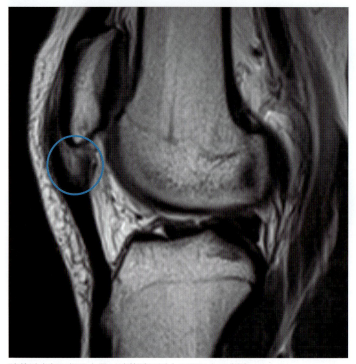

膝蓋腱内部に信号上昇と膝蓋腱に腫大を認めます（○）。

Check it out

- ☑ X線写真側面像では膝蓋骨近位または遠位に骨棘を認める場合もあります。

- ☑ 広義にはOsgood-Schlatter病[3, 4]やSinding-Larsen-Johansson病[5, 6]を含むことがあります。

文献

1) Blazina ME, et al: Jumper's knee. Orthop Clin North Am, 4(3): 665-678, 1973.
2) Yu JS, et al: Correlation of MR imaging and pathologic findings in athletes undergoing surgery for chronic patellar tendinitis. AJR Am J Roentgenol, 165(1): 115-118, 1995.
3) Whitmore A, et al: Osgood-Schlatter disease. JAAPA, 26(10): 51-52, 2013.
4) Nakase J, et al: Precise risk factors for Osgood-Schlatter disease. Arch Orthop Trauma Surg, 135(9): 1277-1281, 2015.
5) Medlar RC, et al: Sinding-Larsen-Johansson disease. Its etiology and natural history. J Bone Joint Surg Am, 60(8): 1113-1116, 1978.
6) De Flaviis L, et al: Ultrasonic diagnosis of Osgood-Schlatter and Sinding-Larsen-Johansson diseases of the knee. Skeletal Radiol, 18(3): 193-197, 1989.

IV-6 膝関節

腸脛靭帯から runner's knee を読む

KEYWORD 腸脛靭帯炎，腸脛靭帯症候群，runner's knee

関連画像 MRI

概説

runner's knee（腸脛靭帯炎）は腸脛靭帯症候群[1]ともよばれます。陸上の中・長距離走者[2,3]における膝関節外側の痛み[4]としてよく知られ，自転車競技[5]など膝関節の屈伸を反復する競技者にも多く生じます。膝関節の屈伸により腸脛靭帯と大腿骨外上顆の過度の摩擦が原因[6]となり，炎症性変化が生じるとされています。症状はランニング時の痛み[7]が典型的で，下り坂で増悪します[8]。直接の原因は膝外側部での摩擦ですが，下腿外旋や内がえし※足，すり減ったランニングシューズによる膝内反での練習が影響するとされています。

画像では膝慢性疼痛の原因を把握することを目的に，MRIで腸脛靭帯を観察しましょう。

※2022年4月の関節可動域表示ならびに測定法改訂に基づく内がえし（足底が内方を向く動き）

画像の種類

MRI（T2強調冠状断像）

読影のポイント

・低信号で描出される腸脛靭帯と大腿骨外顆との間で，浮腫性変化（T2強調画像で高信号）の有無を観察します（図1）。

図1 腸脛靭帯炎（MRI 脂肪抑制T2強調画像，30歳代，男性）

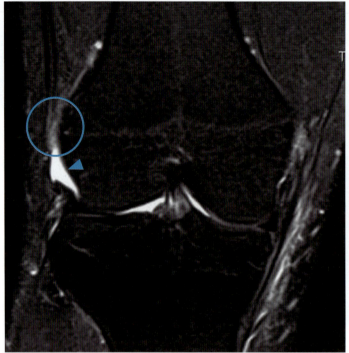

腸脛靭帯と大腿骨外顆との間で高信号を認めます（○）。
その遠位では腸脛靭帯下滑液包炎による囊胞性の高信号を認めます（▶）。

Check it out
☑ 股関節外転筋力の弱化が指摘されています[4, 9]。

文献

1) Murphy BJ, et al: Iliotibial band friction syndrome: MR imaging findings. Radiology, 185(2): 569-571, 1992.
2) Messier SP, et al: Etiology of iliotibial band friction syndrome in distance runners. Med Sci Sports Exerc, 27(7): 951-960, 1995.
3) Kirk KL, et al: Iliotibial band friction syndrome. Orthopedics, 23(11): 1209-1214, 2000.
4) Fredericson M, et al: Practical management of iliotibial band friction syndrome in runners. Clin J Sport Med, 16(3): 261-268, 2006.
5) Farrell KC, et al: Force and repetition in cycling: possible implications for iliotibial band friction syndrome. Knee, 10(1): 103-109, 2003.
6) Noble CA: The treatment of iliotibial band friction syndrome. Br J Sports Med, 13(2): 51-54, 1979.
7) Gunter P, et al: Local corticosteroid injection in iliotibial band friction syndrome in runners: a randomised controlled trial. Br J Sports Med, 38(3): 269-272, 2004.
8) Orchard JW, et al: Biomechanics of iliotibial band friction syndrome in runners. Am J Sports Med, 24(3): 375-379, 1996.
9) Beers A, et al: Effects of Multi-modal Physiotherapy, Including Hip Abductor Strengthening, in Patients with Iliotibial Band Friction Syndrome. Physiother Can, 60(2): 180-188, 2008.

IV-6 膝関節

膝蓋上包から関節水腫を読む

KEYWORD 変形性膝関節症，関節水腫，膝蓋上包

関連画像 X線写真

概説

　変形性膝関節症のX線画像所見といえば，膝関節内側裂隙の狭小化や骨棘形成，軟骨下骨の骨硬化が代表的です。立位膝関節正面像は変形性膝関節症の画像評価では欠かすことができません。

　関節軟骨の破壊に伴い，起炎物質は反応性滑膜炎を引き起こします。これが関節水腫や疼痛，熱感といった炎症症状の原因となります[1]。多量の関節液の貯留は関節の弛緩や不安定性につながることで[2]，さらに変形性関節症を進行させると考えられます。

　X線写真側面像において，正常な膝関節では大腿骨骨端前縁と大腿四頭筋との間に脂肪層（黒に近い灰色）を観察することができます。関節内に関節液が一定程度以上貯留すると，その脂肪層内に膝蓋上包が拡張し，関節液の貯留を観察することができます。

　画像では関節水腫を把握することを目的に，X線写真側面像で膝蓋上包を観察しましょう。

画像の種類 X線写真（膝関節側面像）

**読影の
ポイント**

- X線写真側面像で黒に近い灰色の脂肪層内に拡張した膝蓋上包を観察します（図1）。

図1 関節水腫（X線写真膝関節側面像）

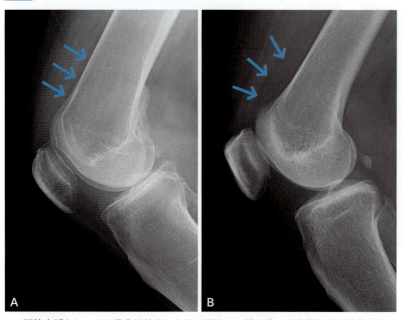

A：関節水腫なし。大腿骨骨端前縁と大腿四頭筋との間に薄い脂肪層（→）を観察できます。
B：関節水腫あり。関節液の貯留により膝蓋上包が拡張することで厚い脂肪層（→）を観察できます。

Check it out

- ☑ 関節水腫は徒手的にバルジサイン（bulge sign，膨隆徴候）や膝蓋跳動によっても確認できます。

- ☑ Finkら[3]は変形性膝関節患者の内側広筋について構造的特徴を検討したところ，すべての筋検体は2型線維の萎縮を示し（32%に1型線維の萎縮も），2型線維の選択的な萎縮は，膝の痛みとの関連を示唆しています。

文献

1) 西田圭一郎, ほか：OAの病態と発展－形態学的面から－. 関節外科, 22(1): 26-32, 2003.
2) Steinberg CL, et al: Charcot-like arthropathy following intra-articular hydrocortisone. JAMA, 181(10): 851-854, 1962.
3) Fink B, et al: Morphologic changes in the vastus medialis muscle in patients with osteoarthritis of the knee. Arthritis Rheum, 56(11): 3626-3633, 2007.

IV-6 膝関節
膝蓋骨高位から膝蓋骨脱臼再発を読む

KEYWORD 反復性膝蓋骨脱臼，膝蓋骨高位

関連画像 X線写真

概説

　膝蓋骨脱臼は膝伸展機構の滑走異常で発生します。10〜20歳代の女性に多く，スポーツ活動中に起こることも多くみられます。整形外科的治療は，反復性のものについては菅沼の報告[1]以降，内側膝蓋大腿靭帯再建術が標準的となりつつありますが，初回脱臼であれば保存療法を選択されることが多いです。しかし，再脱臼の割合は20〜40%，膝蓋骨不安定性の残存は60%にも及ぶと報告されており[2,3]，**初回脱臼後の保存療法では次回の脱臼を予防するリハビリテーションの展開**が求められます。

　再発する例には初回脱臼における膝蓋骨支持組織の損傷に加え，Q-angle[4]が大きいことや大腿骨滑車の形成不全[5,6]，膝蓋骨の形態，膝蓋骨高位などさまざまな素因があるといわれます。リハビリテーションでは内側広筋の活動性低下[7]に対する筋力増強運動とともに，膝蓋骨高位の誘因と思われる大腿四頭筋の柔軟性の欠如に対しては可能な限りの改善を試み，脱臼の再発予防に努めたいところです。

　画像では脱臼の再発予防を目的に，X線写真で膝蓋骨高位を観察しましょう。

画像の種類　X線写真（膝関節30°屈曲位側面像）

 読影のポイント
- Insall-Salvati変法▶1 8)を用いて膝蓋骨の位置（高さ）を評価します（図1）。
- 膝蓋骨下関節面と脛骨粗面の距離（A）と，膝蓋骨関節面の長さ（B）を計測し，その比率を求めます。
- A/B比が2.0以上の場合に膝蓋骨高位とします。

▶1 Insall-Salvati変法

InsallとSalvatiが提唱したInsall-Salvati法[14]の変法です。元となるInsall-Salvati法は膝蓋腱の長さと膝蓋骨の長さの比率を求めて評価します。筆者は膝蓋骨の長さよりも膝蓋大腿関節の位置が重要であると考えるため，変法を採用しています。

図1 Insall-Salvati変法

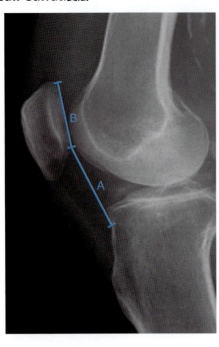

膝蓋骨下関節面と脛骨粗面の距離（**A**）と，膝蓋骨関節面の長さ（**B**）の比率（**A/B**）を求めます。

Check it out

- ☑ 側面像で膝蓋骨の中央部が陥凹したHaglund impressionはanterior knee pain syndromeなどで頻度が高くみられます[9]。

- ☑ 内側広筋の筋力低下は膝蓋骨の外側偏位を誘発する重要な因子です[10]。

- ☑ 膝蓋骨の外側への脱臼を防ぐ膝蓋骨内側支持機構は内側膝蓋支帯，内側膝蓋脛骨靭帯，内側膝蓋大腿靭帯，内側膝蓋半月靭帯の4つであり[11]，第1制御機構は内側膝蓋大腿靭帯であると証明されています[12,13]。

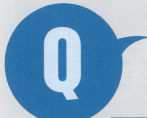
Q 習慣性脱臼と反復性脱臼にはどのような違いがありますか？

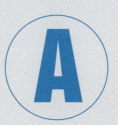
習慣性脱臼とは微小な外傷などで脱臼を繰り返してしまうものをいい，反復性脱臼は膝関節の屈曲に伴い必ず脱臼してしまうものです．その他に，膝関節の肢位を問わず常に脱臼している恒久性脱臼があり，この3つが膝蓋骨脱臼の主な病態（分類）です．

文献

1) 菅沼 淳：反復性膝蓋骨脱臼に対する medial patellofemoral ligament の再建術．東京膝関節研究誌，10: 137-147, 1989.
2) Hawkins RJ, et al: Acute patellar dislocations. The natural history. Am J Sports Med, 14(2): 117-120, 1986.
3) McManus F, et al: Acute dislocation of the patella in children. The natural history. Clin Orthop Relat Res, (139): 88-91, 1979.
4) Insall J, et al: Chondromalacia Patellae. A prospective study. J Bone Joint Surg Am, 58(1): 1-8, 1976.
5) Yamada Y, et al: Morphological analysis of the femoral trochlea in patients with recurrent dislocation of the patella using three-dimensional computer models. J Bone Joint Surg Br, 89(6): 746-751, 2007.
6) Merchant AC, et al: Roentgenographic analysis of patellofemoral congruence. J Bone Joint Surg Am, 56(7): 1391-1396, 1974.
7) Mariani PP, et al: An electromyographic investigation of subluxation of the patella. J Bone Joint Surg Br, 61-B(2): 169-171, 1979.
8) Grelsamer RP, et al: The modified Insall-Salvati ratio for assessment of patellar height. Clin Orthop Relat Res, (282): 170-176, 1992.
9) 森 雄一郎，ほか：膝蓋大腿関節障害の診断．JMIO, 36: 17-22, 2005.
10) Sakai N, et al: The influence of weakness in the vastus medialis oblique muscle on the patellofemoral joint: an in vitro biomechanical study. Clin Biomech, 15(5): 335-339, 2000.
11) Nomura E, et al: Anatomical analysis of the medial patellofemoral ligament of the knee, especially the femoral attachment. Knee Surg Sports Traumatol Arthrosc, 13(7): 510-515, 2005.
12) Hautamaa PV, et al: Medial soft tissue restraints in lateral patellar instability and repair. Clin Orthop Relat Res, (349): 174-182, 1998.
13) Panagiotopoulos E, et al: Cadaveric study on static medial patellar stabilizers: the dynamizing role of the vastus medialis obliquus on medial patellofemoral ligament. Knee Surg Sports Traumatol Arthrosc, 14(1): 7-12, 2006.
14) Insall J, et al: Patella position in the normal knee joint. Radiology, 101(1): 101-104, 1971.

Ⅳ-7 足関節

Kager's fat padから
軟部組織の異常
を読む

KEYWORD アキレス腱炎，長母趾屈筋腱損傷，Kager's fat pad

関連画像 X線写真

概説

　Kager's fat pad[1]はアキレス腱の腹側にある脂肪体であり，足関節周囲の安定と周囲組織を保護する[2]とともに走行する筋や腱が捩れるのを防ぐのに役立っています[3]。

　X線側面像ではアキレス腱と長母趾屈筋腱に囲まれたKagerの三角形（Kager's triangle）（図1）の透過性亢進域（黒に近い灰色）として観察できます。アキレス腱症をはじめ，この周囲になんらかの異常が生じると同部に水（白に近い灰色）が増え，黒に近い灰色に映る**Kager's fat padの透過性が低下**します[4, 5]。リハビリテーションでは診断名を問わず，読影すべき重要なポイントです[6]。

　画像では疼痛の原因を把握することを目的に，X線写真でKager's fat padを観察しましょう。

画像の種類 X線写真（足関節側面像）

図1 Kagerの三角形（Kager's triangle）

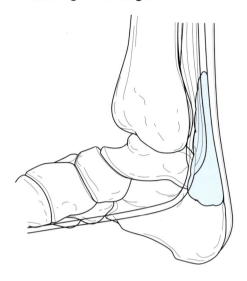

**読影の
ポイント**

- X線写真では，脂肪は黒に近い灰色に，水は白に近い灰色に映ります。
- アキレス腱の腹側に映るKager's triangleの透過性亢進域を観察します（図2）。
- 透過性が低下している場合は周囲でなんらかの異常が生じていることを示唆しています。

図2 Kager's fat pad（足関節側面像）

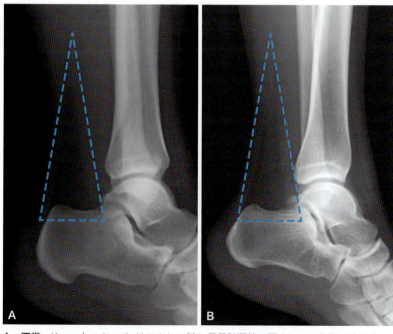

A：**正常**。Kager's triangleはアキレス腱と長母趾屈筋に囲まれて三角形に映ります。
B：**アキレス腱炎**。Kager's fat padの透過性低下を認めます。

Check it out

- ☑ まれではありますが，ステロイドの長期投与でKager's fat padが萎縮し，線維化したと報告されています[7]。

- ☑ Kager's fat padに異常所見がみられる場合は，アキレス腱(断裂・腱炎)，長母趾屈筋腱(腱炎・腱鞘炎)，踵骨(骨折・骨挫傷)，アキレス腱滑液包(滑液包炎)などの問題を想定し，医師から十分な情報を得て適切に対処しましょう。

- ☑ Kager's fat padは足関節の安定と保護に関与するため，その異常ではこれらの低下が生じます。

文献

1) Ly JQ, et al: Anatomy of and abnormalities associated with Kager's fat Pad. AJR Am J Roentgenol, 182(1): 147-154, 2004.
2) Ghazzawi A, et al: Quantifying the motion of Kager's fat pad. J Orthop Res, 27(11): 1457-1460, 2009.
3) Theobald P, et al: The functional anatomy of Kager's fat pad in relation to retrocalcaneal problems and other hindfoot disorders. J Anat, 208(1): 91-97, 2006.
4) Gheno R, et al: Edematous processes within Kager fat pad: magnetic resonance imaging, gross anatomical, and histological studies in cadavers with clinical correlation. J Comput Assist Tomogr, 34(4): 621-625, 2010.
5) Pingel J, et al: Inflammatory and Metabolic Alterations of Kager's Fat Pad in Chronic Achilles Tendinopathy. PLoS One, 10(5): e0127811, 2015.
   https://doi.org/10.1371/journal.pone.0127811, 2015.
6) Tonarelli JM, et al: Diagnostic imaging of an Achilles tendon rupture. J Orthop Sports Phys Ther, 41(11): 904, 2011.
7) Taneja AK, et al: Steroid-induced Kager's fat pad atrophy. Skeletal Radiol, 43(8): 1161-1164, 2014.

IV-7 足関節
足底腱膜から荷重時の踵部痛を読む

KEYWORD __ 足底腱膜炎

関連画像 __ MRI

概説

足底腱膜（図1）は足底で踵骨隆起の内側突起から各足趾基節骨底面まで延びる腱様の線維膜組織です。MTP関節の背屈に伴い足底腱膜の緊張を高める（windlass mechanism）ことで足の内側縦アーチを支えるとともに，つま先立ちや歩行時にアキレス腱の張力を足底に伝える重要な機能をもちます。

足底腱膜炎は長距離ランナーやサッカー選手などでよくみられ，競技による足底腱膜へのストレスが過剰になると発症します。中高年者では長時間の歩行や立ち仕事による**足底腱膜への過負荷**が原因となり，スポーツとは無関係に発症します。典型的な症状は**踵骨隆起での痛み**であり，休憩後や朝の第1歩の激痛[1, 2]が特徴的で，時間の経過とともに軽減します。正常な足底腱膜は3〜4mm程度といわれますが，症例では足底腱膜の肥厚[2]がみられることもあります。アキレス腱に拘縮を伴うことが多く[3]，リハビリテーションでのストレッチングおよび装具（インソール）による保存療法が81％の患者に有効であったことが報告されています[4]。

画像では踵部痛の原因を把握することを目的に，MRIで足底腱膜を観察しましょう。

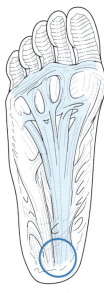

図1 足底腱膜

典型的な症状は踵骨隆起（〇）での痛みです。

画像の種類　MRI(T1およびT2強調足関節矢状断像)

読影のポイント
・T2強調画像で足底腱膜の踵骨付着部とその周辺で、高信号の有無を観察します(図2)。
・T1強調画像では足底腱膜の肥厚の有無を観察しましょう。

図2 足底腱膜炎(MRI, 10歳代, 女性)

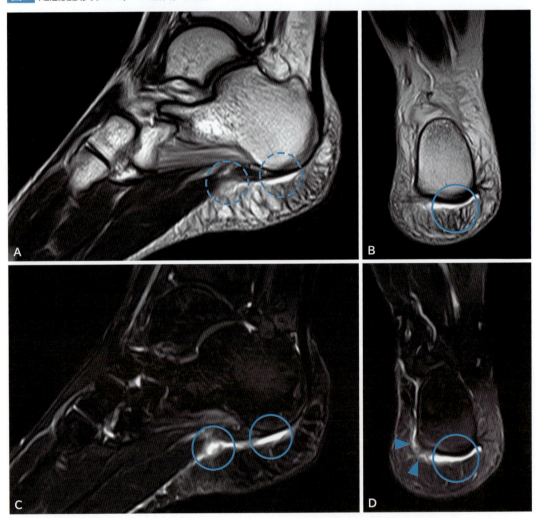

A：**T2強調矢状断像**。骨髄と踵骨下脂肪体が高信号であるため、病変を示す高信号が目立ちません。
B：**T2強調冠状断像**。踵骨内側隆起の足底腱膜下に高信号を認めます(〇)。
C：**脂肪抑制T2強調矢状断像**。足底腱膜に沿って高信号は前方にまで及んでいます(〇)。
D：**脂肪抑制T2強調冠状断**。足底腱膜下の高信号が外側(▶)にまで及んでいることがわかります。

Check it out

- ☑ まずは保存療法が選択されます[5]。

- ☑ X線写真側面像で踵骨隆起に骨棘を認めることがありますが，必ずしも臨床症状を証明するものではないとされています[6]。

- ☑ 踵骨骨髄内や周辺の広範囲にT2強調画像で浮腫性変化を認めることもあります[7,8]。

- ☑ 内側縦アーチが低下すると筋膜内に緊張が生じ，顕微鏡レベルでの損傷および慢性炎症が生じると考えられています[9]。

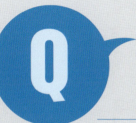

足底腱膜炎の発症に靴は影響しますか？

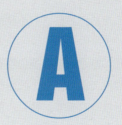

新しいランニングシューズに換えた直後や，硬いグラウンドの上でスパイク付きのシューズでサッカーをした後などが発症起点となることが報告されています[10]。

文献

1) Tu P, et al: Diagnosis of heel pain. Am Fam Physician, 84(8): 909-916, 2011.
2) Goff JD, et al: Diagnosis and treatment of plantar fasciitis. Am Fam Physician, 84(6): 676-682, 2011.
3) Patel A, et al: Association between plantar fasciitis and isolated contracture of the gastrocnemius. Foot Ankle Int, 32(1): 5-8, 2011.
4) Filippou DK, et al: Sport related plantar fasciitis. Current diagnostic and therapeutic advances. Folia Med (Plovdiv), 46(3): 56-60, 2004.
5) Rosenbaum AJ, et al: Plantar heel pain. Med Clin North Am, 98(2): 339-352, 2014.
6) Rubin G, et al: Plantar calcaneal spurs. Am J Orthop, 5: 38-41, 1963.
7) Grasel RP, et al: MR imaging of plantar fasciitis: edema, tears, and occult marrow abnormalities correlated with outcome. AJR Am J Roentgenol, 173(3): 699-701, 1999.
8) Narváez JA, et al: Painful heel: MR imaging findings. Radiographics, 20(2): 333-352, 2000.
9) Wearing SC, et al: The pathomechanics of plantar fasciitis. Sports Med, 36(7): 585-611, 2006.
10) 大関 覚: 成長期の足底腱膜炎，有痛性外脛骨の診断と治療. 骨・関節・靭帯, 19(4): 335-340, 2006.

IV-7 足関節
脛腓間距離から遠位脛腓関節の不安定性を読む

KEYWORD __ 足関節果部骨折，遠位脛腓靭帯損傷

関連画像 __ X線写真

概説

近位脛腓関節は関節腔をもつ一般的な関節ですが，遠位脛腓関節（図1）は関節腔をもちません。遠位脛腓関節の結合は靭帯結合であるため，許容される関節の動きは非常に小さいです[1]。

遠位脛腓関節の結合を担う遠位脛腓靭帯とは靭帯結合を構成する靭帯の総称であり，前下脛腓靭帯，後下脛腓靭帯，骨間脛腓靭帯に分けられます。特に，前下脛腓靭帯は遠位脛腓関節の安定性に最も大きく関与[2, 3]しており，つまり**遠位脛腓関節の著しい離開は前下脛腓靭帯の断裂**を意味します。リハビリテーションでは前下脛腓靭帯損傷症例に対しては関節不安定性を残さないために，脛腓間が離開するとされている距骨の外旋[4]や足部の回外[5]，あるいはこれらを伴う動作については十分に注意が必要です。

画像では遠位脛腓関節の不安定性を把握することを目的に，X線写真で脛腓間距離を計測しましょう。

画像の種類

X線写真（足関節正面像 15°内旋位）

図1 遠位脛腓関節と前下脛腓靱帯

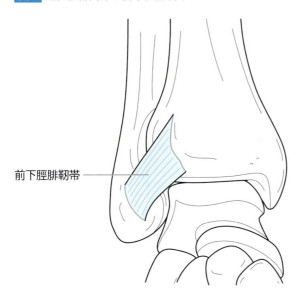

前下脛腓靱帯

**読影の
ポイント**
- 脛骨後結節と腓骨内縁の距離(脛腓間距離)を計測します。
- 5mm以上の開大を認めた場合は脛腓間の離開と考えます（正常値は5mm未満[6]）。
- または，脛骨後結節と腓骨内縁の距離が，脛骨前結節と腓骨内縁の距離よりも長い場合も脛腓間の離開と考えます。

図2 遠位脛腓関節の離開

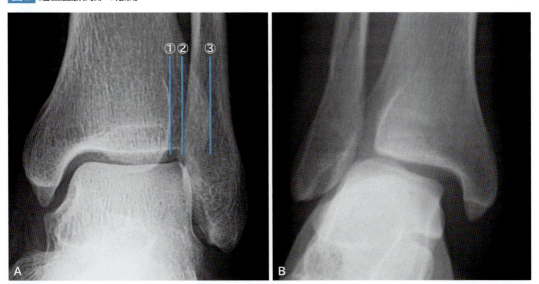

①脛骨後結節　②腓骨内縁　③脛骨前結節
脛骨後結節と腓骨内縁の距離が5mm以上の開大，または脛骨後結節と腓骨内縁の距離が，脛骨前結節と腓骨内縁の距離よりも長い場合に脛腓間の離開と読みます。
A：脛腓間の離開を認めません。
B：脛腓間の離開を認めます。加えて内果関節面と距骨滑車内側面の距離(medial clear space)も離開しています。

Check it out

- ☑ 脛骨後結節と腓骨内縁の距離が6mm以上で脛腓間の離開とする報告[7]もあります。

- ☑ Lauge-Hansen分類▶1 [8]のPER-stageⅢのように腓骨高位での骨折に合併しやすいです。

- ☑ トルクによって脛腓間が離開することがバイオメカニクス研究で示されています。

- ☑ 前下脛腓靱帯の遠位には，前下脛腓靱帯とほぼ平行に走るBassett靱帯[9]が存在し，これが太い場合，距骨前外側部分との間ではさみこみが生じやすいとされています[10]。

- ☑ 遠位脛腓関節のGerberら[11]による不安定性の分類に基づいて治療方針とスポーツ復帰が決定されます[12,13]。

▶1 Lauge-Hansen分類[8]

受傷時における足部の肢位と距骨の運動から骨折を惹起する強制外力の力学的影響について明らかにし，果部骨折のみではなく，脛腓靱帯断裂，三角靱帯断裂，脛骨後結節骨折，距骨転位などを含めて，X線写真から足関節の損傷とその程度を明解に示す分類です。昨今は整形外科では用いられることは少ないですが，この分類の視点は全身に応用できるため，療法士がX線写真から運動機能障害を読むための指南書的な分類といえます。

文献

1) 渡邉耕太, ほか：脛腓靱帯損傷. 整・災外, 56(6): 727-731, 2013.
2) Beumer A, et al: Effects of ligament sectioning on the kinematics of the distal tibiofibular syndesmosis: a radiostereometric study of 10 cadaveric specimens based on presumed trauma mechanisms with suggestions for treatment. Acta Orthop, 77(3): 531-540, 2006.
3) Ogilvie-Harris DJ, et al: Disruption of the ankle syndesmosis: biomechanical study of the ligamentous restraints. Arthroscopy, 10(5): 558-560, 1994.
4) Xenos JS, et al: The tibiofibular syndesmosis. Evaluation of the ligamentous structures, methods of fixation, and radiographic assessment. J Bone Joint Surg Am, 77(6): 847-856, 1995.
5) Teramoto A, et al: Three-dimensional analysis of ankle instability after tibiofibular syndesmosis injuries: a biomechanical experimental study. Am J Sports Med, 36(2): 348-352, 2008.
6) Pettrone FA, et al: Quantitative criteria for prediction of the results after displaced fracture of the ankle. J Bone Joint Surg Am, 65(5): 667-677, 1983.
7) Harper MC, et al: A radiographic evaluation of the tibiofibular syndesmosis. Foot Ankle, 10(3): 156-160, 1989.
8) Lauge-Hansen N: Fractures of the ankle. II. Combined experimental-surgical and experimental-roentgenologic investigations. Arch Surg, 60(5): 957-985, 1950.
9) Bassett FH 3rd, et al: Talar impingement by the anteroinferior tibiofibular ligament. A cause of chronic pain in the ankle after inversion sprain. J Bone Joint Surg Am, 72(1): 55-59, 1990.
10) Akseki D, et al: The distal fascicle of the anterior inferior tibio-fibular ligament as a cause of anterolateral ankle impingement: results of arthroscopic resection. Acta Orthop Scand, 70(5): 478-482, 1999.
11) Gerber JP, et al: Persistent disability associated with ankle sprains: a prospective examination of an athletic population. Foot Ankle Int, 19(10): 653-660, 1998.
12) Brosky T, et al: The ankle ligaments: consideration of syndesmotic injury and implications for rehabilitation. J Orthop Sports Phys Ther, 21(4): 197-205, 1995.
13) Williams GN, et al: Rehabilitation of syndesmotic (high) ankle sprains. Sports Health, 2(6): 460-470, 2010.

IV-7 足関節

後脛骨筋腱から
アーチの低下
を読む

KEYWORD __ 後脛骨筋腱断裂，後脛骨筋腱機能不全，内側縦アーチの低下

関連画像 __ MRI

概説

　内側縦アーチの保持には後脛骨筋（図1）と長趾屈筋，長母趾屈筋，短母趾屈筋，三角靱帯，底側踵舟靱帯などが重要な役割を果たします[1]。しかし，後脛骨筋以外は生体力学的にその作用は弱く[2]，アーチの保持には後脛骨筋の作用が重要です[3]。

　後脛骨筋腱断裂はアキレス腱に次いで頻度が高いといわれています。扁平足が続発[4]することもあり，Pomeroyら[5]による病期（Stage）の分類では，進行するとアキレス腱の拘縮や距骨の外反および変形性関節症も生じうるとされています。後脛骨筋腱断裂の原因の1つに内果後部の手術・外傷歴が挙げられていることからも，リハビリテーションでは足部外傷の患者に対しては後脛骨筋腱機能不全を念頭に置き，内側縦アーチを保持するためにも早期から適切に対応する必要があります。

　Rosenberg[6]は後脛骨筋腱断裂の病型（Type）を断裂の所見によって3つに分類しました（表1）。

　画像では足部アーチの低下を予防することを目的に，MRIで後脛骨筋腱を観察しましょう。

図1 後脛骨筋（腱）

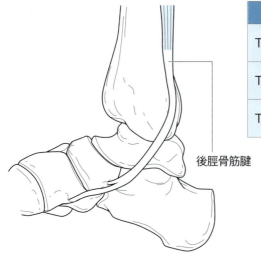

後脛骨筋腱

表1 Rosenbergによる病型の分類

Type	所見
Type 1：部分断裂	腱の局所的な腫大と内部に高信号がみられる。
Type 2：腱の狭小化	腱の連続性は保たれているが，局所的に細くなっている。
Type 3：完全断裂	連続性が断たれている。

画像の種類：MRI（T2強調足関節矢状断像，ほか）

読影のポイント
- 後脛骨筋腱断裂の好発部位である内果周囲[7]で後脛骨筋腱を観察します（図2）。
- Rosenbergの病型の分類（表1）に基づき，腱の腫大や浮腫性変化（T2強調画像で高信号）などについて観察します。

図2 後脛骨筋腱（MRI 足関節矢状断像，30歳代，男性）

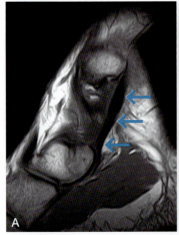
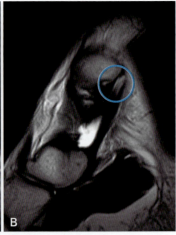
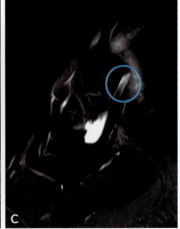

A：T1強調画像。舟状骨に停止する後脛骨筋腱（→）を観察できます。
B：T2強調画像。後脛骨筋腱に一部高信号（○）を認めます。
C：脂肪抑制T2強調画像。後脛骨筋腱に一部高信号（○）を認めます。

Check it out

- ☑ 後脛骨筋腱機能不全は中年以上の女性に多いと報告[8]されています。

- ☑ 後脛骨筋腱は停止部である舟状骨粗面の40mm近位から，さらに14mm近位に至るまでの部分が血流が乏しく，これによって同部が後脛骨筋腱断裂の好発部位である[7]といわれています。

- ☑ 歩行時，後脛骨筋は踵接地時と立脚中期に収縮します[9]。

- ☑ 後脛骨筋の収縮は，足部を回外[10,11]※させることでChopart関節のあそびをなくし，足部の剛性を高めwindlass mechanismに貢献します。

- ☑ 長腓骨筋の収縮は，足部を回内[12]※させることでChopart関節にあそびをつくり，足部を柔軟にすることでtruss mechanismに貢献します。

※2022年4月の関節可動域表示ならびに測定法改訂に基づく回外（底屈，内転，内がえしからなる複合運動）および回内（背屈，外転，外がえしからなる複合運動）

Q　画像でアーチの高さを計測することはできますか？

A　Hibbs角[13]では正常値を135°として，踵骨長軸と第1中足骨のなす角度をもってアーチの高さとしています。足部荷重時側面像を用いて評価します。

文献

1) Deland JT, et al: Adult acquired flatfoot deformity at the talonavicular joint: reconstruction of the spring ligament in an in vitro model. Foot Ankle, 13(6): 327-332, 1992.
2) Sutherland DH: An electromyographic study of the plantar flexors of the ankle in normal walking on the level. J Bone Joint Surg Am, 48(1): 66-71, 1966.
3) Johnson KA, et al: Tibialis posterior tendon dysfunction. Clin Orthop Relat Res, (239): 196-206, 1989.
4) Popovic N, et al: Acquired flatfoot deformity secondary to dysfunction of the tibialis posterior tendon. Acta Orthop Belg, 69(3): 211-221, 2003.
5) Pomeroy GC, et al: Acquired flatfoot in adults due to dysfunction of the posterior tibial tendon. J Bone Joint Surg Am, 81(8): 1173-1182, 1999.
6) Rosenberg ZS, et al: Rupture of posterior tibial tendon: CT and MR imaging with surgical correlation. Radiology, 169(1): 229-235, 1988.
7) Frey C, et al: Vascularity of the posterior tibial tendon. J Bone Joint Surg Am, 72(6): 884-888, 1990.
8) Kohls-Gatzoulis J, et al: The prevalence of symptomatic posterior tibialis tendon dysfunction in women over the age of 40 in England. Foot Ankle Surg, 15(2): 75-81, 2009.
9) Bogey RA, et al: Determination of ankle muscle power in normal gait using an EMG-to-force processing approach. J Electromyogr Kinesiol, 20(1): 46-54, 2010.
10) Elftman H: The transverse tarsal joint and its control. Clin Orthop, 16: 41-46, 1960.
11) Arndt A, et al: Ankle and subtalar kinematics measured with intracortical pins during the stance phase of walking. Foot Ankle Int, 25(5): 357-364, 2004.
12) Kokubo T, et al: Effect of the posterior tibial and peroneal longus on the mechanical properties of the foot arch. Foot Ankle Int, 33(4): 320-325, 2012.
13) Abulsaad M, et al: Correlation between clinical outcome of surgically treated clubfeet and different radiological parameters. Acta Orthop Belg, 74(4): 489-495, 2008.

IV-7 足関節

底側踵舟靱帯から**アーチの低下**を読む

KEYWORD __ 底側踵舟靱帯損傷, 後脛骨筋腱断裂, 内側縦アーチの低下

関連画像 __ MRI

概説

底側踵舟靱帯（図1）は踵骨載距突起から距骨の頭部および頚部と舟状骨に至る[1]ことで距骨頭を支持しています。その走行から底側踵舟靱帯が距舟関節の安定性に大きく関与していることは明白であり，内側縦アーチの保持のために重要である[2, 3]とされています。底側踵舟靱帯単独での損傷[4]はまれであり，多くは後脛骨筋腱断裂に続発します[5, 6]。つまり底側踵舟靱帯損傷が認められた場合，すでにこの時点でアーチの回復を後脛骨筋に期待することは難しく，アーチサポートなどに頼らざるをえなくなります。リハビリテーションではアーチの低下に対して適切に対応するために，その原因を正しく把握しておきましょう。

画像ではアーチの低下の原因を把握することを目的に，MRIで底側踵舟靱帯を観察しましょう。

画像の種類

MRI（T2強調足関節矢状断像，ほか）

図1 底側踵舟靱帯

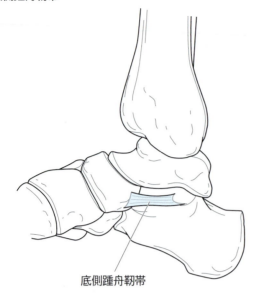

底側踵舟靱帯

読影の ポイント	・載距突起が映るスライスで，舟状骨へと向かう低信号で描出される底側踵舟靱帯を同定します（図2）。 ・底側踵舟靱帯にT2強調画像での信号上昇がないかを観察します。

図2 底側踵舟靱帯（MRI T2強調矢状断像）

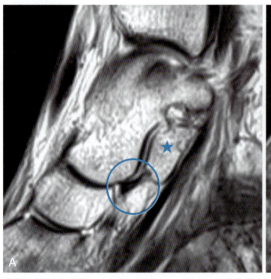
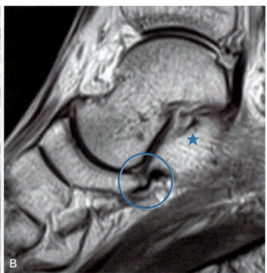

載距突起（★）が映るスライスを用いて，そこから舟状骨へ伸びる低信号を観察します。
A：60歳代，男性。底側踵舟靱帯は低信号の連続性として描出されています（○）。
B：60歳代，男性。底側踵舟靱帯はたわんでいます（○）。

Check it out

- ☑ Pomeroyら[7]による病期（Stage）の分類におけるStage 3以降では，距舟関節による前足部の外がえし※変形を矯正することはできません。

- ☑ Stage1ではsingle heel riseがわずかに減弱し，Stage 2ではsingle heel riseの減弱が著明になるとともにtoo many toes signを示す[8]ことを覚えておきましょう。

※2022年4月の関節可動域表示ならびに測定法改訂に基づく外がえし（足底が外方を向く動き）

文献

1) Omar H, et al: Spring ligament complex: Illustrated normal anatomy and spectrum of pathologies on 3T MR imaging. Eur J Radiol, 85(11): 2133-2143, 2016.
2) Steginsky B, et al: What to Do with the Spring Ligament. Foot Ankle Clin, 22(3): 515-527, 2017.
3) Acevedo J, et al: Anatomical reconstruction of the spring ligament complex: "internal brace" augmentation. Foot Ankle Spec, 6(6): 441-445, 2013.
4) Masaragian HJ, et al: Acute isolated rupture of the spring ligament: a case report and review of the literature. Foot Ankle Int, 34(1): 150-154, 2013.
5) Mengiardi B, et al: Spring Ligament Complex and Posterior Tibial Tendon: MR Anatomy and Findings in Acquired Adult Flatfoot Deformity. Semin Musculoskelet Radiol, 20(1): 104-115, 2016.
6) Palmanovich E, et al: Anatomic Reconstruction Technique for a Plantar Calcaneonavicular (Spring) Ligament Tear. J Foot Ankle Surg, 54(6): 1124-1126, 2015.
7) Pomeroy GC, et al: Acquired flatfoot in adults due to dysfunction of the posterior tibial tendon. J Bone Joint Surg Am, 81(8): 1173-1182, 1999.
8) Bubra PS, et al: Posterior tibial tendon dysfunction: an overlooked cause of foot deformity. J Family Med Prim Care, 4(1): 26-29, 2015.

IV-7 足関節
anterolateral gutterから前外側インピンジメントの痛みを読む

KEYWORD 前距腓靱帯損傷, anterolateral gutter, 前外側インピンジメント

関連画像 MRI

概説

　足関節捻挫の多くは外側側副靱帯損傷であり，足関節の靱帯損傷の90％を占めます．多くはスポーツ中や段差を踏み外すことで，足関節内反の強制により受傷します．外側側副靱帯は前距腓靱帯，踵腓靱帯，後距腓靱帯によって構成されます．後距腓靱帯は非常に強靱なため，これが単独で損傷することはまれである[1]といわれます．通常は前距腓靱帯の単独損傷が多く，踵腓靱帯損傷では前距腓靱帯損傷を伴っていることがほとんどです．

　初回の不適切な治療や捻挫を繰り返すことによって距腿関節前外側部の滑膜線維組織が増殖し，足関節背屈時に「anterolateral gutter（図1）」で挟み込んで疼痛が生じることがあり[2,3]，これを**前外側インピンジメント**とよびます．anterolateral gutterは前方を前下脛腓靱帯，前距腓靱帯，外側を腓骨，内側を距骨で構成された足関節前外側にあるわずかなスペースです[4]．

　画像では前外側インピンジメントの原因を把握することを目的に，MRIでanterolateral gutterを観察しましょう．

画像の種類

MRI（T1強調足関節横断像）

図1 anterolateral gutter（〇）

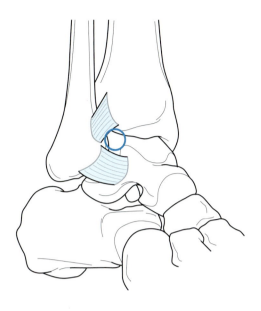

読影のポイント
- 距骨と腓骨が映るスライスで，その前方に低信号で描出される前距腓靱帯を観察しましょう（図2）。
- 前距腓靱帯にたわみが認められる場合は，anterolateral gutterで前外側インピンジメントが生じていると考えられます[5]。

図2 前距腓靱帯とanterolateral gutter（T2強調横断像）

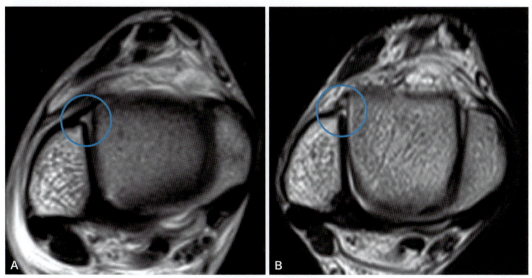

前距腓靱帯にたわみが認められる場合は，インピンジメントが生じていると考えます。
A：10歳代，男性。前距腓靱帯を示す低信号はたわみも信号変化もなく連続性を保っています（〇）。
B：10歳代，男性（Aとは別の症例）。前距腓靱帯を示す低信号はわずかにたわみ，連続性が断たれています（〇）。

Check it out

- ☑ 靱帯損傷は損傷の程度により，靱帯線維の小損傷（Ⅰ度），靱帯の部分断裂（Ⅱ度），靱帯の完全断裂（Ⅲ度）の3段階に分類されます。一般的にはⅠ度，Ⅱ度では保存的治療が選択されます。

- ☑ 前外側インピンジメントには前下脛腓靱帯の遠位束であるBassett靱帯[6]の肥厚が関係することもあります[7]。

文献

1) Erickson SJ, et al: MR imaging of the lateral collateral ligament of the ankle. AJR Am J Roentgenol, 156(1): 131-136, 1991.
2) Rosenbaum AJ, et al: Ankle Impingement Caused by an Intra-articular Plica: A Report of 2 Cases. Foot Ankle Spec, 9(1): 79-82, 2016.
3) Skib RA: Anterolateral soft-tissue impingement of the ankle. Radiology, 209(3): 885, 1998.
4) Robinson P, et al: Anterolateral ankle impingement: mr arthrographic assessment of the anterolateral recess. Radiology, 221(1): 186-190, 2001.
5) Jordan LK 3rd, et al: Magnetic resonance imaging findings in anterolateral impingement of the ankle. Skeletal Radiol, 29(1): 34-39, 2000.
6) Pomeroy GC, et al: Acquired flatfoot in adults due to dysfunction of the posterior tibial tendon. J Bone Joint Surg Am, 81(8): 1173-1182, 1999.
7) Subhas N, et al: MRI appearance of surgically proven abnormal accessory anterior-inferior tibiofibular ligament (Bassett's ligament). Skeletal Radiol, 37(1): 27-33, 2008.

Index

●あ
- アキレス腱 278
- アキレス腱滑液包 280
- 圧排型 116
- 圧迫骨折 35
- アミロイドーシス 231
- アライメント 102
- 安定化機構 119, 200, 207

●い
- 一次修復(腱板) 154, 160
- 一次的安定化要素 202
- イメージングプレート 29
- インソール 281
- インピンジメント 169, 242
- インピンジメント症候群 169
- インプラント 28

●う
- 烏口下インピンジメント 174
- 烏口下滑液包炎 174, 176
- 烏口肩峰アーチ 180
- 烏口上腕腔 174
- 烏口上腕靭帯 187, 190
- 烏口突起 174
- 運動機能障害 21, 36
- 運動機能評価 2, 220
- 運動時痛 161
- 運動療法 119, 136, 169, 254

●え
- 腋窩嚢 166, 197
- 遠位脛腓関節 284
- 遠位橈尺関節障害 203
- 遠位橈尺関節 222
- 円弧 220
- 円錐症候群 143
- 円錐上部症候群 143
- 円背 93
- エンテーシス 86
- エンテソパチー 86

●お
- 横骨折 17
- 横手根靭帯 229
- 黄色靭帯 89
- 黄色靭帯の肥厚 116
- 横走線維 160
- 横断像 40, 124
- 横突起 133

●か
- 外因性インピンジメント 169
- 外傷性腱板損傷 57
- 外傷性腱板断裂 161
- 外側環軸関節 99
- 外側側副靭帯 202
- 外側側副靭帯損傷 294
- 外側側副靭帯複合体 207
- 介達性骨折 35, 36
- 外反不安定性 203
- 外力の作用方向 35
- 下顎後退位 104
- 下顎前突位 104
- 下顎側方偏位 104
- 下関節上腕靭帯 166
- 下肢痛 118
- 下垂位外旋位 167
- 下垂位内旋位 167
- 下垂足 143
- ガス亀裂 144
- 仮説検証 15
- 仮説探求型分析 16
- 仮説立証型分析 19
- 滑液包 260
- 滑液包炎 176
- 滑液包肥厚 172
- 滑膜外脂肪嚢 211
- 可動域訓練(股関節伸展) 137
- 可動域制限(肩関節) 197
- 化膿性関節炎 260
- 環境整備 86
- 間欠性跛行 143
- 寛骨臼回転骨切り術 259
- 寛骨臼荷重部傾斜角 242
- 寛骨臼過剰被覆 241, 246
- 寛骨臼前壁 246
- 環軸関節 82
- 関節円板 224
- 関節可動域運動(棘上筋) 177
- 関節可動域制限(股関節) 254
- 関節唇下間隙 67, 167
- 関節唇(肩関節) 164
- 関節唇(股関節) 67
- 関節唇損傷 236
- 関節水腫 273
- 関節突起部 132
- 関節内骨折 210
- 関節軟骨損傷(膝) 266
- 関節包切除 110
- 関節面応力 258
- 関節モビライゼーション 98
- 関節リウマチ 231, 260
- 関節裂隙 254
- 環椎歯突起間距離 82
- ガントリー 38
- カンファレンス 8
- 緩和 44

●き
- 機械的摩擦 235
- 偽関節 127
- 偽関節(舟状骨骨折) 218
- 脚長差 248
- 臼蓋形成不全 236, 255, 257
- 臼蓋底突出距離 247
- 胸椎後弯 89
- 共鳴 44
- 胸腰椎移行部 142
- 棘上筋 156
- 棘上筋腱 180
- 距舟関節 291
- 巨大ヘルニア 121
- 棘下窩 158
- 棘下筋 158
- 筋萎縮(棘上筋) 152
- 近位手根列切除術 217
- 筋腱移行部 162

●く
- 屈曲拘縮(股関節) 137
- 屈曲骨折 35
- 屈筋支帯 229
- くびれ(ヘルニア) 124
- クモ膜下腔 52
- クレードル 38

●け
- 脛骨外側顆 70
- 脛骨後結節 285
- 脛骨前結節 285
- 脛骨粗面 276
- 頚髄症 82
- 頚椎アライメント 100
- 頚椎可動域制限 86
- 頚椎後屈運動 93
- 頚椎後弯 104
- 頚椎症 231

頚椎症性筋萎縮症……………108
頚椎症性神経根症……………108
頚椎症性脊髄症………………95
頚椎神経根症状誘発テスト……108
頚椎伸展運動…………………86
頚椎前弯…………89, 90, 104
頚椎前弯角……………………97
頚椎側弯………………………104
頚椎椎間可動域………………112
脛腓間距離……………………284
頚部痛…………………………97
血管抵抗値……………………151
月状三角骨靭帯………………213
結節間溝……………180, 186
欠損（前上方関節唇）………168
肩関節前方不安定症…………164
肩関節痛………………………186
肩甲下滑液包炎……176, 194
肩甲下筋腱……………………174
肩甲下筋舌部…………………187
肩甲棘下面……………………158
腱内血行障害…………………233
腱板損傷………………………47
腱板疎部炎…………193, 194
腱板疎部拘縮…………………195
腱板疎部損傷…………………176
腱板断裂……150, 158, 172, 176
肩峰下インピンジメント……169
肩峰下-三角筋下滑液包炎……172
肩峰骨頭間距離………………151

● こ
後外側回旋不安定症…………209
後下脛腓靭帯…………………284
高吸収域………………………40
後屈位頚椎側面像……………92
後脛骨筋腱……………………74
後脛骨筋腱断裂……287, 291
後縦靭帯骨化症………………84
鉤状突起………………………106
高信号…………………………46
巧緻性低下……………………229
鉤椎関節………………………106
後方関節唇……………………165
後方痛…………………………167
肛門括約筋不全………………143
絞扼型…………………………116
絞扼性神経障害………………231
股関節屈曲拘縮………………137
股関節屈曲制限………………264

股関節正面像…………………248
股関節痛……………236, 241
股関節内旋位…………………248
骨化……………………………84
骨化傾向………………………86
骨棘形成……92, 170, 273
骨挫傷（膝）…………………266
骨髄浮腫（膝）………………266
骨性隆起………………………250
骨折線…………………………34
骨粗鬆症性椎体骨折…………142
骨頭外方化指数………………253
骨頭頚部移行部………………250
骨透亮像………………………144
骨盤前傾………………………132
骨密度…………………………235
骨密度維持……………………145
骨癒合…………………………126
骨梁線…………………………248
コルセット……………………118
コンソール……………………38
コンパートメント症候群……163

● さ
載距突起……………74, 292
最小関節裂隙幅………………254
最長筋…………………………52
作業療法士……………………265
坐骨滑液包炎…………………261
撮影肢位………………………30
サドル型知覚障害……………143
三角線維軟骨複合体 64, 222, 226
残存機能………………………91

● し
磁気……………………………44
磁気共鳴画像法………………42
軸圧力…………………………136
矢状断像………………………124
矢状面アライメント…………101
自然経過（腰椎変性すべり症）……132
自然退縮………………………121
膝蓋腱炎………………………269
膝蓋腱断裂……………………49
膝蓋骨高位……………………275
膝蓋骨脱臼……………………275
膝蓋骨不安定性………………275
膝蓋骨付着部…………………270
膝蓋上包………………………273
膝蓋跳動………………………274

脂肪……………………………25
脂肪浸潤（棘上筋）…………152
脂肪プロトン…………………45
脂肪抑制画像………127, 173
斜走線維………………………160
尺骨茎状突起…………………224
尺骨鉤状突起骨折……………200
尺骨突き上げ症候群…………226
ジャンパー膝…………………269
習慣性脱臼（膝蓋骨）………277
舟状月状骨靭帯損傷…………213
自由神経終末………146, 148
終末期（腰椎分離症）………127
手関節固定術…………………217
手根管症候群…………64, 229
手根間靭帯損傷………………220
手根骨アライメント…………220
手術療法………………………262
受傷機転………34, 202, 235
術後血流動態…………………151
術後再断裂（腱板）…………152
除圧術後…………………89, 95
上関節上腕靭帯……187, 190
小径線維………………………99
踵骨付着部……………………282
踵骨隆起……………74, 281
踵接地…………………………289
掌側ロッキングプレート……214
小殿筋滑液包…………………261
衝突……………………………241
踵腓靭帯………………………294
上方関節唇… 57, 165, 167, 168
情報収集………………………15
上腕骨小結節…………………174
上腕骨上方転位………………151
上腕骨頭………………………180
上腕二頭筋長頭腱
　……57, 151, 167, 168, 180
初期（腰椎分離症）…………127
神経根圧排型…………………118
神経根絞扼型…………………118
神経根症………………………99
神経根症状……………………105
神経再支配……………………163
神経症状………99, 118, 256
神経線維………………………196
進行期（腰椎分離症）………127
身体活動量……………………118
深部腱反射……………………143
診療放射線技師………………30

● す

髄核 119, 124
水素原子核 44
ステー 118
ステロイド 280
スプリント 231

● せ

正常変異 168
成長軟骨板 138
静的安定性 119, 141
静的脊髄圧迫因子 87
生理的アライメント 102
生理的前弯 97
脊髄圧迫 87
脊髄症状 92
脊髄前後径/横径 95
脊柱管占拠率 121
脊柱管前後径 87
脊柱起立筋 137
脊椎不安定性 140
石灰沈着性腱板炎 177
セミファーラー肢位 137
線維軟骨 70
線維膜 212
線維輪断絶 119
前外側インピンジメント 294
前下脛腓靭帯 284
前距腓靭帯 294
前距腓靭帯損傷 74
仙骨前傾 132
前十字靭帯損傷診療ガイドライン 266
前十字靭帯断裂 70
前上腕回旋動脈 151
全層断裂 157
剪断骨折 35
剪断力(腰椎) 137
先天性股関節脱臼 239
前方インピンジメントサイン 236, 244
前方関節唇 166
前方脱臼(肩関節) 164
前方痛 167
前方偏位(腰椎) 130

● そ

層間剥離 157
足関節捻挫 294
足底腱膜炎 282
鼠径部痛 236, 241, 260

● た

第一虫様筋 229
大結節鈍化 151
第5腰椎 128, 133
第5腰椎横突起 135
第3コンパートメント 233
大腿骨外側顆 70, 267
大腿骨滑車 275
大腿骨寛骨臼インピンジメント 236, 241, 246, 249
大腿骨頚部形態異常 249
大腿骨端前縁 273
大腿骨頭被覆不全 239, 259
大腿四頭筋 275
大殿筋滑液包 261
大腰筋 52
脱出(ヘルニア) 124
脱神経 163
多裂筋 52
たわみ 89
断層解剖 14
短母指外転筋 229
短母指屈筋 229

● ち

チームアプローチ 8
遅発性運動麻痺 145
肘関節脱臼骨折 200
肘関節不安定症 207
中殿筋滑液包 261
肘部管症候群 61
超音波ドプラ像 151
長期透析患者 196
腸脛靭帯炎 271
腸脛靭帯症候群 271
長頭腱不安定性 192
腸恥滑液包炎 260
長母趾屈筋腱 278
長母指伸筋腱圧挫 235
長母指伸筋腱断裂 233
腸腰筋腱 260
腸腰靭帯 134
直達性骨折 35, 36
陳旧性腱板断裂 152

● つ

椎間可動域 111
椎間関節切除 110, 111
椎間関節の変形 116
椎間関節裂隙 130

椎間腔 119
椎間孔 52, 106
椎間板 99
椎間板髄核 119
椎間板性腰痛 148
椎間板線維輪 119
椎間板変性 87
椎間不安定性 109
椎弓根浮腫 126
椎体圧迫骨折 143, 145
椎体偽関節 142
椎体隅角部 139
椎体終板 146
椎体終板変性 146
椎体内偽関節 144

● て

低吸収域 40
低信号 46
底側踵舟靭帯 74, 291
転子部滑液包炎 261
転倒予防 145

● と

投球障害 61
投球障害肩 167
橈骨遠位端骨折 213, 229, 233
橈骨近位端骨折 205
橈骨傾斜角 205
橈骨茎状突起 224
橈骨頚部骨折 205
橈骨頭骨折 200
橈骨頭切除術 203
豆状骨レベル 64
洞脊椎神経 99
疼痛誘発テスト 184
疼痛(腰部伸展) 128
動的圧迫因子 90
動的安定性 141
動的脊髄圧迫因子 90
糖尿病 231
トーマステスト 137
読影 50
突出(ヘルニア) 124
トップダウン評価 18

● な

内因性インピンジメント 169
内果 74
内側広筋 276

内側膝蓋支帯……………………… 276
内側膝蓋大腿靭帯再建術………… 275
内側縦アーチ……… 281, 287, 291
内側上顆炎………………………… 61
内側側副靭帯損傷………………… 61
軟部組織…………………………… 34

●に，ね，の
肉ばなれ………………………… 161
二次骨化核（椎体）……………… 138
二次性変形性股関節症…… 239, 257
二次的安定化要素……………… 202
妊娠……………………………… 231
捻転骨折………………………… 35
囊胞性病変……………………… 261

●は
ハイドロキシアパタイト………… 177
排尿障害………………………… 143
跛行……………………………… 253
発育性脊柱管狭窄…………… 87, 92
発育性腰椎分離症……………… 128
馬尾症候群……………………… 143
バルジサイン…………………… 274
半月板…………………………… 70
ハンスフィールド………………… 38
反応性滑膜炎…………………… 273
反復性肩関節脱臼……………… 164
反復性脱臼（膝蓋骨）…………… 277

●ひ，ふ
引込み…………………… 154, 157
微小血管塞栓療法……………… 199
被ばく量………………………… 41
疲労骨折………………………… 128
ファーラー肢位………………… 137
浮腫……………………………… 172
浮腫性変化……………………… 162
浮腫性変化（膝）………………… 270
部分断裂………………………… 157
プロトン………………………… 44

●へ
閉経後女性……………………… 145
閉所恐怖症……………………… 43
ヘルニア………………………… 122
変形性股関節症………… 236, 251
変形性股関節症診療ガイドライン 241
変形性膝関節症………………… 273
偏平足…………………………… 287

●ほ
膀胱直腸障害………… 143, 256
ポータブル撮影………………… 31
膨隆徴候………………………… 274
母指対立筋……………………… 229
保存療法 91, 93, 126, 142, 262
ボトムアップ評価………………… 16

●ま，み，む，め，も
末梢神経障害…………………… 163
魔法角現象……………………… 22
慢性膝蓋腱症…………………… 269
慢性椎間板性腰痛……………… 99
水……………………………… 25
水プロトン……………………… 45
無痛性分離症………… 126, 128
メタルアーチファクト………… 22
モーションアーチファクト……… 22

●や
夜間痛…………………………… 151
夜間痛（肩関節）………………… 199
薬物療法………………………… 178

●ゆ
有鉤骨鉤レベル………………… 64
有効脊柱管前後径……………… 84
遊離（前上方関節唇）…………… 168
癒合……………………………… 139
癒着性関節包炎……… 192, 196

●よ
腰椎横突起……………………… 134
腰椎屈曲可動域………………… 114
腰椎伸展………………………… 132
腰椎椎間可動域………………… 115
腰椎椎間関節………… 114, 130
腰椎椎間板ヘルニア… 116, 122
腰椎分離症…………… 126, 138
腰椎変性すべり症……………… 130
腰背部痛………………………… 142
腰方形筋………………………… 52

●ら，り，る，れ
螺旋骨折………………………… 17
リハビリテーション
　　　　……………… 91, 213, 262
リハビリテーションプログラム… 123
臨床心理士……………………… 265
涙痕-骨頭間距離……………… 252
ルシュカ関節…………………… 106
裂離骨折………………………… 35
レントゲン………………… 3, 27

●A
ACLガイドライン……………… 266
ADL ……… 98, 142, 213, 222
ADL指導………………… 83, 136
alignment ……………………… 33
ALPSA lesion………………… 166
anterior knee pain syndrome
　　　　……………………………… 276
anterolateral gutter ………… 294
ARO …………………………… 242
atrophic type ………………… 264
α角……………………………… 250

●B
Babinski徴候 ………………… 143
Bankart lesion ………… 164, 166
Bassett靭帯 …………… 286, 296
bear hug test ………………… 192
belly press test ……………… 192
Bennett lesion ……………… 167
biceps pulley ………………… 187
Bigliani分類 …………………… 171
Blazina分類 …………………… 269
bulge sign …………………… 274

●C
C1/C7可動域 ………………… 91
C2/C7椎体角 ………………… 97
cam type ……………………… 241
cartilage ……………………… 33
center-edge angle…………… 257
CE角 ……………… 247, 249, 257
Chopart関節 ………………… 289
cleft …………………………… 144
clunk test …………………… 167
Colles骨折 …………………… 233
column concept …………… 140
combined type……………… 241
computed radiography ……… 29
coxa profunda ……………… 246
CR ……………………………… 29
cross over sign … 241, 243, 246
CT ……………………………… 38

D

- delamination ……… 157
- Denis ……… 140
- DISI変形 ……… 213, 217
- Distribution ……… 33
- double crash syndrome ……… 231

E, F, G

- enthesis ……… 86
- enthesopathy ……… 86
- FAI ……… 241
- fat pad sign ……… 210
- fluid collection ……… 172, 183, 184
- Gilula line ……… 220
- GLAD lesion ……… 166
- Goutallier分類 ……… 152

H

- H_2O ……… 45
- HAGL lesion ……… 166, 199
- Haglund impression ……… 276
- head-neck junction ……… 250
- Hibbs角 ……… 289
- hidden lesion ……… 187
- Hill-Sachs lesion ……… 166
- HLI ……… 253
- Holdsworth ……… 140
- Hounsfield ……… 38
- Hounsfield unit ……… 40
- HU ……… 40

I

- Insall-Salvati法 ……… 276
- Jackson test ……… 108
- JOA score ……… 96
- J-sign ……… 166
- Judet分類 ……… 205
- jumper's knee ……… 269

K

- Kagerの三角形 ……… 278
- Kager's fat pad ……… 278
- Kager's triangle ……… 278
- Kellgren分類 ……… 112, 115
- Kemp徴候 ……… 118
- Kienböck病 ……… 228
- Köhler's line ……… 247
- kyphosis ……… 101

L

- L2後根神経節 ……… 148
- Lasègue徴候 ……… 118
- Lauge-Hansen分類 ……… 286
- leg jiggling ……… 255
- lift off test ……… 192
- Lister結節 ……… 233
- lordosis ……… 101
- Luschka関節 ……… 106

M

- magic angle effect ……… 22
- magnetic resonance imaging ……… 42
- Mason-Morrey分類 ……… 203
- medial clear space ……… 285
- middle column ……… 140, 143
- minus variant ……… 228
- Modic change ……… 146
- Modic分類 ……… 147
- MRI ……… 42

O, P

- Osgood-Schlatter病 ……… 270
- PASTA ……… 157
- Perthes病 ……… 252
- Phalen徴候 ……… 229
- pincers mechanism ……… 92
- pincer type ……… 241, 246, 249
- pistol grip変形 ……… 249
- pivot shift test ……… 209
- plus variant ……… 226
- posterior wall sign ……… 243, 246

R

- relocation test ……… 167
- retraction ……… 154, 157
- reverse Bankart lesion ……… 166
- ring-finger splitting ……… 229
- Rosenbergの病型の分類 ……… 288
- rotator interval ……… 193
- runner's knee ……… 271

S

- sigmoid ……… 101
- Sinding-Larsen-Johansson病 ……… 270
- single heel rise ……… 293
- SLAC wrist ……… 217
- slant appearance ……… 167
- SLAP lesion ……… 167, 185
- SNAC wrist ……… 218
- soft tissue ……… 33
- Speed test ……… 183
- Spurling test ……… 108
- stepped rehabilitation ……… 154
- straight ……… 101
- sublabral hole ……… 168
- sublabral recess ……… 167

T

- T1強調画像 ……… 45, 46
- T2強調画像 ……… 45, 46, 127, 164
- TDD ……… 252
- tear-drop distance ……… 252
- terrible triad injury ……… 200, 203, 207
- Terry-Thomas sign ……… 213
- TFC ……… 224
- TFCC ……… 64, 222, 226
- Thomas test ……… 137
- three column theory ……… 140, 142
- Tinel徴候 ……… 229
- tomography ……… 39
- too many toes sign ……… 293
- trefoil型 ……… 117
- two column theory ……… 140

U, W

- ulnar plus variant ……… 224
- ulnar variance ……… 226
- ulnocarpal stress test ……… 224
- Weitbrecht孔 ……… 196
- windlass mechanism ……… 281

X, Y, Z

- X線 ……… 28
- X線病期分類(変形性股関節症) ……… 263
- Yergason test ……… 183, 184
- zero variant ……… 227

■監修者略歴

塩野寛大

平成12年	島根医科大学（現：島根大学）卒業
同年	東京大学 整形外科学教室 入局

以後，国立国際医療センター（現：国立国際医療研究センター病院），NTT東日本関東病院，東京都立墨東病院，虎の門病院を経て，現在に至る

【資格】
整形外科専門医，脊椎脊髄外科指導医，骨粗鬆症認定医，産業医

■著者略歴

瀧田勇二

平成17年3月	平成医療専門学院（現：平成医療短期大学）理学療法学科 卒業
平成17年4月	医療法人白金会 白金整形外科病院 入職
平成20年3月	国際医療福祉大学大学院修士課程 修了
平成29年	医療法人白金会 白金整形外科病院 理学療法教育主任

現在に至る

昭和51年10月2日生，出身地 山梨県
yuji.takita1002@gmail.com
運動器リハビリテーションや画像の読影についてのセミナー講師を全国各地で務めるほか，特別講師として理学療法士養成校の教壇にも立つ．

リハで読むべき運動器画像

2017年12月30日　第1版第1刷発行
2023年 6月20日　　　第7刷発行

- ■監　修　塩野寛大　しおの　ひろお
- ■著　者　瀧田勇二　たきた　ゆうじ
- ■発行者　吉田富生
- ■発行所　株式会社メジカルビュー社
  〒162-0845 東京都新宿区市谷本村町2-30
  電話　03（5228）2050（代表）
  ホームページ　https://www.medicalview.co.jp

  営業部　FAX　03（5228）2059
  　　　　E-mail　eigyo@medicalview.co.jp

  編集部　FAX　03（5228）2062
  　　　　E-mail　ed@medicalview.co.jp

- ■印刷所　シナノ印刷　株式会社

ISBN 978-4-7583-1920-1　C3047

©MEDICAL VIEW, 2017. Printed in Japan

・本書に掲載された著作物の複写・複製・転載・翻訳・データベースへの取り込みおよび送信（送信可能化権を含む）・上映・譲渡に関する許諾権は，（株）メジカルビュー社が保有しています．

・JCOPY〈出版者著作権管理機構 委託出版物〉
本書の無断複製は著作権法上での例外を除き禁じられています．複製される場合は，そのつど事前に，出版者著作権管理機構（電話 03-5244-5088，FAX 03-5244-5089，e-mail：info@jcopy.or.jp）の許諾を得てください．

・本書をコピー，スキャン，デジタルデータ化するなどの複製を無許諾で行う行為は，著作権法上での限られた例外（「私的使用のための複製」など）を除き禁じられています．大学，病院，企業などにおいて，研究活動，診察を含み業務上使用する目的で上記の行為を行うことは私的使用には該当せず違法です．また私的使用のためであっても，代行業者等の第三者に依頼して上記の行為を行うことは違法となります．